全国高职高专护理专业教材

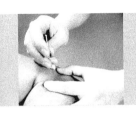

中医护理学

（第 2 版）

（可供护理、涉外护理、助产等专业使用）

主　编　沈爱明　吴　卓
副主编　张　伟　黄　莺　胡大胜　曹艳杰　王福波　张训浩
编　委　（以姓氏笔画为序）
　　　　王巧珍（南通妇幼保健院）
　　　　王福波（上海中医药大学）
　　　　吴　卓（江苏省南通卫生高等职业技术学校）
　　　　沈爱明（江苏省南通卫生高等职业技术学校）
　　　　陈世龙（江苏省淮阴卫生高等职业技术学校）
　　　　张训浩（重庆三峡医药高等专科学校）
　　　　张何璐（江苏省南通卫生高等职业技术学校）
　　　　张　伟（江苏省南通卫生高等职业技术学校）
　　　　杨秀琴（海安市中医院）
　　　　胡大胜（安徽省阜阳职业技术学院）
　　　　黄　莺（邳州市中医院）
　　　　曹艳杰（上海健康医学院）
　　　　魏素华（河北省邢台医学高等专科学校）

东南大学出版社
SOUTHEAST UNIVERSITY PRESS
·南京·

内 容 提 要

本书主要介绍中医护理基础理论、中医护理评估技术、中药方剂基础、中医护理常用方法、常见病的中医护理等。书后还介绍了10个实训内容和入院护理评估单、中医护理评估单、颈椎病中医护理效果评价表、中医护理学课程框架及学时分配表等。本书参考了护士执业考试和中医护理行业标准，使教育与就业有机衔接，同时更突出了中医护理的特色。

本书可供高职高专护理专业和中医护理、涉外护理、助产等专业使用，也可供临床护理人员参考。

图书在版编目(CIP)数据

中医护理学 / 沈爱明，吴卓主编. —2版. —南京：东南大学出版社，2023.7(2024.7重印)

ISBN 978-7-5766-0807-6

Ⅰ. ①中… Ⅱ. ①沈… ②吴… Ⅲ. ①中医学—护理学—医学院校—教材 Ⅳ. ①R248

中国国家版本馆 CIP 数据核字(2023)第 131669 号

责任编辑：胡中正 责任校对：子雪莲 封面设计：顾晓阳 责任印制：周荣虎

中医护理学（第2版）

主　　编	沈爱明　吴　卓
出版发行	东南大学出版社
出 版 人	白云飞
社　　址	南京四牌楼2号　邮编：210096　电话：025-83793330
网　　址	http://www.seupress.com
电子邮件	press@seupress.com
经　　销	全国各地新华书店
印　　刷	广东虎彩云印刷有限公司
开　　本	787 mm×1 092 mm　1/16
印　　张	16
字　　数	400 千字
版　　次	2023 年 7 月第 2 版
印　　次	2024 年 7 月第 2 次印刷
书　　号	ISBN 978-7-5766-0807-6
定　　价	45.00 元

* 本社图书若有印装质量问题，请直接与营销部调换。电话(传真)：025-83791830。

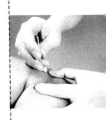

再版说明

白驹过隙，转眼间本教材的第一版从出版到现在近九年，这近九年的时间里，我们中医护理事业取得了长足发展。在《全国护理事业发展规划（2021—2025年）》中指出，"十四五"期间护理事业主要任务之六是：推动中医护理发展。健全完善中医护理常规、方案和技术操作标准。积极开展辨证施护和中医特色专科护理，持续提升中医护理服务质量，创新中医护理服务模式，发挥中医护理在疾病预防、治疗、康复等方面的重要作用，促进中医护理进一步向基层和家庭拓展，向老年护理、慢病护理领域延伸。强化中医护理人才培养，切实提高中医护理服务能力。

根据国家"十四五"护理事业发展规划，我们高职中医护理人才的培养也应该与时俱进。对应国家高职护理人才培养的相关要求，我们对本教材的第一版进行了修订，将原来的72课时浓缩为36课时，内容也缩减为将近原来的一半，去掉了过多的引经据典、过深的基础理论。将辨证的内容仅保留了八纲辨证；将膏药疗法、熏蒸疗法、熨敷疗法、洗浴疗法、吹药疗法合并为外治疗法。但同时又增加了素质目标，尤其强调了课程思政内容。另外还增加了中医护理临床应用较多的耳压疗法，以突出其实用性。

本教材在编写过程中，得到了护理界、中医界同仁及各编者学校的大力支持，在此表示诚挚的谢意。由于编者水平有限，不足之处在所难免，衷心希望各院校师生和广大读者提出宝贵意见，以便今后修正、补充、提高。

沈爱明
2023年5月于中南熙悦

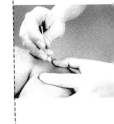

第一版前言

《中医护理学》是一门为高职护理专业学生开设的专业课。其主要讲授中医护理学的基本理论、中医护理常用评估技术、中药方剂基础、中医护理常用方法、常见病的中医护理。为学生进入中医院相关病房，实施相关护理工作奠定一定的基础。每章后配有一定的练习题，以适应执业护士资格考试以及各级医院的相关中医护理知识测试。附录中有中医护理评估表以供参考。

本教材编写遵循高职高专院校教材的"三基五性"原则（"三基"：基本知识、基本理论、基本技能；"五性"：思想性、科学性、先进性、启发性、实用性）；贯彻"以服务为宗旨，以岗位需求为导向"，以职业技能的培养为根本，满足三个需要（岗位需要、教学需要、社会需要），以全面素质教育为基础，以提高职业能力为本位的教育观念；以规范职业能力体系为宗旨；以注重对学生创新能力和实践能力的培养为原则；以适应社会需要为目标；从社会对中医护理人才需求的实际出发，按岗位实际需求进行编写，去培养技术型、应用型人才；融传授知识、培养能力、提高素质为一体。在内容上对基本理论和基本知识以"实用为先、够用为度"。坚持"精理论、强实践；精基础、强临床"的原则，围绕"学科需要、教学需要、社会需要"三个需要，科学把握教材内容的广度和深度。教材中医理论为基石，强调中医整体护理观及中医护理程序，培养学生现代中医护理理念和思维方式，为学生在临床工作中运用中医护理程序、实施中医整体护理，奠定较扎实的基础。教材在充实、规范、完善中医护理基本技能的内容基础上，有机融汇中医护理的新技术、新方法、新领域，以满足学生拓展学习的需要。本教材的编写参照护士执业考试及中医护理行业的技术标准规范，力求职业教育与就业有机衔接，使学习与就业零距离，为培养复合型高级护理专业人才奠定良好的专业基础。

编写过程中考虑到各院校对中医护理的课时分配及学习需要程度有所不同，所以我们在本书中制定两种课程标准，其一为34课时，另一为66课时。在2013年新制定的《五年制高职护理专业人才培养方案》中的课时即为34课时，可以参照第一种课时分配方式。对于中医特色明显或需要加强中医特色教育的学校，则可参照第二种课时分配方式。因此，内容上各院校应根据课时分配及学习需要而取舍，并非要大家将书上所讲的全部讲授，是谓"全信书不如无书"。

  本教材在编写过程中得到了护理界、中医界同仁及各编者所在学校的大力支持，在此表示诚挚的谢意。由于编者水平有限，不足之处难免，衷心希望各院校师生和广大读者提出宝贵意见，以便今后修正、补充、提高。

沈爱明　魏素华

2015.1

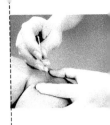

目录

第一章　中医护理基础理论 ………………………… 1
　第一节　绪论 …………………………………… 1
　第二节　阴阳学说 ……………………………… 6
　第三节　五行学说 ……………………………… 11
　第四节　藏象学说 ……………………………… 18
　第五节　气血津液学说 ………………………… 29
　第六节　经络腧穴 ……………………………… 35
　第七节　病因病机 ……………………………… 61

第二章　中医护理评估技术基础 …………………… 72
　第一节　诊法 …………………………………… 72
　第二节　辨证 …………………………………… 91

第三章　中药方剂基础 ……………………………… 97
　第一节　中药基础知识 ………………………… 97
　第二节　方剂基础知识 ………………………… 102
　第三节　中药煎煮方法 ………………………… 106
　第四节　中药内服法的护理 …………………… 109

第四章　中医护理常用方法 ………………………… 117
　第一节　毫针刺法 ……………………………… 117
　第二节　推拿疗法 ……………………………… 127
　第三节　艾灸疗法 ……………………………… 133
　第四节　火罐疗法 ……………………………… 136

第五节　刮痧疗法 ……………………………………………………… 138

　　第六节　耳压疗法 ……………………………………………………… 140

　　第七节　电针 …………………………………………………………… 153

　　第八节　中药外治法 …………………………………………………… 155

　　第九节　饮食护理法 …………………………………………………… 159

　　第十节　心理护理法 …………………………………………………… 162

第五章　常见病的中医护理 ………………………………………………… 166

　　第一节　中医护理原则 ………………………………………………… 166

　　第二节　常见病中医护理举例 ………………………………………… 172

第六章　实训指导 …………………………………………………………… 225

　　实训项目一　常用腧穴定位 …………………………………………… 225

　　实训项目二　诊法 ……………………………………………………… 226

　　实训项目三　辨证 ……………………………………………………… 228

　　实训项目四　中药识别 ………………………………………………… 229

　　实训项目五　中药的煎煮方法 ………………………………………… 230

　　实训项目六　毫针刺法 ………………………………………………… 231

　　实训项目七　推拿疗法 ………………………………………………… 233

　　实训项目八　艾灸、火罐、刮痧、电针疗法 …………………………… 235

　　实训项目九　耳压疗法 ………………………………………………… 238

　　实训项目十　常见病中医护理 ………………………………………… 239

附录一　入院护理评估单 …………………………………………………… 241

附录二　中医护理评估单(含辨证施护、出院评价、指导) ……………… 243

附录三　项痹病(颈椎病)中医护理效果评价表 ………………………… 245

附录四　《中医护理》课程框架及学时分配表(36学时) ………………… 247

主要参考文献 ………………………………………………………………… 248

第一章 中医护理基础理论

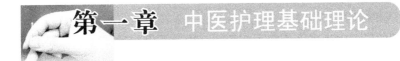

第一节 绪 论

> **素养目标**：具有爱国情操,增强民族自尊心以及学好中医护理的信心和积极性。
> **知识目标**：了解中医护理学的发展概况；熟悉病、证、症三者之间的区别与联系；掌握整体观念、辨证施护的基本内容。
> **技能目标**：能运用整体观念解释人与自然界有何关系。
> **思政元素**：三国时期,吴国有一位医生董奉,住在庐山。他长年为别人治病,却不接受病人的报酬。得重病的人,他给治好了,就让病人种五棵杏树；病情不重的人,他给治好了,就要病人种一棵杏树。就这样,十几年后,杏树就有十多万棵了。春天来临,董奉眺望杏林,仿佛绿色的海洋。他感到十分欣慰,就在林间修了一间草房,住在里面。待到杏子成熟时,他对人们说:"谁要买杏子,不必告诉我,只要装一盆米倒入我的米仓,便可装一盆杏子。"董奉又把用杏子换来的米,救济贫苦的农民。后来,人们就用"杏林"称颂医生,用"杏林春满"或"誉满杏林"等成语来赞扬医生的高明医术和高尚医德。

一、中医护理学的发展史

中医护理的发展同祖国医学一样有着悠久的历史。自从有了人类、有了疾病,就有了医和护,医护是同源的,所以护理实践与人类社会发展紧紧相连。护理学是在人类祖先自我防护本能的基础上,通过长期的抗病害斗争和劳动实践而逐渐发展起来的。中医护理学的形成与发展大致经历了以下八个时期：

（一）萌芽时期

人类为了生存,在与大自然的拼争中,必然会遭到外界伤害。为了保护自己,他们学会了用草茎、泥土、树叶对伤口进行涂裹包扎,这是最早的外科包扎止血法；对四肢的跌打损伤进行抚摸揉按,起到消肿散瘀止痛作用,形成了最原始的按摩术。为了防寒避邪,用兽皮或树皮做衣。他们定居下来后,通过对动、植物的长期观察和尝试,懂得了哪些动、植物食后可充饥或治病,哪些会致病或中毒等。例如《淮南子·修务训》："神农……

尝百草之滋味,水泉之甘苦,令民知所避就。当此之时,一日而遇七十毒。"这样便出现了药物的内服、外敷以及用动物的内脏、骨骼、甲壳治疗疾病的记载。《史记·扁鹊仓公列传》和《五十二病方》分别记载了热熨和针刺,这些都是最早的中医护理技术之一。

(二)夏-春秋时期

这一时期的医药卫生也有了很大的变化。医学逐渐摆脱了宗教的羁绊,开始走向独立发展的道路。例如医学分科、医事学制度建立、早期病因学说及疾病诊疗的产生等,为中医护理学理论的形成做了准备。这一时期有关医学知识的记载已包含有护理的内容。例如在卫生保健方面,《诗经》有"洒扫穹室""洒扫庭内",《礼记》也有"五日则燂汤清浴,三日具沐","头有创则沐,身有疡则浴"的记载;在饮食护理方面,周朝的医事制度中就有了食医。

(三)战国至东汉时期

战国时期,出现了许多专业医生和医学专著。扁鹊在救治虢国太子尸厥病时,就采用了针刺、热敷等中医治疗护理技术。我国现存最早的一部医学专著《黄帝内经》,从整体出发系统阐述了人体的结构、生理、病理、疾病的诊断与治疗、预防与养生等内容,奠定了祖国医学和中医护理学的理论基础。

在护理诊疗技术方面,《内经》的经络学说指导中医护理技术。《内经》指出,必须精通经络学说,才能进行治疗及护理,如针灸、推拿、刮痧、敷贴、热熨等。经络学说与现代护理技术的注射法相结合即为现在的水针疗法,干热敷与现代科学技术相结合,发展为日光浴、光疗、电疗、磁疗及激光点穴等。这些都是根据经络系统的原理发展而来的。

东汉末年,被称为"医圣"的张仲景所著的《伤寒杂病论》问世。《伤寒杂病论》是我国现存最早的一部临床医学巨著,确立了中医辨证施护的原则,开创了临床辨证施护的先河。该书对煎药的方法、服药的注意事项,服药后的观察、处理方法及饮食禁忌都有论述。

东汉末年名医华佗,被后人尊称为"外科鼻祖",他创造的麻沸散是世界上最早的外科手术麻醉剂。他还创造了"五禽戏",将体育与医疗、护理结合起来,开创了康复护理的先河,从而成为保健体操的创始人。

(四)魏晋南北朝时期

王叔和的《脉经》深入阐明了脉理,将脉、证、护相结合,同时改进了寸、关、尺的诊脉方法,为中医护理观察病情提供了可靠的依据。这一时期又是中医护理理论与专科护理开始全面发展时期。葛洪的《肘后备急方》集中医急救,传染病及内、外、妇、儿、骨伤各科之大成,首创了口对口吹气法抢救猝死病人的复苏术。还记载了烧灼止血法、针刺法、艾灸法及热熨法等护理操作方法,尤其是其所倡导的间接灸法促进了后世灸法技术的发展。屠呦呦提取青蒿素的创举即来自该书的启发。

(五)隋唐五代时期

巢元方的《诸病源候论》对中医护理学的各种疾病的护理,尤其对病情观察有很大的发展与补充。如对妇产科的患者,强调妊娠期间,应该注意饮食起居与精神调养。

唐代"药王"孙思邈在《千金方》中详细介绍了中医护理的原则,介绍了各科临证护理、投药、食疗以及婴幼儿护理保健等内容。在妇产科护理方面,书中对妇女妊娠养胎、孕妇心理、分娩、产后护理及用药护理都进行了详细论述;在养生保健方面,该书提倡"预防为主",对饮食、起居、衣着等有具体论述。孙思邈还首创了"葱管导尿术",这一方法比1860年法国人发明的橡皮管导尿术要早1 200多年。孙思邈在《千金方》首篇《大医精诚》中对从医人员的职业道德提出了严格要求。

（六）宋金元时期

《太平圣惠方》发展了中药成药的保管法,这对目前现代护理学中的药物保管和使用仍有良好的指导作用。该书还发展了"服饵之法",指出"服饵之法,轻重不同,少长殊途,强羸各异,或宜补宜泻,或可汤可丸,加减不失其宜,药病相投必愈"。该书还提出药气和食气不宜同时,以免产生副作用。服药的原则是"食气消即进药,药气散即进食"。

金元时期,医学百家争鸣、百花齐放,出现了多个医学流派,其中最著名的有四大学派,被称为"金元四大家"。各学派所主张的医学观点大大丰富了中医护理学的内容。如李东垣所著的《脾胃论》提出了"安养心神,调治脾胃"的学术观点,强调脾胃在人体中的重要作用,特别重视饮食护理对脾胃的调养。同时还强调了情志护理,指出患者应当控制情绪,切忌大悲大喜等情志剧烈变化,宜保持心情平静、精神愉快。

（七）清代

清代时期瘟疫大流行多达80余次,因此对疫病的预防,除让健康者预服药物外,已非常重视采取隔离消毒的措施,如《治疫全书》说"毋近患者床榻,染具秽污;毋凭死者尺棺,触其恶臭;毋食病菜;毋拾死人衣物"。由于温病学说的形成和发展,促进了护理学的降温措施的应用,如应用井水、冷水、雪水擦浴等,同时也发展和完善了刮痧这一护理诊疗技术。当时特设"查痘章京"一职,专查天花患者,并强令迁出四五十里地以外居住。此时的人们已能成功地应用人痘接种术预防天花,这种措施实为现代人工免疫法的先驱。温病学说对后世传染病防治,包括非典、新型冠状病毒感染等都有着极大的临床指导意义。

（八）当代

新中国成立后,党和政府十分重视中医的发展,制定了一系列扶持中医护理的政策,大力发展中医护理事业。全国各地相继成立了中医院校及中医院,并在综合性医院中开设中医病房,同时开始了严格的医护分工。中医护理工作受到重视,中医护理教育事业发展迅速,中医护理队伍日益壮大,还涌现出一批既有丰富临床护理经验又有一定科研能力和管理能力的中医护理技术骨干。

二、中医护理学的基本特点

中医护理学的基本特点主要包括整体观念和辨证施护。

（一）整体观念

整体是指统一性、完整性以及相互联系性。中医护理学既重视人体自身的统一性和完整性,同时又认为人与自然环境、社会环境之间是息息相关不可分割的整体。

祖国医学认为人体是一个有机整体,构成人体的各个组成部分之间,在结构上是不可分割的,在功能上是相互协调、相互为用的,在病理上是相互影响的;人与自然是一个整体,就是说人生活在自然界,人体是自然整体的一部分,自然界的运动变化可直接或间接地影响人体,使人体发生生理或病理反应。中医护理学的整体观念就是人体自身的完整性以及人与自然、社会环境的统一性。

1. 人体是一个有机的整体　　人体是一个内外联系、自我调节和自我适应的有机整

体,其生理上相互联系,病理上相互影响,因此,在诊断、治疗和护理方面必须从整体观念出发。整体观念体现在以下几个方面:

(1) 生理:构成人体的五脏、六腑、形体、官窍等组织器官虽具有各自不同的生理功能,但它们通过经络系统的联络作用,组成了以心、肝、脾、肺、肾为中心的五大生理系统。如以心为首的"心系统"由心—小肠—脉—舌等构成;以肝为首的"肝系统"由肝—胆—筋—目等构成。以五脏为首的五个生理系统,又通过经络系统的沟通联络作用,构成了一个内在密切联系、外在完整统一的有机整体。人体正常的生命活动,既要靠脏腑组织器官发挥各自的功能,又要靠五个生理系统之间相辅相成的协同作用和相反相成的制约作用,维持着内环境相对的协调平衡。因此,人体是一个表里相合、上下沟通、协调共济、动作有序、高度统一的整体。

(2) 病理:由于人体上下内外各部之间有密切的联系,因而内脏的病变,可通过经络反映于相应的形体官窍,即所谓"有诸内,必形诸外"。如肝火上炎,可见目赤肿痛;心火上炎,可见口舌生疮等。同样,脏腑之间在生理上是协调统一、密切配合的,在病理上也必然是相互影响的。如肝的病变常影响到脾的运化功能,临床上既可出现肝功能失常的表现,又可出现脾的运化功能失常而致的脘腹胀满、不思饮食等症。由此可见,机体在病理状态下也是密切关联的。

(3) 诊断:由于脏腑、形体、官窍在病理上是相互影响的,因而在诊察疾病时要从整体观念出发,采用"察外知内"的方法。通过观察五官、形体、舌脉等外在的病理表现,推测内在脏腑的病理变化,从而做出正确的诊断,即所谓"视其外应,以知内脏,则知所病矣"。如舌诊就是一种由外察内的诊病方法。

(4) 治疗、护理:由于局部的病变常是整体病理变化在局部的反映,因此,在治疗疾病和护理病人时,不能只依据局部的病症行对症处理,而要从整体出发,在探求局部病变与整体病变内在联系的基础上确立正确的治疗原则和方法,全面整体地护理病人。如对口舌生疮的治疗,因口舌生疮多由心火上炎所致,故用清心泻火的方法,心火得泄,口舌生疮自愈。

2. 人与自然环境　人类生活在自然界中,是整个物质世界的一部分。自然界存在着人类赖以生存的必要条件,如阳光、空气、水、温度、生物圈等。自然环境发生变化,必然会直接或间接地影响着人体,从而发生相应的变化。

季节气候的变化对人体的影响非常明显。一年中,有春温、夏热、秋凉、冬寒四季的气候变化,自然界的生物在这种规律性变化的影响下,发生着春生、夏长、秋收、冬藏相应的适应性变化,而人体的生理也同样出现相应的适应性调节。如夏季天气炎热,人体就开泄腠理,通过出汗散热来适应;冬季天气寒冷,为了保温,人体则腠理闭少出汗,多余的水液从小便排出。

昼夜阴阳的变化,对人体的生理、病理也有不同影响,人体也要与之相适应。如人体的阳气白天趋于体表,夜间潜于内里,这就是人体随昼夜阴阳的盛衰变化而出现的适应性调节。另外,昼夜阴阳的变化对疾病也有影响,一般的病证,中午之前,由于人体的阳气随自然界阳气的渐生而渐旺,病情则会减轻;午后至夜晚,由于人体的阳气随自然界阳气的渐退而渐衰,病情则会加重。

地域环境的不同,对人体的生理、病理也会产生不同影响。地域气候的差异,地理环境和生活习惯的不同,在一定程度上影响着人体的生理活动。如我国江南地区,地势低,气候温暖湿润,故人体的腠理多疏松;北方地区,地势高,气候寒冷干燥,故人体的腠理多致密。

由于自然环境时刻影响着人体的生理活动和病理变化,故在养生防病中,要顺应自然规律,积极主动地适应自然环境,与自然环境保持协调统一。在疾病的治疗和护理过程中,要遵循因时、因地制宜的原则,根据不同季节、不同地理特点来选择治疗用药,做好生活起居及饮食的护理。

3. 人与社会环境的统一性　人不单是生物个体,而且是社会中的一员,具有社会属性。人能影响社会,而社会环境的变化也会影响制约着人体。政治、经济、文化、宗教信仰、婚姻及人际关系等社会因素都能影响着人体的生理、心理活动和病理变化。而人也在认识世界和改造世界,促进社会发展的过程中维持着生命活动的稳定、平衡、协调,此即人与社会环境的统一性。

(二) 辨证施护

辨证施护是中医护理学认识疾病和护理疾病的基本原则。中医在治疗和护理疾病的过程中,强调辨证施护和辨证论治,但同时又讲究辨证与辨病相结合。

症,即症状和体征。症是疾病的临床表现,既包括疾病过程中病人主观的异常感觉和行为表现,如发热、头痛、恶心、呕吐等症状,又包括医生检查病人时发现的异常征象,如面色苍白、舌质紫黯等体征。症仅是疾病的个别现象,同一症状可由不同的致病因素引起,其病理机制也不尽相同,所以,孤立的症状和体征不能反映疾病或证候的本质。但症是诊断疾病、辨识证候的主要依据。

证,即证候,是机体在疾病发展过程中的某一阶段的病理概括。由于它包括了病变的部位、原因、性质以及邪正关系,反映出疾病发展过程中某一阶段的病理变化的本质,因而它比症状更全面、更深刻、更正确地揭示了疾病的本质。如肝阳上亢、气血两虚等均是证的概念。

病,即疾病,是指有特定发病原因、发病形式、病变机理、病理演变规律的一个完整的病理过程。在这一过程中,始终存在着组织损伤与修复、功能障碍与调节的矛盾斗争。如感冒、水痘、痢疾等均是疾病的概念。

病、证、症三者既有区别又有联系。症是病和证的基本要素,疾病和证候都由症状和体征构成。有内在联系的症状和体征组合在一起就构成了证候;各阶段的证候贯穿起来,即是疾病的全过程。

辨证,即辨别、确立证候,就是将四诊(望、闻、问、切)所收集的病史、症状、体征等有关的病情资料加以分析、综合,辨清疾病的原因、部位、性质及邪正之间的关系,然后概括、判断为某种性质的证候。施护,就是在辨证的基础上,确定相应的护理原则和措施。辨证是中医治疗和护理的前提和依据,治疗和护理是辨证的延续和目的。通过治疗和护理的效果,可以检验辨证是否正确。因此,辨证论治和辨证施护是中医临床治疗和护理工作的基本原则。

辨证施护即从整体观出发,运用中医理论,将四诊所收集的有关资料进行综合分析,判断疾病的病因、病变部位、性质、邪正盛衰等情况,以及各种病变之间的关系,从而制定相应的施护原则与方法。

中医诊断疾病强调辨证与辨病相结合。辨证的重点是认识疾病现阶段的本质,辨病的重点是认识疾病全过程的本质,将二者结合,则可以从不同的角度来认识疾病的本质,使诊断更全面、准确,治疗和护理更具有针对性和全局性。一般采用"以辨病为先,以辨证为主"的诊断原则。例如,临床见恶寒发热、头痛、鼻塞、流涕、咳嗽等症,可初步诊断为感冒——病;然后根据恶寒发热的孰轻孰重、流涕的清浊、咳痰的颜色与稀稠、口渴与否、舌象及脉象等情况辨别出是风寒感冒还是风热感冒——证。风寒感冒的治疗、护理方法是辛温解表;风热感冒的治疗、护理方法是辛凉解表,然后进行不同的处方遣药以及采用不同的护理手段。由此看来,辨证论治、辨证施护不是头痛医头、见痰治痰的对症治疗和护理,也不是不分主次、不分阶段仅针对病的治疗和护理。

临床上,同一种疾病,由于发病的时间、地域不同,或所处疾病的阶段不同,或患者的体质不同,反映出不同的证候,采用的治疗和护理方法也就不同,这就是"同病异治""同病异护"。如麻疹病初起病位在表,宜采用发表透疹的治疗和护理方法;中期热毒蕴肺,宜采用清热解毒的治疗和护理方法;后期阴液被伤但余热未退,则宜采用养阴清热的治疗和护理方法。不同的疾病在其发展过程中,由于发生了相同的病理变化,则可出现基本相同的证候,因而可采用相同的治疗和护理方法,这就是"异病同治""异病同护"。如胃下垂、子宫脱垂、脱肛这三种不同的病变,因都属于中气下陷证,故都可采用升提中气的治疗和护理方法。这种针对疾病过程中不同质的矛盾采用不同方法来解决的法则,是辨证论治、辨证施护的精髓。

> **知识链接**
>
> "金元四大家"包括"寒凉派"的代表人物刘完素,"攻下派"的代表人物张子和,"补土派"的代表人物李东垣和"滋阴派"的代表人物朱丹溪。

(魏素华)

第二节 阴阳学说

> **素养目标**:具有对中医的认同感、传承的使命感,增强文化自信和民族自豪感,培养爱国情操。
>
> **知识目标**:掌握阴阳的概念及阴阳学说的基本内容;熟悉人体组织器官的阴阳属性;了解阴阳的基本概念。
>
> **技能目标**:能运用阴阳学说理论解释阴阳学说在祖国医学中的应用。
>
> **思政元素**:祖国医学用阴阳学说分析人体健康和疾病的矛盾,机体阴阳平衡则身体健康。提高人们对祖国中医学的认同感。

阴阳五行学说是阴阳学说和五行学说的合称,是我国古代认识自然和解释自然的世界观和方法论,属哲学范畴。这一哲学思想广泛地渗透到祖国医学理论体系的各个方面,古代医家借用阴阳五行学说来解释人体生理功能、病理变化,并用以总结医学知识和临床经验,指导临床的诊断、治疗,这就逐渐形成了以阴阳五行学说为基础的祖国医学理论体系,成为祖国医学理论体系的重要组成部分。

阴阳学说认为,宇宙万事万物,是由于阴阳相互作用而产生的,也是由于阴阳相互作用而不断发展、不断变化的。《易传·系辞传上》"一阴一阳之谓道"。阴阳是宇宙的根本规律。

一、阴阳的基本概念

(一)阴阳的含义

阴阳,是中国哲学的一对范畴,是对自然界相互关联的某些事物或现象对立双方属性的概括,含有对立统一的概念。阴和阳,既可代表两个相互对立的事物或现象,如上与下、天与地等,又可代表同一事物或现象内部对立着的两个方面,如人体中的气和血、脏和腑等。

阴阳最初的含义是指日光的向背,向日为阳,背日为阴。后来阴阳的含义逐渐被引申扩大。如向日光处温暖、明亮;背日光处寒冷、晦暗。于是古人就把温暖、明亮归属于阳,寒冷、晦暗归属于阴。通过不断地引申,把自然界相互关联的对立的事物或现象,如天地、上下、日月、昼夜、水火、升降、动静、内外、雌雄等都划分为阴与阳两个方面。阴阳成为对自然界中具有相对属性的事物或现象双方的抽象概括。

(二)事物或现象阴阳属性的划分规律

《素问·阴阳应象大论》:"水火者,阴阳之征兆也。"即是说,划分事物或现象阴阳属性的标准或依据,是"水"和"火"之特性,并以此来进行归纳和分类。水为阴,火为阳,反映了阴阳的基本特性。一般而言,运动的、外向的、上升的、温热的、明亮的归属于阳;静止的、内在的、下降的、寒凉的、晦暗的归属于阴。阴阳的基本特性,是划分事物和现象阴阳属性的依据。事物和现象的阴阳属性归类见表1-2-1。

表1-2-1 事物和现象的阴阳属性归类表

属性	空间				时间	季节	温度	湿度	亮度	性状	重量	颜色	运动形式			
阳	天	上	外	南	昼	春夏	温热	燥	明	清	轻	暖色系	升	动	亢进	兴奋
阴	地	下	内	北	夜	秋冬	凉寒	湿	暗	浊	重	冷色系	降	静	衰退	抑制

(三)阴阳的特性

阴阳用于解释自然界一切事物和现象,具有普遍性、相对性和关联性的特点。

1. 普遍性　阴阳属性并不局限于某一特定的事物,而是普遍存在于自然界各种事物或现象之中,是自然界普遍存在的客观规律,代表着相互对立而又联系的两个方面。阴阳虽是抽象的概念,但是可以根据具体而明显的水、火这对矛盾的特性,将自然界中的一切事物或现象划分为阴阳两大类。《素问·阴阳应象大论》:"阴阳者,天地之道也,万物之纲纪。"

2. 相对性　具体事物的阴阳属性,并不是绝对的,而是相对的,阴阳的相对性表现为:

(1) 相互转化性：在一定条件下，阴和阳之间可以发生相互转化，阴可以转化为阳，阳也可以转化为阴。如寒证转化为热证，即阴证转化为阳证。

(2) 无限可分性：所谓无限可分性，是指事物或现象的阴阳两方面，随着归类或划分条件、范围之改变，可以无限地一分为二，即阴阳的每一方面又可再分阴阳。《类经·阴阳类》"阴阳者，一分为二也"。如昼夜分阴阳，则昼为阳，夜为阴；而昼可以再分阴阳，则上午为阳（阳中之阳），下午为阴（阳中之阴）；夜再分阴阳，则前半夜为阴（阴中之阴），后半夜则为阳（阴中之阳）。

综上所述，宇宙自然界的事物或现象可以概括为阴阳两大类，而事物的内部亦可以分为阴或阳两个方面，并且每一事物阴、阳的任何一方面，又可以再分阴阳。所以，用阴阳学说的概念和理论来概括或分析事物发生发展的运动变化，对于揭示事物或现象的矛盾本质及其规律，具有广泛的意义。

3. 关联性　阴阳的关联性是指所分析的事物或现象，必须是相互关联的，而不是毫不相干的。应是在同一范畴、同一层次，即相关的基础之上的。只有相互关联的一对事物，或一个事物的两个方面，才能构成一对矛盾，才能归属阴阳，如天与地、昼与夜、寒与热等等。如果不具有这种相互关联性的事物，并不是统一体的对立双方，不能构成一对矛盾，就不能用阴阳来说明。例如，桌子和电视，就不能分阴阳，无法把桌子归属于阴或阳。

二、阴阳学说的基本内容

阴与阳之间的关系及其运动规律是阴阳学说的基本内容，主要包括阴阳互藏交感、对立统一、互根互用、消长平衡、相互转化。

（一）阴阳互藏交感

阴阳互藏，是指相互对立的阴阳双方中的任何一方都蕴含着另一方，即阴中有阳，阳中有阴，亦称"阴阳互寓""阴阳互合"。即是说宇宙中的任何事物都含有阴与阳两种属性不同的成分，属阳的事物含有阴性成分，属阴的事物也寓有属阳的成分。故说："天本阳也，然阳中有阴；地本阴也，然阴中有阳，此阴阳互藏之道（图1-2-1）。"

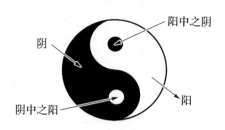

图1-2-1　阴阳互藏

阴阳交感，是指阴阳二气在运动中相互感应而交合，亦即相互发生作用。"交感"即交互感应，阴阳交感是指阴阳二气在运动中处于相互感应即相互作用、相互影响的过程之中。阴阳交感是宇宙万物赖以生成和变化的根源。

（二）阴阳对立统一

阴阳对立，即阴阳相反。阴阳学说认为自然界一切事物或现象都存在着相互对立、相反相成的阴阳两个方面，如上与下、昼与夜、水与火等。对立是阴阳二者之间相反的一面,统一则是二者之间相成的一面。没有对立就没有统一,没有相反也就没有相成。阴阳两个方面的相互对立统一,主要表现于它们之间的相互制约、相互消长。阴阳制约,即阴阳相互抑制、相互约束,主要体现于阴阳相互消长的过程中。如春、夏、秋、冬四季有温、热、凉、寒的气候变化,春夏之所以温热,是因为春夏阳气上升抑制了秋冬的寒凉之气;秋冬之所以寒冷,是因为秋冬阴气上升抑制了春夏温热之气的缘故。这是自然界阴阳之气相互制约、相互消长的结果。

(三)阴阳互根互用

阴阳双方相互依存、相互为用的关系及其运动规律称之为阴阳互根互用。

互根是指相互对立的事物之间的相互依存,任何一方均以另一方为存在的前提和条件,任何一方都不能脱离另一方而单独存在。阴阳互根深刻地揭示了阴阳两个方面的不可分离性。《景岳全书·传忠录·阴阳篇》"阴根于阳,阳根于阴",阴阳所代表的性质或状态,如天与地、上与下、动与静、寒与热、虚与实等等,不仅互相排斥,而且互为存在的条件。例如上与下,上为阳,下为阴,"上"与"下"不仅相互对立,而且互为存在的条件,无"下",则无所谓"上",而无"上",也无所谓"下"。阴阳互用,是指阴阳在相互依存的基础上,阴阳关系还体现为相互资生、相互为用的特点。

(四)阴阳消长平衡

阴阳的消长,是事物运动变化的形式。消,意为减少、消耗;长,意为增多、增长。阴和阳之间的对立统一、互根互用,并不是处于静止的和不变的状态,而是始终处于不断的运动变化之中,故说"阴阳消长"。所谓"消长平衡",即指阴和阳之间的平衡,不是静止的和绝对的平衡,而是在一定限度、一定时间内维持"阴消阳长""阳消阴长"的动态平衡。

阴阳消长的基本形式为:此消彼长,此长彼消,此消彼消,此长彼长。如以四时气候变化而言,从冬至春及夏,气候从寒冷逐渐转暖变热,即是"阴消阳长"的过程。由夏至秋及冬,气候由炎热逐渐转凉变寒,即是"阳消阴长"的过程。四时气候的变迁,寒暑的更易,实际上即是阴阳消长的过程,其中虽有"阴消阳长""阴长阳消"的不同,但从一年的总体来说,还是处于相对的动态平衡之中。如以人体的生理功能而言,白天阳盛,故机体的生理功能也以兴奋为主;黑夜阴盛,故机体的生理功能也以抑制为主。子夜一阳生,日中阳气隆,机体的生理功能由抑制逐渐转向兴奋,即是"阴消阳长"的过程;日中至黄昏,阳气渐衰,阴气渐盛,机体的生理功能也从兴奋逐渐转向抑制,即是"阳消阴长"的过程。所以说,阴阳的消长平衡,不是绝对的、静止的平衡状态,而是相对的、动态的平衡。

虽然阴阳的消长是绝对的,平衡是相对的,但决不能忽视相对平衡的重要性和必要性。

(五)阴阳相互转化

阴阳转化是指阴阳对立的双方,在一定的条件下,可以各自向其相反的方向转化,即阴可以转化为阳,阳也可以转化为阴。阴阳相互转化,一般都表现在事物变化的"物极"阶段,即"物极必反"。"阴阳消长"是一个量变过程,阴阳转化是在量变基础上的质变。阴阳的转化,虽然也可发生突变,但大多数是有一个由量变到质变的发展过程。

阴阳对立双方之所以能够相互转化,是因为对立的双方已相互倚伏着向其对立面转化的因素。

阴阳的转化必须具备一定的条件。"重阴必阳,重阳必阴,寒极生热,热极生寒"(《素问·阴阳应象大论》),阴阳双方发展到"极"或"重"的程度,为转化的条件,阴有了"重"这个条件,就会转化为阳;阳有了"重"这个条件,就会转化为阴。在这里,条件是主要的,没有一定的条件便不能转化。

三、阴阳学说在祖国医学中的应用

阴阳学说贯穿于中医理论体系的各个方面,用来说明人体的组织结构、生理功能、病理变化,并指导临床诊断和治疗。

(一)说明人体组织结构

根据阴阳对立统一的观点,认为人体是一个有机整体,人体内部充满着阴阳对立关系,所谓"人生有形,不离阴阳"(《素问·宝命全形论》)。人体的组织结构是有联系的,可以划分为相互对立的阴阳两部分。阴阳学说对人体的部位、脏腑、经络、形气等的阴阳属性,都做了具体划分。就人体部位来说,体表属阳,体内属阴;筋骨为阴,皮肤为阳;背属阳,胸腹属阴;四肢外侧为阳,内侧为阴。按脏腑功能特点分,五脏为阴,六腑为阳;五脏之中,心肺居上为阳,肝脾肾居下为阴。

(二)说明人体生理功能

祖国医学用阴阳学说分析人体健康和疾病的矛盾,提出了维持人体阴阳平衡的理论。机体阴阳平衡则身体健康。人体的正常生命活动,是阴阳两个方面保持着对立统一的协调关系,使阴阳处于动态平衡状态的结果。"阴平阳秘,精神乃至;阴阳离决,精气乃绝"。

人体生理活动的基本规律可概括为阴精(物质)与阳气(功能)的矛盾运动。属阴的物质与属阳的功能之间的关系,就是这种对立统一关系的体现。物质(阴)是产生功能活动(阳)的物质基础,而功能活动又是物质所产生的机能表现。

(三)说明人体病理变化

人体与外界环境的统一和机体内在环境的平衡协调,是人体赖以生存的基本条件。阴阳的这种平衡协调关系一旦受到破坏而失去平衡,便会产生疾病。疾病的发生发展过程是邪正斗争的过程,阴阳失调是疾病发生的根本原因。

(四)用于疾病诊断

由于疾病的发生、发展、变化的内在原因在于阴阳失调,所以任何疾病,尽管它的临床表现错综复杂、千变万化,但都可用阴或阳来加以概括说明。故曰:"善诊者,察色按脉,先别阴阳。"

在辨证方面,虽有阴、阳、表、里、寒、热、虚、实八纲,但八纲中又以阴阳作为总纲,即表、实、热属阳,里、虚、寒属阴。在临床辨证中,首先要分清阴阳,才能抓住疾病的本质,做到执简驭繁。

(五)指导疾病防治

1. 指导养生防病　祖国医学十分重视对疾病的预防,用阴阳学说来阐发摄生学说的理论与摄生的具体方法。阴阳学说认为,人体的阴阳变化与自然界四时阴阳变化协调一致,就可以延年益寿,因而主张顺应自然,春夏养阳,秋冬养阴,精神内守,饮食有节,起居有常,做到"法于阴阳,和于术数"(《素问·上古天真论》),以保持机体内部以及机体内外界环境之间的阴阳平衡,达到增进健康、预防疾病的目的。

2. 指导疾病治疗　由于疾病发生发展的根本原因是阴阳失调,因此,调整阴阳,补偏救弊,促使阴平阳秘,恢复阴阳相对平衡,是治疗疾病的基本原则。阴阳学说用以指导疾病的治疗,一是确定治疗原则,二是归纳药物的性能。

(1) 确定治疗原则:损其有余(实者泻之)、补其不足(虚者补之)。

阴阳偏盛的治疗原则是损其有余,即实者泻之。阴阳偏盛,即阴或阳的过盛有余。由于阳盛则阴病,阴盛则阳病,故在调整阴阳的偏盛时,应注意有无相应的阴或阳偏衰的情况存在。若阴或阳偏盛而其相对的一方并没有构成虚损时,即可采用"损其有余"的原则。若其相对一方有偏衰时,则当兼顾其不足,配合以扶阳或益阴之法。阳盛则热属实热证,宜用寒凉药以制其阳,治热以寒,即"热者寒之"。阴盛则寒属实寒证,宜用温热药以制其阴,治寒以热,即"寒者热之"。因二者均为实证,所以称这种治疗原则为"损其有余",即"实者泻之"。

(2) 归纳药物的性能:药物的性能,主要是根据气(性)、味、升降浮沉来决定,而气(性)、味、升降浮沉,又可用阴阳来归纳说明。

中药的性能,是指药物具有四气、五味、升降浮沉的特性。药性,又称四气、四性,指寒、热、温、凉四种药性。温热属阳;寒凉属阴。五味有辛、甘、酸、苦、咸。五味之中,辛味能散、能行,甘味能益气,故辛甘(淡)属阳,如桂枝、甘草等;酸味能收,苦味、咸味能泻下,故酸苦咸属阴,如大黄、芍药、芒硝等。按药物的升降浮沉特性分,药物质轻,具有升浮作用的属阳,如桑叶、菊花等;药物质重,具有沉降作用的属阴,如龟板、赭石等。治疗疾病,就是根据病情的阴阳偏盛偏衰,确定治疗原则,再结合药物的阴阳属性和作用,选择相应的药物,从而达到"谨察阴阳所在而调之,以平为期"的治疗目的。

(曹艳杰)

第三节 五 行 学 说

> **素养目标**:具有对中医的认同感,增强文化自信和民族自豪感,增强爱国意识。
> **知识目标**:掌握五行、相生、相克、相乘、相侮的概念;熟悉五行的特性;了解五行学说的基本内容。
> **技能目标**:能运用五行学说理论解释五行学说在祖国医学中的应用。
> **思政元素**:祖国医学用五行学说回答世界的本原,解释宇宙事物在发生发展过程中的相互联系,彰显了文化自信。

五行学说属于我国古代唯物论的范畴,一方面认为世界万物是由木、火、土、金、水五类基本物质所构成,对世界的本原做出了回答;另一方面又认为任何事物都不是孤立的、静止的,而是在不断相生、相克的运动之中维持着协调平衡。所以,五行学说不仅具有唯物观,而且含有丰富的辩证法思想,是中国古代用以认识宇宙并解释宇宙事物在发生发展过程中相互联系的一种学说。

一、五行的基本概念、特性及归类

（一）五行的概念

"五"，是指木、火、土、金、水五种基本物质；"行"，是指运行、运动变化的意思。五行，即指木、火、土、金、水五种基本物质的运动变化。

五行学说中的"五行"，不再特指木、火、土、金、水五种基本物质本身，而是一个抽象的哲学概念。古人以五行的抽象特性，采用取象比类和推演络绎的方法，来归纳和概括自然界的各种事物和现象，并以五行的"相生""相克""制则生化"关系来解释各种事物和现象发生、发展变化的规律。

（二）五行的特性

《尚书·洪范》中说："水曰润下，火曰炎上，木曰曲直，金曰从革，土爰稼穑。"在此基础上，进行抽象引申而逐步形成了五行特性的基本概念。五行的特性虽然来自木、火、土、金、水，但又超越这五种具体事物本身的特性，具有更广泛的含义。现将五行特性分述如下：

木曰曲直：曲，屈也；直，伸也。曲直，是指树木的枝条具有生长、柔和，能屈又能伸的特性。引申为凡具有生长、升发、条达、舒畅等特性的事物和现象，均归属于木。

火曰炎上：炎，有焚烧、炎热之义；上，是上升、向上。炎上，是指火具有炎热、上升的特性。引申为凡具有温热、升腾等特性的事物和现象，均归属于火。

土爰稼穑：稼，指播种谷物；穑，即收获谷物。稼穑，指人类种植和收获谷物的农事活动。引申为凡具有生化、承载、受纳等特性的事物和现象，均归属于土。

金曰从革：从，是顺从的意思；革，即变革。从革，是说金属是通过变革而产生的，即大多由矿石经过冶炼而来，古有"革土生金"之说。由于金属沉重、坚硬、锐利，且常被制成兵器用于杀戮，因而引申为凡具有清洁、肃杀、潜降、收敛等特性的事物和现象，均归属于金。

水曰润下：润，即滋润、濡润；下，即向下、下行。润下，是指水具有滋润、下行的特性。引申为凡具有滋润、下行、寒凉等特性的事物和现象，均归属于水。

（三）事物属性的五行归类

古人运用五行学说，将自然界的各种事物和现象，以及人体的脏腑组织、生理病理等现象，进行了广泛联系和探讨，以五行特性为依据，分别将其归属于木、火、土、金、水五行之中，以阐述人体脏腑组织之间生理、病理的复杂联系以及人体与外界环境之间的关系。事物属性的五行归类见表1-3-1。

表1-3-1 事物属性的五行归类表

自然界							五行	人体							
五色	五味	五音	五化	五方	五季	五气		五脏	六腑	五官	五体	情志	五液	五声	变动
青	酸	角	生	东	春	风	木	肝	胆	目	筋	怒	泪	呼	握
赤	苦	徵	长	南	夏	暑	火	心	小肠	舌	脉	喜	汗	笑	忧
黄	甘	宫	化	中	长夏	湿	土	脾	胃	口	肉	思	涎	歌	哕
白	辛	商	收	西	秋	燥	金	肺	大肠	鼻	皮毛	悲	涕	哭	咳
黑	咸	羽	藏	北	冬	寒	水	肾	膀胱	耳	骨	恐	唾	呻	慄

五行学说以天人相应为指导思想,以五行为中心,以空间结构的五方、时间结构的五季、人体结构的五脏为基本框架,将自然界的各种事物和现象以及人体的生理病理现象,按其属性进行归纳。即凡具有柔和、升发、条达特性的均属于木;具有炎热、上炎特性者均属于火;具有长养、化育特性者均属于土;具有清静、收杀特性者均属于金;具有寒冷、滋润、趋下、闭藏特性者均属于水,从而将人体的生命活动与自然界的事物或现象联系起来,形成了联系人体内外环境的五行结构系统。该系统充分说明人体自身的统一性及人与自然环境的统一性。

二、五行学说的基本内容

五行学说的基本内容包括五行相生与相克、五行制化与胜复、五行相乘与相侮和五行的母子相及四个方面。

如水能促使草木生长,叫作水生木;木能燃烧,故曰木生火;草木燃烧后的灰烬可以化为泥土,故说火生土;土中多埋藏金石及各种矿物,故曰土生金;金属冶炼能熔化成液态物质,因而称金生水。同时,五行之间又是彼此制约的,如水能灭火,称为水克火;火能使金属熔化,故曰火克金;金石制成刀斧可砍伐树木,故称金克木;树木的根钻入泥土之中,消耗土中的营养物质,因而称为木克土(亦有说古代用木犁翻土,是谓木克土);土能堵水,故曰土克水。正因为这五类基本物质之间具有生克制化关系,物质世界才会维持事物生化不息的动态平衡,在人体则维持了正常的生理活动。

五行学说不仅以五行之间的相生、相克关系来探索和阐释事物之间的相互联系,还以五行之间的相乘、相侮关系来阐释事物之间协调关系破坏后的相互影响。

(一)五行的相生相克

五行相生相克关系,是事物运动变化的一般规律,在自然界属于正常情况。

1. 相生　生即资生、助长、促进之意。相生是指一事物对另一事物的生长或功能具有资生、助长、促进的作用。

五行相生的次序是:木生火,火生土,土生金,金生水,水生木。五者依次相生,不断循环(图1-3-1)。

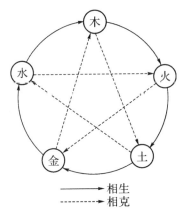

图1-3-1　五行相生相克示意图

在五行相生关系中,任何一行都有"生我""我生"两方面的关系,《难经》把它比喻为

"母"与"子"的关系。"生我者"为"母","我生者"为"子"。所以五行相生关系又称"母子关系"。以火为例,木能生火,则木为火之母;火能生土,则土为火之子。余可类推。

2. 相克 克即制约、克制、抑制之意。相克是指一事物对另一事物的生长或功能具有抑制或制约的作用。

五行相克的次序是:木克土,土克水,水克火,火克金,金克木。相克关系也不断循环(图1-3-1)。

五行相克的关系中,任何一行都有"克我""我克"两方面的关系。"克我者"为"所不胜","我克者"为"所胜"。所以,五行相克的关系,又叫"所胜"与"所不胜"的关系。以土为例,"克我者"为木,则木为土之"所不胜";"我克者"为水,则水为土之"所胜"。余可类推(图1-3-1)。

(二)五行制化胜复

五行系统结构之所以能够保持动态平衡和循环运动,主要在于其本身客观存在着两种自我调节机制和途径:正常情况下的相生相克,即"制化"调节以及在反常情况下的"胜复"调节。

1. 五行的制化调节 所谓制化调节,主要是指五行系统结构在正常状态下,通过其相生和相克的相互作用而产生的一种调节作用,又称之为"五行制化"。

2. 五行的胜复调节 所谓胜复调节,主要是指五行系统结构在反常的情况下,即在局部出现较大不平衡的情况下,通过相克关系产生的一种大循环的调节作用,可使一时性偏盛偏衰的五行系统结构经过调节,由不平衡而再次恢复其平衡。

三、五行学说在中医护理中的应用

五行学说在中医护理中的应用,主要是以五行的特性来分析研究机体的脏腑、经络等组织器官的五行属性;以五行之间的生克制化来分析研究机体的脏腑、经络之间和各个生理功能之间的相互关系;以五行之间乘侮、母子相及来阐释病理情况下的相互影响。因此,五行学说在中医护理中不仅被用作理论上的阐释,亦具有指导临床的实际意义。五行学说的应用,加强了中医护理关于人体以及人与外界环境是一个统一整体的论证,使中医护理所采用的整体系统方法更进一步系统化。

(一)说明五脏的生理功能及其相互关系

1. 说明五脏的生理功能 五行学说将人体的内脏分别归属于五行,以五行的特性来说明五脏的生理功能。如木性条顺畅达,有升发的特性,肝属木,肝喜条达而恶抑郁,有疏泄的功能;火性温热,其性炎上,心属火,心阳有温煦之功;土性敦厚,有生化万物的特性,脾属土,脾有运化精微,营养五脏、六腑、四肢百骸之功,为气血生化之源;金性清肃,收敛,肺属金,肺具清肃之性;水性润下,有寒润、下行、闭藏的特性,肾属水,肾主闭藏,有藏精、主水等功能。

五行学说,将人体的脏腑组织结构,分别配属五行,同时又将自然界的五方、五时、五气、五味、五色等与人体的五脏、六腑、五体、五官等联系起来。这样就把人与自然环境统一起来,表达了天人相应的整体观念。如以肝为例:"东方生风,风生木,木生酸,酸生肝,肝生筋……肝主目"(《素问·阴阳应象大论》)。

2. 说明五脏之间的相互关系 五脏的功能活动不是孤立的,而是相互联系的。五脏的五行归属,不仅阐明了五脏的功能特性,而且还运用五行生克制化的理论,来说明脏腑生理功能的内在联系,即五脏之间既有相互资生的关系,又有相互制约的关系。

(1) 阐释五脏相互资生的关系:肝生心即木生火,肝藏血以济心;心生脾即火生土,心阳以温脾;脾生肺即土生金,如"脾气散精,上归于肺";肺生肾即金生水,如肺金清肃下行以助肾水;肾生肝就是水生木,如肾藏精以滋养肝的阴血。

(2) 阐释五脏相互制约的关系:《素问·五脏生成论》说:"心……其主肾也";"肺……其主心也";"脾……其主肝也";"肾,其主脾也"。这里所说的"主",实际上指制约,也即是相克。由于"克中有生""制则生化",所以称它为"主"。《素问集注》说:"心主火,而制于肾水,是肾乃心脏生化之主"。依此类推,肺属金,而制于心火,故心为肺之主;脾属土,而制于肝木,故肝为脾之主;肾属水,而制于脾土,故脾为肾之主。

(二) 说明人体的病理变化

五行学说不仅用以说明生理情况下脏腑间的互相联系,而且也用以说明在病理情况下脏腑间的相互影响。

1. 阐释脏腑的发病　按照五脏配五行的理论,五脏外应五时,五时六气发生变化,产生六淫邪气而致病。一般脏腑发病以主时之脏首先发病为基本规律。如春时风邪易入肝而致肝病,症见肝风内动而头晕等;夏时暑邪易入心而致心病;秋时燥邪易入肺而致肺病,症见咳中带血、口鼻干燥等;冬时寒邪易入肾而致肾病;长夏湿邪易入脾而致脾病,症见痞闷、泄泻等。

五时之气,有太过、不及的变化,因此,脏腑受病的规律也就不同,则会出现相乘、相侮而发病。虽发病并非完全如此,但与时令有密切关系。如时令未至而其气已至,此为太过,侮其所不胜之脏,乘其所胜之脏,累及我生之脏。例如春时肝气当旺,立春前后气候应始温,却大热,故此时肝、肺、心、脾的发病机会较大。

2. 说明脏腑病的传变　五脏在生理上相互联系,在病理上也必然相互影响,本脏之病可以传至他脏,他脏之病也可以传至本脏,这种病理上的相互影响称为传变。以五行学说来说明五脏疾病的传变,可以分为相生关系的传变和相克关系的传变。

(1) 相生关系的传变:包括"母病及子"和"子病犯母"两个方面。

母病及子,是指疾病的传变,从母脏传及子脏。如肾属水,肝属木,水能生木,故肾为母脏,肝为子脏,肾病及肝,即是母病及子。临床上常见的"肝肾精血不足"和"水不涵木",都属于母病及子的范围。这是因为先有肾精不足,然后累及肝脏,而致肝血不足,从而导致肝肾精血不足;由于先有肾水不足,不能滋养肝木,从而形成肝肾阴虚,肝阳上亢,故称"水不涵木"。

子病犯母,又可称"子盗母气",是指疾病的传变从子脏传及母脏。如肝属木,心属火,木能生火,故肝为母脏,心为子脏;心病及肝,即是子病犯母,亦称"子盗母气"。临床上常见的心肝血虚、心肝火旺,都属于子病犯母的范围。这是由于先有心血不足,而后累及肝脏,导致肝血不足,从而形成心肝血虚;由于先有心火旺盛,然后累及肝脏,引动肝火,从而形成心肝火旺。

(2) 相克关系的传变:包括"相乘"和"相侮"("反侮")两个方面。相乘是相克太过为病。相克太过有两种情况:一种是由于一方的力量过强,而致被克的一方受到过分的克伐;另一种是由于被克的一方本身虚弱,不能忍受对方的克伐,从而也可出现克伐太过的病理现象。以木和土的相克关系而言,前者称为"木乘土",后者称作"土虚木乘"。这两类相克太过的原因虽然不同,但其结果均可导致一方太过和一方不及。如临床上常见的肝气横逆犯胃、犯脾,属于"相乘"致病的范围。

相侮,又称反侮,即相克的反向而致病。形成相侮亦有两种情况:一种是由于一方太盛,不仅不受克己的一方所克制,而且对克己的一方进行反克;另一种是由于一方的虚弱,丧失克制对方的能力,反而受到被克一方的克制,从而也导致反克的病理现象。这两种相侮的原因虽然有所不同,但其结果也均是一方的不足和一方的太过。以金克木的关系而言,肺属金,肝属木,在正常生理情况下,肺金的肃降,有制约肝气、肝火上升的作用,故称金克木。如在肺金不足或肝的气火上逆情况下,即可出现"左升太过,右降不及"的肝气、肝火犯肺的反克病理变化。

总之,五行学说认为五脏病变时的相互传变,均可以五行间的生克乘侮规律来阐明。但是,必须指出,五脏之间的相互联系,是以它们之间的生理功能上的相互影响、相互作用、相互配合,以达到协调平衡,所以并不能完全用五行之间的生克规律来阐释。在疾病的情况下,又由于受邪的性质不同、患者禀赋的强弱,以及各个疾病本身的发生发展规律的差异,所以疾病时的五脏传变,也并不完全按照五行的生克乘侮的规律依次相传。

(三)指导疾病的诊断

五行理论指导疾病的诊断,主要是运用五行归类的方法,将脏、腑、体、脉、色、味、音等都归属于五行,当内脏有病时,人体内脏功能活动及其相互关系的异常变化可以反映到体表相应的组织器官,出现色泽、声音、脉象等诸方面的异常变化,根据五行的所属及其生克乘侮的变化规律来推断病情。如面见青色,喜食酸味,脉见弦象,其病多在肝;面见赤色,口味苦,脉象洪数,多为心火亢盛。

另外,从脉与色之间的生克关系来判断疾病的预后。如肝病色青见弦脉,为色脉相符,如果不得弦脉反见浮脉则属相克之脉,即克色之脉(金克木)为逆;若得沉脉则属相生之脉,即生色之脉(水生木)为顺。

(四)指导疾病的防治

五行学说在治疗上的应用,体现于药物、针灸、精神等疗法之中,主要有以下几个方面:

1. **预防疾病传变** 运用五行母子相及和乘侮规律,可以判断五脏疾病的发展趋势。一脏受病,可以波及其他四脏,如肝脏有病可以影响到心、肺、脾、肾等脏。他脏有病亦可传给本脏,如心、肺、脾、肾之病变,也可以影响到肝。因此,在治疗时,除对所病本脏进行处理外,还应考虑到其他有关脏腑的传变关系。根据五行的生克乘侮规律,来调整其太过与不及,控制其传变。如肝气太过,木旺多克土,此时除了治肝外,还应考虑健脾胃以防其传变。脾胃不伤,则病不传,易于痊愈。《难经·七十七难》"见肝之病,则知肝当传之与脾,故先实其脾气","实其脾气"就是健脾、调补脾脏之意。木旺克土,肝病传脾,必须补脾以防传变。这是用五行生克乘侮理论阐述疾病传变规律和确定预防性治疗措施。

2. **确定护理原则与治法** 根据五行相生、相克规律,确定治疗原则和制订治疗方法。

(1)根据相生规律确定治疗原则:基本治疗原则是补母和泻子,即"虚则补其母,实则泻其子"(《难经·六十九难》)。多用于母病及子、子盗母气(子病犯母)等证候,也适用于单纯一脏的疾病。

补母,即"虚则补其母",用于母子关系的虚证。如肾阴不足,不能滋养肝木,而致肝阴不足者,称为水不生木或水不涵木。治疗时,不直接治肝,而补肾之虚。因为肾为肝母,水生木,所以补肾水以生肝木。又如肺气虚弱发展到一定程度,可影响脾之健运而导致脾虚。脾土为母,肺金为子,土生金,所以可用补脾气以益肺气的方法治疗。

泻子,即"实则泻其子",用于母子关系的实证。如肝火炽盛,有升无降,出现肝实证时,肝木是母,心火是子,这种肝之实火的治疗,可采用泻心法,泻心火有助于泻肝火。

根据相生关系确定的治疗方法,常用的主要有滋水涵木法、益火补土法、培土生金法、金水相生法。

① 滋水涵木法:是滋养肾阴以养肝阴的方法,又称滋肾养肝法、滋补肝肾法。适用于肾阴亏损而致肝阴不足,以及肝阳偏亢之证。

② 益火补土法:是温肾阳而补脾阳的一种方法,又称温肾健脾法,温补脾肾法。适用于肾阳式微而致脾阳不振之证。

③ 培土生金法:是用补脾益气而补益肺气的方法,又称补养脾肺法。适用于脾胃虚弱,不能滋养肺脏而肺脾虚弱之证。

④ 金水相生法:是滋养肺肾阴虚的一种治疗方法,又称补肺滋肾法,滋养肺肾法。金水相生是肺肾同治的方法,有"金能生水,水能润金之妙"(《时病论》)。适用于肺虚不能输布津液以滋肾,或肾阴不足,精气不能上滋于肺,而致肺肾阴虚者。

(2) 根据相克规律确定治疗原则:临床上由于相克规律的异常而出现的病理变化,虽有相克太过、相克不及和反克之不同,但总的来说可分强弱两个方面,即克者属强,表现为机能亢;被克者属弱,表现为功能衰退。因而,在治疗上采取抑强扶弱的手段,并侧重在制其强盛,使弱者易于恢复。另一方面强盛而尚未发生相克现象时,也可利用这一规律,预先加强被克者的力量,以防止病情的发展。

抑强,用于相乘或相侮病证。如肝气横逆,犯胃克脾,出现肝脾不调,肝胃不和之证,称为木旺克土,以疏肝、平肝为主。或者木本克土,反为土克,称为反克,亦叫反侮。如脾胃湿邪壅滞,影响肝气条达,当以运脾和胃为主。抑制其强者,则另一方的机能自然易于恢复。

扶弱,用于相克力量不足,或因虚被乘、被侮所产生的病证。如肝虚气郁,影响脾胃健运,称为木不疏土。治宜和肝为主,兼顾健脾,以加强双方的功能。

3. 指导情志疾病的治疗 精神疗法主要用于治疗情志疾病,即以情胜情。情志生于五脏,五脏之间存在生克关系,所以情志之间也存在生克关系。临床上可以用情志的相互制约关系来达到治疗的目的,称为五志相胜法。如"怒伤肝,悲胜怒……喜伤心,恐胜喜……思伤脾,怒胜思……忧伤肺,喜胜忧……恐伤肾,思胜恐"(《素问·阴阳应象大论》),就是利用五行相克关系来治疗情志疾病。

临床上依据五行生克规律进行治疗有一定的实用价值,但要灵活掌握,不要机械地生搬硬套,要根据具体病情进行辨证施治。

知识链接

清代吴敬梓的《范进中举》中记载了这样一件事:范进参加乡试中了举人,但喜极而疯,他平素最怕老丈人胡屠户。胡屠户一个嘴巴打过去,却把范进的疯病治愈了。其机制可用五行学说进行解释。心在志为喜,属火,过喜致疯,则疯属火;肾在志为恐,属水;水克火,即恐克喜。因范进平素最怕老丈人胡屠户,所以让胡屠户去打范进,使之受到惊恐,于是疯病治愈。

(曹艳杰)

第四节 藏象学说

素养目标:具有对中医的认同感和传承的使命感,增强文化自信,培养爱国情操。

知识目标:掌握五脏的生理功能;熟悉五脏的在体、在液、在窍;了解六腑的生理功能。

技能目标:能初步运用藏象学说解释临床症状。

思政元素:2020年新冠病毒感染疫情暴发,中医药对疫情防控发挥了重要作用,也走向了世界更多的国家。近期,二十大报告再次提出促进中医药传承创新发展,中医药行业的未来更加可期。我国公开发布了多语种版新冠病毒感染中医药诊疗方案,向部分有需求的国家和地区提供中医药产品,选派中医专家赴相关国家和地区帮助指导抗疫。

藏(音同"脏"),是指藏于体内的脏器,包括五脏(肝、心、脾、肺、肾)、六腑(胆、胃、小肠、大肠、膀胱、三焦)和奇恒之腑(脑、髓、骨、脉、胆、女子胞);象,是指表现于外的生理、病理现象。藏象学说,就是通过对人体生理、病理现象的观察,研究人体各个脏腑的生理功能、病理变化极其相互关系的学说。

藏象以脏腑为基础,以五脏为中心,一脏一腑,一阴一阳为表里,由经络相互络属。五脏共同特点是"藏精气而不泄",能贮藏人体生命活动所必需的各种精微物质,如精、气、血、津液等;六腑共同生理特点是"传化物而不藏",主管饮食物的受纳、传导、变化和排泄糟粕;奇恒之腑共同特点是,它们同是一类相对密闭的组织器官,却不与水谷直接接触,即似腑非腑,但具有类似于五脏贮藏精气的作用,即似脏非脏。

一、五脏

(一) 心

1. 心的生理功能

(1) 心主血脉：心主血脉，指心有主管血脉和推动血液循行于脉中的作用，包括主血和主脉两个方面。血就是血液。脉，即是脉管，又称经脉，为血之府，是血液运行的通道。心脏和脉管相连，形成一个密闭的系统，成为血液循环的枢纽。心脏不停地搏动，推动血液在全身脉管中循环无端，周流不息，成为血液循环的动力。

心脏有规律的跳动，与心脏相通的脉管亦随之产生有规律的搏动，称之为"脉搏"。中医通过触摸脉搏的跳动来了解全身气血的盛衰，作为诊断疾病的依据之一，称之为"脉诊"。在正常生理情况下，心脏的功能正常，气血运行通畅，全身的机能正常，则脉搏节律调匀，和缓有力。否则，脉搏便会出现异常改变。

(2) 心主神志：心主神志，又称心藏神。在祖国医学中，神的含义主要有三：其一，指自然界物质运动变化的功能和规律。其二，指人体生命活动的总称。一般称之为广义的神。整个人体生命活动的外在表现，如整个人体的形象以及面色、眼神、言语、应答、肢体活动姿态等，无不包含于神的范围。换言之，凡是机体表现于外的"形征"，都是机体生命活动的外在反映。其三，是指人们的精神、意识、思维活动，即心所主之神志，一般称之为狭义的神。

脑的功能与五脏相关。人之灵机记性、思维语言、视、听、嗅等均为脑所主，故称脑为元神之府，脑为人体生命活动的中枢。神明之心实质就是脑。心主血，上供于脑，故心脑相系，常心脑并称，心脑同治。

2. 生理联属

(1) 心在志为喜：心在志为喜，是指心的生理功能与精神情志活动的"喜"有关。藏象学说认为，人体对外界信息所引起的情志变化，是由五脏精气所化生，而把喜、怒、思、忧、恐五种情志活动称作五志，分属于五脏。

(2) 心在液为汗：汗液，是人体津液经过阳气的蒸化，从汗孔排出之液体。由于汗为津液所化生，血与津液又同出一源，均为水谷精气所化生，因此又有"血汗同源"之说，而心主血，故又有"汗为心之液"的说法。汗与心的这种内在联系具有一定的临床意义，如心气虚损，则可见自汗；心的阳气暴脱，即可见大汗淋漓等。反之，汗出过多，也可损伤心脏阳气。

(3) 心在体合脉，其华在面：在体合脉，是指全身的血脉统属于心，即心主血脉。其华在面，是说心的生理功能正常与否，可以反映于面部的色泽变化。华，是荣华、光彩之意。

(4) 心在窍为舌：窍，即孔窍。在窍，即是开窍。心开窍于舌，是指舌为心之外候，又称"舌为心之苗"。舌的主要功能是主司味觉，表达语言。舌的味觉功能和正确的表达语言，有赖于心主血脉和心主神志的生理功能，如果心的生理功能异常，则可导致味觉的改变和语言表达的障碍。同时，由于舌面无表皮覆盖，血管又极其丰富，因此，从舌质的色泽即可以直接察知气血的运行情况，并判断心主血脉的生理功能。一般来说，心的功能正常，则舌体红活荣润，柔软灵活，味觉灵敏，语言流利。若心有病变，则可以从舌上反映出来。

（二）肺

1. 肺的生理功能

（1）主气，司呼吸：主，即主持、管理之意。肺主气，即指全身的气均由肺来主持。肺主气包括主呼吸之气与主一身之气两个方面。肺主气，与呼吸功能有关，即肺主呼吸之气。肺主一身之气，是指肺有主持、调节全身各脏腑经络之气的作用。肺主一身之气这一功能主要体现在气的生成，特别是宗气的生成方面。宗气是由脾胃化生的水谷精气与肺从自然界吸入的清气相结合，积于胸中而成。因此，肺的呼吸功能正常与否，直接影响到宗气的生成。而宗气通过心脉布散到全身也要靠肺气的协助。所以肺通过宗气的生成与布散，起到主持一身之气的作用。其次，肺主一身之气还体现在对全身的气机具有调节作用。实际上，肺的一呼一吸运动，就是全身之气的升降出入运动。肺主气的功能正常，气道通畅，呼吸就会正常自如。若肺有了病变，不但影响到呼吸运动，而且也会影响到一身之气的生理功能。例如，肺气不足，则呼吸微弱，气短不能接续，语音低微。此外，如果影响到宗气的生成和布散，失去对其他脏腑器官的调节作用，则会出现全身性的气虚表现，如疲倦、乏力、气短、自汗等。若肺一旦丧失呼吸功能，则清气不能吸入，浊气不能排出，宗气不能生成，人的生命也随之告终。

（2）主宣发与肃降：所谓"宣发"，即宣布、发散之意。肺主宣发，即肺脏具有向上、向外升宣布散的生理功能。这种功能主要体现在以下三个方面：其一是通过肺的气化，使体内浊气不断排出体外；其二是使气血、津液输布至全身，以发挥滋养濡润所有脏腑器官的作用；其三，宣发卫气，调节腠理之开合，通过汗孔将代谢后的津液化为汗液排出体外。若肺失宣散，即可出现咳嗽、吐痰、喘促、胸闷、呼吸困难以及鼻塞、喷嚏和无汗等症状。所谓"肃降"，即清肃、下降之意，清肃又包含有肃清的意思，即肃清、排出肺内毒邪与异物的作用。肺主肃降作用主要体现于三个方面：一是吸入自然界清气；二是把肺吸入的自然界清气和脾转输来的水谷精微下行布散；三是肃清肺和呼吸道内的异物，以保持呼吸道的洁净。若肺的肃降功能失职，则可出现呼吸短促或表浅、胸闷、咳喘、咯血等病理现象。肺气的宣发和肃降功能是肺的生理功能相辅相成的两个方面。在生理情况下，两者相互依存、相互配合、相互制约，使呼吸保持平稳状态。在病理情况下，它们经常相互影响，没有正常的宣发，就没有正常的肃降；没有正常的肃降，也就不可能有正常的宣发。如果二者失调，出现"肺气失宣""肺失肃降"等病变，则见胸闷、咳嗽、喘息等症状。

（3）通调水道：人体的水液代谢在生理活动中具有十分重要的作用，它主要包括水分的摄入、在体内的转输利用和代谢后水液的排泄等几个环节，是在多个脏腑参与下共同完成的，肺是其中之一。肺调节水液代谢的作用称为"通调水道"，主要体现在下述两个方面：一是肺主宣发，调节汗液的排泄。排泄汗液是人体水液代谢的一部分，肺主宣发，将水谷精微和津液宣散于周身，特别是使布散到体表的津液，通过汗孔，以汗的方式排出体外。二是肺的肃降，使水道维持通畅。"水道"，即指体内水液运行、排泄的道路。水道的通行畅达，流通无阻，是维持水液代谢平衡的重要条件，因此有"肺主行水""肺为水之上源"的说法。如果肺有病，通调水道功能减退，就可发生水液停聚而生痰、成饮，甚则水泛为肿。对此，临床上多采用宣降肺气、疏通水道以利水的方法治疗。

（4）肺朝百脉、主治节：在古代，全身之脉称为百脉，肺朝百脉，即全身血液都朝会于肺。全身血液通过肺脉流注于肺，通过肺的呼吸功能，进行气体交换，然后再输布全身。

肺主一身之气,调节全身之气机,而血液的正常运行,亦赖于肺的敷布和调节,故有"血非气不运"之说。

肺的治节作用,概括起来,主要体现于四个方面:一是肺主呼吸;二是肺有节律地呼吸运动,协调全身气机升降运动,使脏腑功能活动有节;三是辅佐心脏,推动和调节血液的运行;四是通过肺的宣发与肃降,治理和调节津液的输布、运行与排泄。因此,肺的治节功能,实际上是代表着肺的主要生理功能。若肺主治节的功能失常,则既可影响到宗气的生成与布散,又因肺气虚衰,影响到血液的正常运行;既可影响到津液的调节与排泄,又可影响到气机的升降运动。

2. 生理联属

(1) 肺在志为忧:以五志分属五脏,则肺在志为忧,若以七情配属五脏,则悲、忧同属于肺。悲哀和忧伤,虽属不良性情志刺激,但在一般情况下,并不都导致人体发病。只有在过度悲伤情况下,才能成为致病因素。它对人体的主要影响,是使气不断地消耗。

(2) 肺在液为涕:肺在液为涕,涕,为鼻腔黏膜分泌的一种黏液,具有润泽鼻窍的功能,并能防御外邪,有利于肺的呼吸。故《素问·宣明五气篇》说:"五脏化液……肺为涕。"在正常情况下,涕液润泽鼻窍而不外流;在临床上观察涕的变化,常有助于对肺病的诊断。如风寒犯肺,则鼻流清涕;风热犯肺,则鼻流黄稠涕;燥邪伤肺,则干而无涕。

(3) 肺在体合皮,其华在毛:肺在体合皮,其华在毛:肺与皮毛在生理或病理上存在着十分密切的内在联系,主要有以下两方面:①肺输精于皮毛:肺气宣发,可以把卫气、水谷精微和津液输布到体表,温养肌肤、润泽皮毛。故《素问·五脏生成篇》说:"肺之合皮也,其荣毛也。"肺的生理功能正常,则皮肤致密,毫毛光泽,抗御外邪侵袭的能力亦较强;反之,肺气虚损,宣发卫气和输精于皮毛的功能减弱,则卫表不固,抗御外邪侵袭之能力低下,即可出现多汗或自汗,或皮毛憔悴枯槁等病理表现。正是由于肺与皮毛相合,所以在外邪侵犯皮毛,腠理闭塞,卫气郁滞的同时,也常可影响及肺,而致肺气不宣;反之,外邪袭肺,肺气不宣时,也同样能引起腠理闭塞,卫气郁滞等病变。②皮毛助肺呼吸:在中医护理中把汗孔称作"气门",即人体皮表之汗孔,不仅能排泄由津液所化之汗液,实际上也随着肺气的宣发和肃降进行着体内外的气体交换。

(4) 肺在窍为鼻,喉为肺之门户:鼻为肺之窍,鼻与喉相通而联于肺,鼻与喉皆是呼吸道的重要部分。肺通过鼻窍与外界直接相通。喉主通气和发声,但均依赖于肺气才能完成,故称喉为肺之门户。在病理情况下,肺的功能失常,常引发鼻与喉的病变,可见鼻塞、流涕、喷嚏、喉痒、喉痛、音哑或失音等。而外邪侵袭,也常从口鼻而入,引发肺的病变。

(三) 脾

1. 脾的生理功能

(1) 脾主运化:运,即转运输送,化,即消化吸收。脾主运化,指脾具有将水谷化为精微,并将精微物质转输至全身各脏腑组织的功能。饮食物的消化和营养物质的吸收、转输,是在多个脏腑共同参与下的一个复杂的生理活动,其中脾起主导作用。脾的运化功能主要依赖脾气升清和脾阳温煦的作用,脾宜升则健。脾的运化功能,包括运化水谷和运化水液两个方面。①运化水谷:水谷,泛指各种饮食物。脾运化水谷,是指脾对饮食物的消化吸收作用。脾为后天之本,气血生化之源。脾运化的水谷精微,经过气化作用生成血液。脾气健运,化源充足,气血旺盛则血液充足。若脾失健运,生血物质缺乏,则血液亏虚,出现头晕眼花,面、唇、舌、爪甲淡白等血虚征象。②运化水湿:运化水湿又称运化水液,是指脾对水液的吸收和转输,调节人体水液代谢的作用。脾主运化水湿是调节人体水液代谢的关键环节。在人体水液代谢过程中,脾在运输水谷精微的同时,还把人体所需要的水液(津液),通过心肺而运送到全身各组织中去,起到滋养濡润作用,又把各组织器官利用后的水液,及时地转输给肾,通过肾的气化作用形成尿液,输送到膀胱,排泄于外,从而维持体内水液代谢的平衡。脾居中焦,为人体气机升降的枢纽,故在人体水液代谢过程中起着重要的枢纽作用。因此,脾运化水湿的功能健旺,既能使体内各组织得到水液的充分濡润,又不致使水湿过多而潴留。反之,如果脾运化水湿的功能失常,必然导致水液在体内的停滞,而产生水湿、痰饮等病理产物,甚则形成水肿。

(2) 脾统血:统血,统是统摄、控制的意思。脾主统血,指脾具有统摄血液,使之在经脉中运行而不溢于脉外的功能。"脾统诸经之血"(《名医汇粹》),"人五脏六腑之血,全赖脾气统摄"(《沈注金匮要略·卷十六》)。脾气能够统摄周身血液,脾统血的作用是通过气摄血作用来实现的。脾为气血生化之源,气为血帅,血随气行。脾的运化功能健旺,则气血充盈,气能摄血;气旺则固摄作用亦强,血液也不会逸出脉外而发生出血现象。反之,脾的运化功能减退,化源不足,则气血虚亏,气虚则统摄无权,血离脉道,从而导致出血。由此可见,脾统血,实际上是气对血作用的具体体现,所谓"脾统血者,则血随脾气流行之义也"(《医碥·血》)。因脾失健运,阳气虚衰,不能统摄血液,血不归经而导致出血者称为脾不统血,临床上表现为皮下出血、便血、尿血、崩漏等,尤以下部出血多见。

(3) 脾主升清:升,指上升和输布;清,指精微物质。脾主升清是指脾具有将水谷精微等营养物质,吸收并上输于心、肺、头目,再通过心肺的作用化生气血,以营养全身,并维持人体内脏位置相对恒定的作用。这种运化功能的特点是以上升为主,故说"脾气主升"。

2. 生理联属

(1) 脾在志为思:思,即思虑、思考,是人体意识思维活动的一种状态。这本是心主神志功能活动的体现,但是祖国医学认为,思与脾的关系甚为密切,"思出于心,而脾应之"。正常思考问题,对机体的生理活动并无不良的影响,但在思虑过度,所思不遂等情况下,就能影响机体的正常生理活动。其中最主要的则是影响气的正常运行,气机失调,导致气滞与气结。所以《素问·举痛论》说:"思则心有所存,神有所归,正气留而不行,故气结矣。"因此,思虑过多会影响脾的运化功能,导致脾胃呆滞,运化失常,消化吸收机能障碍,常出现食欲不振、脘腹胀闷、头目眩晕等症,即所谓"思则气结"。

(2) 脾在液为涎:涎为口津,是口腔中分泌的唾液中较清稀的部分,有保护口腔黏膜、润泽口腔的作用,在进食时分泌较多,有助于食物的吞咽和帮助消化的生理功能。

(3) 脾在体合肌肉、主四肢:人体的四肢、肌肉,均需要脾胃运化来的水谷精微的充养。只有脾气健运,气血生化有源,周身肌肉才能得到水谷精微的充养,从而保持肌肉丰满,壮健有力。

(4) 脾开窍于口、其华在唇:口,即口腔,为消化道的最上端,人的饮食及口味与脾的运化功能直接相关。只有脾气强健,则饮食、口味才能正常。口唇的色泽,与全身的气血是否充盈有关。由于脾胃为气血生化之源,所以口唇的色泽是否红润,不但能反映全身的气血状况,而且实际上也是脾胃运化水谷精微的功能状态的反应。

(四) 肝

1. 肝的生理功能

(1) 主疏泄：是指肝气具有疏通、畅达全身气机作用，包括促进精血津液的运行输布、脾胃之气的升降、胆汁的分泌排泄以及情志的舒畅等功能。

① 调畅精神情志：肝气的疏泄功能，能调畅气机，因而能使人心情舒畅，既无亢奋，也无抑郁。心所主神志的功能的物质基础是血液，而血的生成和运行，又要依赖于气机的调畅，因肝主疏泄，调畅气机，所以肝具有调畅情志的功能。肝气的疏泄功能正常，则气机调畅，气血和调，心情舒畅，情志活动正常；若肝气的疏泄功能不及，肝气郁结，可见心情抑郁不乐，稍受刺激即抑郁难解，或悲忧善虑，患得患失；若肝气郁而化火，或大怒伤肝，"怒则气上"，肝气上逆，肝的升泄太过，可见烦躁易怒，亢奋激动的表现。

② 调节气血津液运行：血液的运行和津液的输布代谢，有赖于气机的调畅。气能运血，气行则血行，故说肝气的疏泄作用能促进血液的运行；使之畅达而无瘀滞。若气机郁结，则血行障碍，血运不畅，血液瘀滞停积而为瘀血，或为癥瘕，或为肿块，在女子可出现经行不畅、经迟、经闭等。若肝气上逆，迫血上涌，又可使血不循经，出现呕血、咯血等出血，或女子月经过多、崩漏不止等症。气能行津，气行则津布，故说肝的疏泄作用能促进津液的输布代谢，使之无聚湿成水生痰化饮之患。若肝气疏泄功能失常，气机郁结，亦会导致津液的输布代谢障碍，形成水湿痰饮等病理产物，出现水肿、痰核等病症。

③ 促进脾胃的运化功能和胆汁分泌排泄：脾气以升为健，胃气以降为和。脾胃的运化功能，体现在脾胃之气的升降相因，平衡协调，这与肝气的疏泄功能有密切的关系。因为肝气疏泄，调畅气机，有助于脾胃之气的升降，从而促进脾胃的运化功能。另一方面，饮食物的消化吸收还要借助于胆汁的分泌和排泄，因为胆汁是参与饮食物消化和吸收的"精汁"。胆汁乃肝之余气所化，其分泌和排泄受肝气疏泄功能的影响。肝气的疏泄功能正常发挥，全身气机调畅，胆汁才能正常地分泌与排泄。

④ 调节生殖功能：女子的排卵与月经来潮，男子的排精等，与肝气的疏泄功能有密切的关系。肝气的疏泄功能正常，则精液排泄通畅有度；肝失疏泄，则排精不畅。肝气的疏泄功能正常，则月经周期正常，经行通畅；若肝失疏泄，气机失调，则见月经周期紊乱，经行不畅，甚或痛经。由于肝气的疏泄功能对女子的生殖功能尤为重要，故有"女子以肝为先天"之说。

(2) 主藏血：肝藏血，是指肝脏具有贮藏血液、调节血量和防止出血的功能。包括以下三个方面。

① 贮藏血液：肝贮藏一定血液于肝内及冲脉之中，以供机体各部分生活活动所需。肝又称"血海"。

② 调节血量：肝根据生理需要调节人体各部分血量的分配。在正常情况下，人体各部分的血量，是相对恒定的。但是随着机体活动量的增减、情绪的变化、外界气候的变化等因素，人体各部分的血量也随之有所变化。这种变化是通过肝的藏血和疏泄功能实现的。当机体活动剧烈或情绪激动时，肝脏将所贮藏的血液向外周增量输出，当人体处于安静或情绪稳定时，机体外周对血液的需求量相对减少，部分血液便又归藏于肝。

③ 防止出血：肝主凝血以防止出血。气有固摄血液之能，肝气充足，则能固摄肝血而

不致出血；又因阴气主凝，肝阴充足，肝阳被涵，阴阳协调，则能发挥凝血功能而防止出血。

2. 生理联属

(1) 肝在志为怒：肝在志为怒，怒是人们受到外界刺激时的一种强烈的情绪反应，是一种不良的情志刺激。怒与肝的关系最为密切，故称肝"在志为怒"。一方面，大怒可以伤肝，导致疏泄失常，肝气亢奋，血随气涌，可见面红目赤，心烦易怒，甚则可见吐血、衄血、猝然昏倒、不省人事。另一方面，如肝失疏泄，也可致情志失常，表现为情绪不稳，心烦易怒。

(2) 肝在液为泪：肝开窍于目，泪为两目分泌的液体，具有润泽和保护眼睛的功能。泪与肝的关系密切。在正常情况下，泪液濡润目窍而不外溢，但在异物侵入目中时，则泪液即可大量分泌，起到清洁眼睛和排除异物的作用。

(3) 肝在体合筋，其华在爪：筋，即筋膜、肌腱。筋膜附着于骨而聚于关节，是联结关节、肌肉，主司运动的组织。肢体关节运动的能量来源，全赖于肝的藏血充足和调节血量功能的正常。如果肝血虚少，血不养筋，则可见肢体麻木，屈伸不利，甚则拘挛震颤；若热邪侵袭人体，燔灼肝经，劫夺肝阴，筋膜失养，则可见四肢抽搐，颈项强直，角弓反张等动风之象。

爪，即爪甲，包括指甲和趾甲。祖国医学认为，爪乃筋之延伸到体外的部分，故称"爪为筋之余"。爪甲的荣枯，可反映肝血的盛衰。

(4) 肝在窍为目：目，即眼睛，又称为"精明"，是视觉器官，具有视物之功能。肝的经脉上联于目系，目的视力正常与否，有赖于肝气之疏泄和肝血之荣养，故说："肝开窍于目。"

(五) 肾

1. 肾的生理功能

(1) 肾藏精、主生长、发育与生殖：藏精，是肾的主要生理功能，即是说，肾对于精气具有闭藏作用。肾对于精气之闭藏，主要是为精气在体内充分发挥其应有效应创造良好条件，不使精气无故流失，从而影响机体的生长、发育和生殖能力。

肾气促进生长发育：人的整个生长、发育过程，均和肾中精气的盛衰存在着极为密切的内在联系。可见肾中精气的盛衰，决定着人的生长、发育和生殖，如果肾的精气虚衰，必然会给人体带来相应的病理变化。此外，肾藏精主生长发育的理论，对养生保健具有重要意义，保养肾中精气，是祖国医学防止早衰、延年益寿的核心内容。目前所研制的抗衰老药物，亦以补肾药物为主。

(2) 肾主水液：肾主水液，主要是指肾中精气的气化功能，对于体内津液的输布和排泄，维持体内津液代谢的平衡起着极为重要的调节作用。

肾中精气的蒸腾气化，实际上是主宰着整个津液代谢过程的。肺、脾等内脏对津液的气化，亦有赖于肾中精气的蒸腾气化；特别是尿液的生成和排泄，更是与肾中精气的蒸腾气化直接相关，而尿液的生成和排泄，在维持体内津液代谢的平衡中又起着极其关键的作用，故说肾主水液。如果肾中精气的蒸腾气化功能失常，则既可引起关门不利，津液代谢障碍而发生尿少、水肿等病理变化。

(3) 肾主纳气：纳，即收纳、摄纳之意。肾主纳气，是指肾有摄纳肺所吸入的清气，防止呼吸表浅的生理功能。人体的呼吸虽然由肺来主司,但祖国医学认为呼吸功能的正常与否还与肾密切相关。具体表现为,由肺吸入的清气必须下达到肾,由肾来摄纳之,这样才能保持呼吸运动的平稳和深沉,从而保证体内外气体得以正常交换。实际上肾主纳气是肾的封藏作用在呼吸运动中的具体体现。

肾的纳气功能,在呼吸运动中起着重要作用。因此,肾的纳气功能正常,则呼吸均匀和调。如果肾的纳气功能减退,摄纳无权,则肺气上浮而不能下行,即可出现呼吸表浅,动则气喘,呼多吸少或呼吸困难等症,祖国医学称之为"肾不纳气"。祖国医学根据"肾主纳气"的理论,提出对慢性咳喘病人,采取"发作时治肺,缓解时治肾"的治疗原则,从而使这类疾病的远期疗效显著提高。

2. 生理联属

(1) 肾在志为恐:恐是人们对事物惧怕的一种精神状态。惊与恐相似,但惊为不自知,事出突然而受惊吓;恐为自知,俗称胆怯。惊与恐,对机体的生理活动,是一种不良的刺激。惊恐虽然属肾,但总与心主神志相关。心藏神,神伤则心怯而恐。"恐则气下",是指人在恐惧状态中,上焦的气机闭塞不畅,可使气迫于下焦,则下焦产生胀满,甚则遗尿。"惊则气乱",则是指机体正常的生理活动,可因惊慌而产生一时性的扰乱,出现心神不定,手足无措等现象。

(2) 肾在液为唾:唾与涎一样,为口腔中分泌的一种液体。有人说其清者为涎,稠者为唾。唾为肾精所化,咽而不吐,有滋养肾中精气的作用。若多唾或久唾,则易耗伤肾中精气。

(3) 肾在体为骨,主骨生髓,其华在发:骨,为骨骼,是人体的支架,具有支撑、保护人体,主司运动的生理功能,但要靠骨髓来充养。

肾精与骨、髓的关系:肾精能够生髓,而髓能养骨,故称"肾主骨"。

髓,有骨髓、脊髓、脑髓之分,这三种髓,均由肾精所化生。祖国医学认为,脑为髓聚之处,故称"脑为髓之海"。脑髓也依赖于肾精的充养。肾精充足,髓海满盈,则思维敏捷,耳聪目明,精神饱满。肾精亏虚则髓海不足,脑失所养,在小儿可见智力低下,甚则痴呆,在成人可见思维缓慢,记忆衰减,耳聋目花。

"齿为骨之余"。齿与骨同出一源,牙齿亦由肾中精气所充养。

肾其华在发,是指肾精能生血,血能生发。发的营养虽来源于血,但生机根本在肾。人在幼年,肾气逐渐充盈,发长齿更;青壮年,肾气强盛头发浓密乌黑而有光泽,进入中年老年,肾气逐渐衰减,头发花白脱落,失去光泽。临床上对于头发枯槁或过早花白脱落,祖国医学往往责之于肾,从肾而治。

(4) 肾在窍为耳及二阴:耳为听觉器官,能分辨各种声音,但祖国医学认为,耳的听觉功能与肾的精气盛衰有密切关系。肾精可以充养脑髓,肾精充足,髓海得养,则耳的听觉功能正常。

二阴,即前阴和后阴。前阴具有排尿及生殖机能。尿液的生成与排泄虽由膀胱所主,但要依赖于肾的气化功能才能完成。肾主水,司膀胱的开合,故排尿与肾关系十分密切。肾的气化功能失常,则可见排尿困难、癃闭;而肾的封藏不固,则可见尿频、遗尿、尿失禁。肾藏精,主人体的生长发育与生殖。肾的生理功能失常,可导致生殖机能障碍,男子可见精少、遗精、阳痿;女子可见月事不调、不孕等。后阴,即肛门,其功能是排泄大便。

粪便的排泄,本为大肠传化糟粕的生理功能,但亦与肾的气化功能有关。肾阳可以温脾阳,有利于水谷的运化;肾的阴精可濡润大肠,防止大便干结不通。如肾的生理功能失常,则可致大便异常。如肾阳虚不能温脾阳,导致脾运化功能失常,水谷并走大肠,可见五更泄泻;肾阴虚,大肠失润,可见大便秘结不通;肾虚,封藏不固,可见久泄滑脱等。

二、六腑

(一) 胆

胆居六腑之首,又隶属于奇恒之腑,胆属阳属木,与肝相表里,肝为脏属阴木,胆为腑属阳木。胆贮藏排泄胆汁,主决断,调节脏腑气。

胆的生理功能:

(1) 贮藏和排泄胆汁:胆汁来源于肝脏。胆汁由肝脏形成和分泌出来,然后进入胆腑贮藏、浓缩之,并通过胆的疏泄作用而入于小肠。贮藏于胆腑的胆汁,由于肝的疏泄作用,使之排泄,注入肠中,以促进饮食物的消化。

(2) 主决断:胆主决断,指胆在精神意识思维活动过程中具有判断事物、做出决定的作用。胆主决断对于防御和消除某些精神刺激(如大惊大恐)的不良影响,以维持和控制气血的正常运行,确保脏器之间的协调关系有着重要的作用。

(二) 胃

胃的生理功能:

(1) 胃主受纳水谷:受纳是接受和容纳之意。胃主受纳是指胃接受和容纳水谷的作用。饮食入口,经过食道,容纳并暂存于胃腑,这一过程称之为受纳,故称胃为"太仓""水谷之海"。

(2) 胃主腐熟水谷:腐熟是饮食物经过胃的初步消化,形成食糜的过程。胃主腐熟指胃将食物消化为食糜的作用。胃接受由口摄入的饮食物并使其在胃中短暂停留,进行初步消化,依靠胃的腐熟作用,将水谷变成食糜。饮食物经过初步消化,其精微物质由脾之运化而营养周身,未被消化的食糜则下行于小肠,不断更新,形成了胃的消化过程。如果胃的腐熟功能低下,就出现胃脘疼痛、嗳腐食臭等食滞胃脘之候。

胃主受纳和腐熟水谷的功能,必须和脾的运化功能相配合,才能使水谷化为精微,以化生气血津液,供养全身,故脾胃合称为后天之本,气血生化之源。饮食营养和脾胃的消化功能,对人体生命和健康至关重要。

(3) 胃主通降:胃主通降与脾主升清相对。胃主通降是指胃脏的气机宜通畅、下降的特性。饮食物入胃,经过胃的腐熟,初步进行消化之后,必须下行入小肠,再经过小肠的分清泌浊,其浊者下移于大肠,然后变为大便排出体外,从而保证了胃肠虚实更替的状态。这是由胃气通畅下行作用而完成的。

(三) 小肠

小肠的生理功能:

(1) 主受盛化物:小肠主受盛化物是小肠主受盛和主化物的合称。受盛,接受,以器盛物之意。化物,变化、消化、化生之谓。小肠的受盛化物功能主要表现在两个方面:一是小肠盛受了由胃腑下移而来的初步消化的饮食物,起到容器的作用,即受盛作用;二是经胃初步消化的饮食物,在小肠内必须停留一定的时间,由小肠对其进一步消化和吸收,将水谷化为可以被机体利用的营养物质,精微由此而出,糟粕由此下输于大肠,即"化物"作用。

(2) 主泌别清浊:泌,即分泌。别,即分别。清,即精微物质。浊,即代谢产物。所谓泌别清浊,是指小肠对承受胃初步消化的饮食物,在进一步消化的同时,并随之进行分别水谷精微和代谢产物的过程。泌清,就是将饮食物中的精华部分,包括饮料化生的津液和食物化生的精微,进行吸收,再通过脾之升清散精的作用,上输心肺,输布全身,供给营养。别浊,则体现为两个方面:其一,是将饮食物的残渣糟粕,通过阑门传送到大肠,形成粪便,经肛门排出体外;其二,是将剩余的水分经肾脏气化作用渗入膀胱,形成尿液,经尿道排出体外。

(四) 大肠

大肠的生理功能:

(1) 传导糟粕:大肠主传导是指大肠接受小肠下移的饮食残渣,使之形成粪便,经肛门排出体外的作用。大肠接受由小肠下移的饮食残渣,再吸收其中剩余的水分和养料,使之形成粪便,经肛门而排出体外,属整个消化过程的最后阶段,故有"传导之腑""传导之官"之称。所以大肠的主要功能是传导糟粕,排泄大便。大肠的传导功能,主要与胃的通降、脾之运化、肺之肃降以及肾之封藏有密切关系。

(2) 吸收津液:大肠接受由小肠下注的饮食物残渣和剩余水分之后,将其中的部分水液重新再吸收,使残渣糟粕形成粪便而排出体外。大肠重新吸收水分,参与调节体内水液代谢的功能,称之为"大肠主津"。大肠这种重新吸收水分功能与体内水液代谢有关。所以大肠的病变多与津液有关。

(五) 膀胱

膀胱的生理功能:

(1) 贮存尿液:在人体津液代谢过程中,水液通过肺、脾、肾三脏的作用,布散全身,发挥濡润机体的作用。其被人体利用之后,下归于肾。经肾的气化作用,升清降浊,清者回流体内,浊者下输于膀胱,变成尿液。小便与津液常常相互影响,如果津液缺乏,则小便短少;反之,小便过多也会丧失津液。

(2) 排泄小便:尿液贮存于膀胱,达到一定容量时,通过肾的气化作用,使膀胱开合适度,则尿液可及时地从溺窍排出体外。

(六) 三焦

三焦,是脏象学说中的一个特有名称。三焦是上焦、中焦、下焦的合称,为六腑之一,属脏腑中最大的腑,又称外腑、孤腑。主升降诸气和通行水液,在五行属火,其阴阳属性为阳。

三焦作为六腑之一,一般认为它是分布于胸腹腔的一个大腑,惟三焦最大,无与匹配,故有"孤府"之称。

三焦的功能实际上是五脏六腑全部功能的总体。

三焦的生理功能:

(1) 通行元气:元气(又名原气)是人体最根本的气,根源于肾,由先天之精所化,赖后天之精以养,为人体脏腑阴阳之本,生命活动的原动力。元气通过三焦而输布到五脏六腑,充沛于全身,以激发、推动各个脏腑组织的功能活动,所以说三焦是元气运行的通道。

(2) 疏通水道：三焦能调控体内整个水液代谢过程，在水液代谢过程中起着重要作用。人体水液代谢是由多个脏腑参与，共同完成的一个复杂生理过程。其中，上焦之肺，为水之上源，以宣发肃降而通调水道；中焦之脾胃，运化并输布津液于肺；下焦之肾、膀胱，蒸腾气化，使水液上归于脾肺，再参与体内代谢，下形成尿液，排出体外。三焦为水液的生成敷布、升降出入的道路。三焦通行水液的功能，实际上是对肺、脾、肾等脏腑参与水液代谢功能的总括。

三、奇恒之腑

以下仅就脑、女子胞进行阐述。

(一) 脑

脑居颅内。《灵枢·海论》中的"脑为髓之海"，指出了脑是髓汇集而成，而且说明了髓与脑的关系。

脑的生理功能：

(1) 主宰生命活动："脑为元神之府"（《本草纲目》），是生命的枢机，主宰人体的生命活动。

(2) 主精神意识：人的精神活动，包括思维意识和情志活动等，都是客观外界事物反映于脑的结果。思维意识是精神活动的高级形式，是"任物"的结果。祖国医学一方面强调"所以任物者谓之心"（《灵枢·本神》），心是思维的主要器官；另一方面也认识到"灵性记忆不在心而在脑"（《医林改错》）。"脑为元神之府，精髓之海，实记忆所凭也"（《类证治裁·卷之三》），这种思维意识活动是在元神功能基础上，后天获得的思虑识见活动，属识神范畴。识神，又称思虑之神，是后天之神，故曰："脑中为元神，心中为识神。元神者，藏于脑，无思无虑，自然虚灵也。识神者，发于心，有思有虑，灵而不虚"（《医学衷中参西录·人身神明诠》），情志活动是人对外界刺激的一种反应形式，也是一种精神活动，与人的情感、情绪、欲望等心身需求有关。

总之，脑具有精神、意识、思维功能，为精神、意识、思维活动的枢纽，"为一身之宗，百神之会"（《修真十书》）。脑主精神意识的功能正常，则精神饱满，意识清楚，思维灵敏，记忆力强，语言清晰，情志正常。否则，便出现神明功能异常。

(3) 主感觉运动：眼耳口鼻舌为五脏外窍，皆位于头面，与脑相通。人的视、听、言、动等，皆与脑有密切关系。

(二) 女子胞

女子胞位于小腹内，为女性的生殖器官。其主要功能为主持月经和孕育胎儿。中医认为，女子胞的生理功能主要与心、肝、脾、肾以及冲任二脉有关，这是因为其主持月经、孕育胎儿的功能无不与血、精有关。而心主血，肝藏血，脾统血，肾藏精，任主胎胞，冲为血海。在病理上，当各种因素导致上述脏器、经脉功能异常，即影响女子胞的功能，引起月经失调与不孕。

（王福波）

第五节 气血津液学说

> **素养目标:** 具有对中医知识的认同感,培养爱国情操。
> **知识目标:** 掌握气、血、津液的基本概念,气的分类,气、血的功能;熟悉气机运动的基本规律,脏腑气机运动的一般规律,血的生成、运行,津液的代谢、功能,气、血、津液的关系。
> **技能目标:** 具有初步区别气、血、津液功能的能力。
> **思政元素:** 二十大报告再次指出,推进健康中国建设,把保障人民健康放在优先发展的战略位置,促进中医药传承创新发展,加强重大疫情防控救治体系和应急能力建设,这充分体现了党中央对卫生健康事业和中医药事业的高度重视和亲切关怀。

气、血、精、津液是构成人体的基本物质,也是维持人体生命活动的基本物质。气、血、精、津液,是人体脏腑、经络等组织器官生理活动的产物,也是这些组织器官进行生理活动的物质基础。

气,是不断运动着的具有很强活力的精微物质;血,基本上是指血液;精,是构成人体和维持生命活动的最本原物质;津液,是机体一切正常水液的总称。从气、血、精、津液的相对属性来分阴阳,气主动,宜运行不息而不宜郁滞,具有推动、温煦等作用,属于阳;血、精和津液主静,液态物质,宜宁谧、秘藏而不宜妄泄,具有濡养、滋润等作用,属于阴。气、血、精、津液的生成和代谢,有赖于脏腑、经络等组织器官的生理活动;而脏腑、经络等组织器官的生理活动,又必须依靠气的推动、温煦,以及血、精和津液的滋润、濡养。因此,无论是在生理还是病理情况下,气、血、精、津液与脏腑、经络等组织器官之间,始终存在着相互依存、相互影响的密切关系。

一、气

(一) 气的概念

气,是古代人们对自然界的一种朴素的认识。古代的哲学家认为,气是构成世界的最基本的物质,宇宙间一切事物,都是由气运动变化而产生的。气是不断运动着的具有很强活力的精微物质,是构成人体和维持人体生命活动的最基本的物质。

1. **气是构成人体的最基本物质** 人是自然界的产物,是"天地之气"的产物。人的形体,"气聚"是基础,是天地之气交感的产物。

2. **气是维持人体生命活动的最基本物质** 人的生命机能来源于人的形体,人的形体又依靠摄取天地自然界的物质才能生存。人类必须同自然界进行物质交换,才能维持生命活动;血液的运行,要靠气的推动;血液在脉内运行而不溢出脉外,也是靠气的固摄;饮食物变为水谷精微,靠脾气的运化;肾气的蒸腾气化,对全身的脏腑组织器官,都起着至关重要的作用。

气具有不断运动的特性,对人体的生命活动起着推动、温煦等作用,气化作用是生命活动的基本特征,因而祖国医学用气的运动变化来阐释人体的生理功能、病理变化。

（二）气的来源

人体的气，其来源是禀受于父母的先天之精气、饮食物中的水谷之精气和存在于自然界清气，通过肺、脾、胃和肾等脏器生理功能的作用而生成。

先天之精气，依赖于肾藏精气的生理功能，才能充分发挥其生理效应；水谷之精气，依赖于脾胃的运化功能，才能从饮食物中摄取化生，自然界中的清气，则依赖于肺的呼吸功能才能吸入。因此，气的生成，除与先天禀赋，后天饮食营养以及自然环境状况有关外，还与肺、脾胃、肾的生理功能密切相关。即气的生成取决于以下三个方面：先天精气，藏之于肾；自然界清气，吸收于肺；水谷精气，有赖于脾胃。

肾、肺和脾胃的功能正常并保证平衡，气的生成才能正常。在气的生成过程中，脾胃的运化功能尤为重要。

（三）气的功能

气是维持人体生命活动的最基本物质。气的生理功能主要有五个方面：

1. 推动作用　气的推动作用，是指气对人体的生长发育，各脏腑、经络等组织器官和生理活动，以及血的生成、运行、津液的生成、输布、排泄等，均起着推动和激发作用。体内之气充沛，则人体生机勃勃；如果气虚或气的推动、激发作用减弱，就会影响人体的生长、发育，或使血、津液的生成不足，运行迟缓，或使脏腑、经络等组织器官的生理活动减弱，从而出现血虚、血液运行不利或水液停滞等病理变化。

2. 温煦和营养作用　气是人体热量的来源。人体正常体温的维持，各脏腑、经络等组织器官的生理活动，气、血、津液等物质的正常运行等都需要气的温煦作用。当气的温煦作用失常时，可出现体温降低，四肢不温，脏腑功能衰退，血、津液的运行迟缓等病理变化。

气不但具有温煦作用，而且还有营养作用。气的营养作用，具体体现在以下三方面：通过卫气，营养体表肌肉皮毛组织；通过经络之气，输送营养，濡养组织器官；通过营气化生血液，营养全身。

3. 防御作用　气的防御作用，是指气有卫护肌肤，抗御邪气的作用，表现在抵御外邪的入侵，或外邪入侵后与之抗争，驱邪外出。所以，气的防御功能正常时，邪气不易侵入，当气的防御作用减弱时，机体抵御邪气的能力降低，易患疾病。

4. 固摄作用　气的固摄作用，是指气对体内液态物质和腹腔脏器组织等具有约束、统摄、固护作用，以防止液态物质不正常流失，并使脏器组织稳定在正常位置。主要表现在以下几个方面：固摄血液，使血液循脉而行，防止血液溢出脉外；固摄汗液、尿液、唾液、胃液、肠液等，防止体液的丢失、小便失禁；固摄精液，防止妄泄；固定脏器的位置，使之相对稳定而不下移。

如气的固摄作用减弱，就会导致体内液体物质的大量丢失。气不摄血，会出现出血；气不摄津，可见自汗、多尿、小便失禁、流涎、泛吐清水、泄泻滑脱；气不摄精，会出现遗精、滑精、早泄，以及脱肛、胃下垂、子宫下垂等脏器的位置下移等病理变化。另外，孕妇胎儿不固、习惯性流产等，也与固摄作用减弱有关。

气的固摄和推动作用是相反相成的两个方面。气一方面能推动血液的运行和津液的输布、排泄；另一方面，气又可固摄体内的液体物质，防止其无故流失。这两个方面作用的相互协调，构成了气对体内液态物质的正常运行、分泌、排泄的调节和控制，从而维持人体正常的血液循环和水液代谢等生理功能。

5. 气化作用　气化，广义是指通过气的运动而产生的各种变化。狭义是指精、气、血、津液各自的新陈代谢及其相互转化。如气、血、津液的生成都需要将饮食物转化成水谷精气，然后再化生成气、血、津液等，津液经过代谢，转化成汗液和尿液；饮食物经过消化后，其残渣化成糟粕等，都是气化作用的具体表现。气化作用的过程，实际上就是体内物质代谢的过程，是物质转化和能量转化的过程。气化是生命活动的本质所在，是生命的基本特征。

(四) 气的分类

根据人体气的主要来源、分布部位和功能特点，可以把气分为元气、宗气、营气和卫气等。

1. 元气　元气，又名"真气""原气"，是人体最基本、最最重要的气，也是人体生命活动的原动力。

(1) 生成和分布：元气是由肾中精气所化生，肾中精气以禀受于父母的先天之精为基础，又依赖后天之精气的培育。元气的盛衰，与先天禀赋有着直接的关系，同时也与脾胃运化水谷精气的功能有关。

元气形成以后，通过三焦而运于全身，内至脏腑，外达肌肤腠理，分布于机体的各个部位而发挥其功能。

(2) 功能特点：元气之功能，是推动人体的生长、发育，温煦和激发各个脏腑、经络等组织器官的生理活动。所以说，元气是人体生命活动的原动力，是维持生命活动的最基本物质。机体的元气充沛，则各脏腑、经络等组织器官功能正常，活力旺盛，机体的素质就强健而少病，若元气的生成不足或耗损太过时，就会使元气虚衰产生种种病变。

2. 宗气　宗气是积于胸中之气，其积聚之处称为"气海"。

(1) 生成和分布：宗气是由肺从自然界吸入的清气和脾胃从饮食物中运化生成的水谷精气相互结合而成。因此，肺呼吸的功能与脾胃的运化功能正常与否，直接影响着宗气的旺盛与衰少。

宗气积聚于胸中，贯注于心肺之脉。其向上出于肺，循喉咙而走息道，经肺的作用而布散于胸中上气海。其向下赖肺之肃降而蓄于丹田（下气海），并注入足阳明之气街（相当于腹股沟部位）而下行于足。

(2) 功能与特点：①走息道以司呼吸：宗气上走息道，推动肺的呼吸，凡言语、声音、呼吸的强弱，均与宗气的盛衰有关。故临床上语声低微，呼吸微弱，脉软无力之候，称肺气虚弱或宗气不足。②贯心脉而行气血：宗气贯注入心脉之中，帮助心脏推动血液循行，气血的运行与宗气有关。由于宗气具有推动心脏的搏动、调节心率和心律等功能。所以临床上常以"虚里"的搏动和脉象状况来测知宗气的旺盛与衰少。

总之，宗气对呼吸运动和血液循行具有推动作用。

3. 营气　营气是行于脉中、富有营养作用的气，又称"荣气"。由于营气与血同行脉中，关系密切，故常常"营血"并称。营气与卫气相对而言，属于阴，故又称"营阴"。

(1) 生成及分布：营气是由脾胃化生的水谷精微中最精专柔和、最富有营养的部分所生。营气分布于血脉之中，成为血液的组成部分而循脉上下，营运于全身。

(2) 主要功能：①营运血液：营气是血液中重要组成部分，是脏腑、经络等生理活动所必需的营养物质，同时又是血液的组成部分，是血中之气，推动血液运行。②化生血液：

水谷精微中的精专部分,是营气的主要成分,其与津液注入脉中,化而为血。③营养全身:营气行于脉中,循脉上下,布散全身,以濡养脏腑、组织、经络,灌溉皮毛筋骨等。

4. 卫气　卫气,是运行于脉外之气。卫气与营气相对而言,属于阳,故又称为"卫阳"。

(1) 组成与分布:卫气,主要由水谷精气所化生,它的特性是"慓疾滑利"。也就是说它的活动力特别强,流动很迅速。所以它不受脉管的约束。

(2) 主要功能:①护卫肌表,防御外邪入侵。皮肤腠理是机体抗御外邪的重要屏障,肺气宣发卫气于肌表,使腠理致密,护卫肌表,抵抗外来的邪气,使之不能入侵人体。因此,卫气充盛,则机体抗御邪气的能力强盛,外邪不易侵袭;若卫气不足,肌表不固,防御能力下降,则易感受外邪而发病。②温养脏腑、肌肉、皮毛等。卫气流布于体表乃至周身,对肌肉、皮毛和脏腑发挥着温养作用,使肌肉充实,皮肤润泽。③调节腠理的开合、汗液的排泄,以维持体温的相对恒定等。同时,卫气通过对汗液排泄的调节,可以维持机体体温的相对恒定,从而保障机体内外环境之间的协调平衡。因此,如果卫气功能失常,可导致腠理开合失司,汗液排泄异常,或因邪气郁遏而腠理闭塞,出现无汗、身热等症;或因卫虚不固,腠理疏松,出现自汗、漏汗、恶风等症。此外,卫气的循行与睡眠活动密切相关。平旦卫气由阴出阳,循行于阳经,阳经的卫气充盛,阳跷脉盛满,主寤,主目开;入夜卫气由阳入阴,循行于内脏,阴分的卫气充盛,阴跷脉盛满,主寐,主目合。

(五) 气的运动

人体的气处于不断地运动之中,它流行于全身各脏腑、经络等组织器官,因此,人体的脏腑、经络等组织器官都是气的升降出入场所,气无处不有,时刻推动和激发着人体的各种生理活动。气的升降出入运动一旦停止,就失去了维持生命活动的作用,人的生命活动也就终止了。

1. 气机的概念　运动是气的根本属性,气的运动是自然界一切事物发生发展变化的根源,气的运动称为气机。气的基本运动形式是升降出入,人体是一个不断地发生着升降出入的气化作用的机体。

2. 气机的形式

(1) 气机运动的基本规律:升,指气行向上;降,指气行向下;出,是气由内而外;入,是气由外而内。气的升降出入之间是互为因果、联系协调的。没有升降出入,就没有生命活动,可见升降出入是万物变化的根本,是气化运动的规律,是生命活动的体现。一旦升降出入失去协调平衡,就会出现各种病理变化;而升降出入止息,则生命活动也就终止了。升降出入是机体维持生命活动的基本过程,诸如呼吸运动、水谷的消化吸收、津液代谢、气血运行等,无不赖于气的升降出入运动才能实现。升降出入存在于一切生命过程的始终。

(2) 脏腑气机运动的一般规律:气的升降出入运动,只有通过脏腑经络的生理活动才能具体体现。换言之,机体的各种生理活动都是气升降出入运动的具体体现。

人体是一个完整的统一体,各脏腑组织不仅各自进行升降运动以完成各自的新陈代谢,而且各脏腑之间的升降运动又是相互为用、相互制约和相互化生的。

综上所述,人体脏腑组织及各脏腑组织之间的气机升降,共处于升降出入的对立统一中,共同完成整个机体的新陈代谢,保证生命活动的物质基础——气的不断自我更新。

即不断地从外界摄取食物,并将这种物质通过气化作用,升清降浊,摄其精微而充养自身,同时又将代谢产物排出体外,以维持机体物质代谢和能量转换的动态平衡。脏腑气机升降运动的这种动态平衡,是维持正常生命活动的关键。

二、血

（一）血的概念

血是循行于脉管中的富有营养的红色的液体物质,是构成人体和维持人体生命活动的最基本的物质之一,对机体具有非常重要的营养和滋润作用。

脉是血液循行的管道,血必须循行于脉中才能发挥其生理功能,故脉又称为"血府"。在某些因素的作用下,血液不能在脉内循行而溢出脉外时,称为"出血"或"离经之血"。

（二）血的生成

血,主要由营气和津液所组成。营气和津液都来自脾、胃消化吸收而生成的水谷精微,所以说脾胃是气血生化之源。

此外,精和血之间还存在着相互资生和相互转化的关系。精藏于肾,血藏于肝,肾中精气充盈,则肝有所养,血有所充。肝的藏血量充盈,则肾有所藏,精有所资,故有"肝肾同源"、"精血互化"之说。

（三）血的运行

血液在脉管中运行不息,流布于全身,环周不休。脉管的完整是维持血液正常运行的必要条件。心、肺、脾、肝四脏对于维持血液的正常循行起着重要作用。

血属于阴,主静,血的运行主要依赖于气的推动作用,血在脉管中运行而不至逸出脉外,是由于气的固摄作用,血液不会逸出脉外而导致出血。心、肺和脉构成血液的循环系统。

血液的正常运行,决定于气的推动作用和固摄作用之间的协调平衡。由于心脏的搏动,推动着血液的运行。肺的宣发和朝会百脉、肝的疏泄等,是推动和促进血液运行的重要因素;脾的统血和肝的藏血等,是固摄血液的重要因素。脾统血,使血液正常地循行于脉中而不致溢出脉外;肝藏血,可调节全身各处的血流量,使各组织器官的血流量维持在一个恒定的水平。

（四）血的功能

血,具有营养和滋润全身的生理功能,又是神志活动的物质基础。

1. 营养和滋润作用　血在脉中循行,内至五脏六腑,外达皮肉筋骨,如环无端,运行不息,对全身各脏腑组织器官起着营养和滋润作用,以维持正常的生理活动。

血的营养和滋润作用还可以从面色、肌肉、皮肤、毛发等方面反映出来。血的营养滋润作用正常,则表现为面色红润,肌肉丰厚壮实,皮肤和毛发光润有泽,感觉、运动正常等。当血的营养滋润作用减弱时,机体除脏腑功能低下外,还可见到面色不华或萎黄、肌肤干燥、肢体麻木、运动不灵等病理表现。

2. 神志活动的物质基础　血是人体精神神志活动的主要物质基础。心主神志,就是因为心主血。血气充盈,血脉调和,则人的精力充沛,神志清晰,思维敏捷等。所以不论何原因所形成的血虚、血热或运行失常,均可出现不同程度的神志方面的症状,如精神不振、健忘、多梦、失眠、烦躁等。

三、津液

(一) 津液的概念

津液,是机体一切正常水液的总称,包括各脏腑组织的体液及其正常的分泌物,如胃液、肠液、涕、泪等,津液也是构成人体和维持人体生命活动的基本物质。

津与液虽同属水液,但在性状、功能及其分布部位等方面又有所区别,一般地说,性质较清稀,流动性大,主要布散于体表皮肤、肌肉和孔窍等部位,并能渗注于血脉,起滋润作用的称为津;性质较稠厚,流动性小,灌注于骨节、脏腑、脑、髓等组织,起濡养作用的为液。由于津和液本属一体,同源于饮食水谷,均有赖于脾胃的运化而化生,二者在运行代谢过程中可以相互转化,在病理过程中又可以相互影响,所以常常津、液并称,一般不予严格区别。但是在发生"伤津"和"脱液"的病理变化时,又须加以区分。

(二) 津液的代谢

1. 津液的生成 津液来源于饮食水谷,其生成是通过胃对饮食物的"游溢精气"和小肠的"分清泌浊""上输于脾"而生成。即通过脾胃、大小肠等脏腑的功能活动而生成。

2. 津液的输布与排泄 津液的输布与排泄,主要依靠脾的转输、肺的宣发肃降和肾的蒸腾气化,以三焦为通道输布全身。代谢后,化为汗液从皮毛排泄,或化为尿液经膀胱而排出体外。

肺"通调水道",即通过肺的宣发作用,将津液输布于全身体表,又通过肺的肃降作用,将津液输送到肾和膀胱。

脾主运化,脾对津液的输布作用,是将津液输布到全身(包括肺),然后由肺再宣发至全身。

肾中精气的蒸腾气化,主宰着整个人体的津液代谢。肺、脾等内脏对津液的气化,均依赖于肾中精气的蒸腾气化,特别是尿液的生成和排泄,更是与肾中精气的蒸腾气化直接相关,而尿液的生成和排泄,在维持体内津液代谢平衡中又起着极其关键的作用,故说肾主水液。

因此,津液的生成,依赖于脾胃对饮食物的运化功能;津液的输布,则依靠脾的"散精"和肺的"通调水道"功能;津液的排泄则主要通过汗液、尿液和呼气的形式而实现;津液在体内的升降出入,则是在肾的气化蒸腾作用下,以三焦为通道,随着气的升降出入,布散于全身而环流不息。

总之,津液的生成、输布、排泄及维持津液的代谢平衡,是依赖于气和许多脏腑一系列生理功能的相互配合、相互协调完成的,其中以肺、脾、肾三脏的生理功能最为重要,起着主要调节作用。所以,不论是气的病变或是脏腑的病变,均可影响及津液的生成、输布和排泄,影响津液的代谢的平衡,从而形成伤津、脱液等津液不足的病理变化,或形成内生水、湿、痰、饮等津液输布障碍,水液停滞积聚的病理变化。

(三) 津液的功能

1. 滋润和濡养作用 一般来说,津主要发挥滋润作用,液主要发挥濡养作用。输于肌表、孔窍等处的津,能滋润皮毛、肌肤、眼鼻、口腔等;灌注于内脏、骨髓、脑等处的液,能濡养内脏、充养骨髓、脊髓、脑髓等。

2. 参与血液的生成　津液注入血脉之中,具有滋养和滑利血脉,调节血液黏稠度的作用,同时又是组成血液的基本物质。

3. 调节机体的阴阳平衡　人体各部分津液的生成和代谢,对调节机体的阴阳的平衡,起着重要的作用。津液的代谢常随着体内生理情况和外界气候的变化而变化,并通过这种变化来调节阴液与阳气之间运动的平衡。

4. 促进排泄废物　津液在其自身代谢过程中,可以将脏腑组织代谢后的产物或废物,通过汗、尿等方式排出体外。

(王福波)

第六节　经络腧穴

> **素养目标**：具有对针灸的认同感、传承的使命感和创新的责任感,热爱针灸事业,增强文化自信和民族自豪感,培养爱国情操;具有严谨求实的科学态度、救死扶伤的人道主义精神以及较强的社会责任感和使命感。
>
> **知识目标**：掌握经络腧穴的基本概念,十二经脉走向、交接、分布规律、流注顺序,奇经八脉的作用,腧穴的定位方法和常用腧穴的定位;熟悉经络的组成、名称、作用与临床应用,奇经八脉的循行特点,腧穴的分类、作用及常用腧穴的主治和操作方法;了解十二经脉的表里属络关系、特定穴的含义和十二经脉的腧穴名称。
>
> **技能目标**：能够运用经络腧穴理论在人体上点出常用腧穴,并根据腧穴的作用和主治,将腧穴运用于中医护理临床中。
>
> **思政元素**：孙思邈,唐代医药学家、道士,被后人尊称为"药王"。一生钻研医学著作,研读《黄帝内经》《伤寒杂病论》《神农本草经》等古代医书,热心为人治病,积累了丰富而且宝贵的临床经验,用毕生精力撰写了医学著作《千金方》。这是中国历史上第一部临床医学百科全书,被国外学者推崇为"人类之至宝"。孙思邈是以德养性、以德养身、德艺双馨的代表人物之一。《大医精诚》即出自《备急千金要方》的第一卷。他重视医德,一切以治病救人为先,不分"贵贱贫富,长幼妍蚩,怨亲善友,华夷愚智",皆一视同仁,声言"人命至重,有贵千金"。同时,孙思邈第一个发明手指比量取穴法、第一个创绘彩色《明堂三人图》、第一个创立"阿是穴"等,为针灸的发展做出了很多贡献。

一、经络

(一)经络的概念

经络是人体运行气血、联络脏腑、沟通内外、贯穿上下的通道,是经脉和络脉的总称。"经",有路径的含义,为直行的主干;"络",有网络的含义,为侧行的分支。经脉以上下纵行为主,是经络的主体部分;络脉从经脉中分出侧行,是经络的细小部分。《灵枢·脉度》指出:"经脉为里,支而横者为络,络之别者为孙"。

经络系统由经脉与络脉相互联系、彼此衔接而成。人体通过经气的运行,调节全身各部的机能活动,使整个机体保持协调和相对平衡。

经络学说是阐述人体经络系统的循行分布、生理功能、病理变化及其与脏腑相互关系的一门学说,是针灸学科的理论核心,同时也是中医理论的重要组成部分,对中医临床各科具有重要的指导作用。

（二）经络系统的组成

经络系统由经脉和络脉组成,其中经脉包括十二经脉、奇经八脉,以及附属于十二经脉的十二经别、十二经筋、十二皮部；络脉包括十五络脉和浮络、孙络等（图1-6-1）。

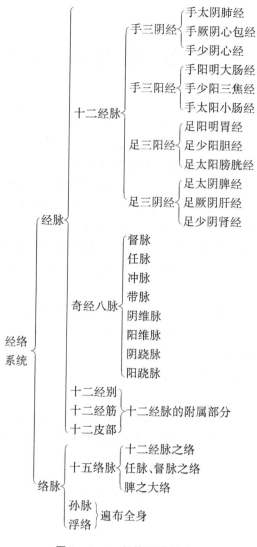

图1-6-1　经络系统组成

1. 十二经脉

（1）十二经脉含义及命名：十二经脉是指脏腑所属的经脉,包括手三阴经、手三阳经、足三阴经和足三阳经,是经络系统的主体。其名称由手足、阴阳、脏腑三部分构成。凡属五脏及心包循于肢体内侧的经脉为阴经,属六腑循于肢体外侧的经脉为阳经。根据阴阳盛衰,阴阳又划分为三阴三阳,三阴为太阴、少阴、厥阴,三阳为阳明、太阳、少阳。

(2) 十二经脉的分布:十二经脉左右对称地分布于头面、躯干和四肢,纵贯全身。六条阴经分布于四肢内侧和胸腹,上肢内侧为手三阴经,下肢内侧为足三阴经;六条阳经分布于四肢外侧和头面、躯干,上肢外侧为手三阳经、下肢外侧为足三阳经。其中,十二经脉在四肢的分布规律如下:按照正立姿势、两臂下垂、拇指向前的体位,将上下肢的内外侧分别分成前、中、后三个区线,十二经脉分布为:阴经为太阴在前、厥阴在中、少阴在后;阳经为阳明在前、少阳在中、太阳在后。但足三阴经在足内踝上8寸以下为厥阴在前、太阴在中、少阴在后,而足内踝上8寸以上,太阴交出于厥阴之前,形成太阴在前、厥阴在中、少阴在后。

(3) 十二经脉的表里属络关系:脏与腑有表里相合关系,十二经脉内属于脏腑,也具有明确的表里关系。阴经为里,属脏络腑,阳经为表,属腑络脏;一经配一脏(腑),一脏配一腑,阴阳配对,形成阴阳经脉的属络表里关系。如手太阴肺经属肺络大肠,与手阳明大肠经相表里;手阳明大肠经属大肠络肺,与手太阴肺经相表里;手少阴心经属心络小肠,与手太阳小肠经相表里;手太阳小肠经属小肠络心,与手少阴心经相表里等。具有属络关系的脏腑与经脉以及互为表里的经脉在生理上相互联系,病理上相互影响,治疗上相互为用,临床运用的表里经配穴就是十二经脉的表里属络关系的运用。

(4) 十二经脉的循行走向与衔接规律:十二经脉的循行走向规律是:手三阴经从胸走手,手三阳经从手走头,足三阳经从头走足,足三阴经从足走腹胸(图1-6-2)。

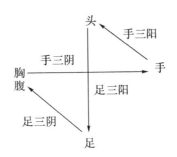

图1-6-2 十二经脉循行走向

十二经脉循行衔接规律是:①相表里的阴经与阳经在手足末端交接。如手少阴心经与手太阳小肠经交接于小指。②同名的阳经与阳经在头面部交接。如手太阳小肠经与足太阳膀胱经交接于目内眦。③相互衔接的阴经与阴经在胸中交接。如足少阴肾经与手厥阴心包经交接于胸中。

(5) 十二经脉的循环流注:十二经脉的气血流注从手太阴肺经开始通过手足阴阳表里经的交接逐经相传,而且与督脉和任脉相通,流注不已,从而构成了周而复始、连环不断的循环系统(图1-6-3)。十二经脉将气血周流全身,使人体不断地得到营养物质而维持各脏腑组织器官的功能活动。

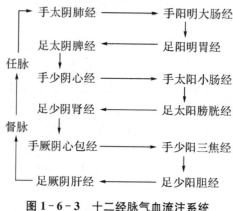

图1-6-3 十二经脉气血流注系统

2. 奇经八脉　奇经八脉是指别道奇行的八条经脉,即督脉、任脉、冲脉、带脉、阴维脉、阳维脉、阴跷脉、阳跷脉。

"奇"有"异"的意思,即奇异和不同。奇经八脉与十二经脉不同,不直接隶属于脏腑,也无表里配偶关系,但与奇恒之腑联系紧密。

奇经八脉除带脉横向循行外,均为纵向循行,纵横交错地循行分布于十二经脉之间。奇经八脉中的督脉、任脉、冲脉皆起于胞中,同出于会阴,称为"一源三歧"。奇经八脉的主要作用有:一是沟通十二经脉之间的联系,将部位相近、功能相似的经脉联系起来,起到统摄有关经脉气血、协调阴阳的作用。督脉与六阳经相联系,具有调节全身阳经经气的作用,称为"阳脉之海";任脉与六阴经相联系,具有调节全身阴经经气的作用,称为"阴脉之海";冲脉与任、督脉,足阳明、足少阴等经相联系,具有调节十二经气血作用,称为"十二经之海""血海";带脉横向循行,约束联系纵行躯干部的经脉;阴、阳维脉联系阴经与阳经,阴维脉主一身里,阳维脉主一身之表;阴、阳跷脉主持阴静阳动,共司下肢运动与眼睑开阖。二是对十二经脉气血有着蓄积和渗灌的调节作用。当十二经脉气血旺盛时,奇经八脉能加以蓄积;当十二经脉气血不足时,奇经八脉又能渗灌供应。

奇经八脉中的任脉和督脉,各有其所属的腧穴,故与十二经相提并论合称"十四经"。十四经具有一定的循行路线、病候及所属腧穴,是经络系统的主要部分,在临床上是针灸治疗及药物归经的基础。

(三)经络的作用与经络学说的临床应用

1. 经络的作用

(1)联系脏腑、沟通内外:《灵枢·海论》指出:"夫十二经脉者,内属于府藏,外络于肢节。"人体的五脏六腑、四肢百骸、五官九窍、皮肉筋骨等组织器官,能保持相对的协调与统一,完成正常的生理活动,是依靠经络系统的联络沟通而实现的。经络将人体形成了一个统一的有机整体,其中经络中的经脉、经别与奇经八脉、十五络脉纵横交错、入里出表、通上达下,联系人体各脏腑组织,经筋、皮部联系肢体筋肉皮肤,浮络和孙络联系人体各细微部分。

(2)运行气血、营养全身:《灵枢·本藏》指出"经脉者,所以行血气而营阴阳,濡筋骨,利关节者也。"气血是人体生命活动的物质基础,全身各组织器官只有得到气血的营养才能完成正常的生理功能。经络是人体气血运行的通道,能将营养物质输布到全身各组织脏器,使脏腑组织得以营养,筋骨得以濡润,关节得以通利。

(3) 抗御病邪、保卫机体：《素问·缪刺论篇》指出："夫邪客于形也，必先舍于皮毛，留而不去，入舍于孙脉，留而不去，入舍于络脉，留而不去，入舍于经脉，内连五脏，散于肠胃。"外邪侵犯人体由表及里，先从皮毛开始。卫气充实于络脉，络脉散布于全身，密布于皮部，当外邪侵犯机体时，卫气首当其冲发挥其抗御外邪、保卫机体的屏障作用。

2. 经络学说的临床应用

(1) 说明病理变化：经络是人体通内达外的一个通道，在生理功能失调时又是病邪传注的途径，具有反映病候的特点。如在有些疾病的病理过程中，常可在经络循行通路上出现明显的压痛，或结节、条索状等反应物，以及相应的部位皮肤色泽、形态、温度等变化。通过望色、循经触摸反应物和按压等，可推断疾病的病理情况。

(2) 指导辨证归经：辨证归经，是指通过辨析患者的症状、体征以及相关部位发生的病理变化，以确定疾病所在的经脉。如头痛一证，痛在前额者多与阳明经有关，痛在两侧者多与少阳经有关，痛在后项者多与太阳经有关，痛在巅顶者多与督脉、足厥阴经有关。临床上还可根据所出现的证候，结合经脉所联系的脏腑，进行辨证归经。如胸部满闷，咳嗽，气喘，鼻流清涕，锁骨上窝痛，心胸烦满，小便频数，上肢内侧前缘发冷疼痛等，与手太阴肺经有关。

(3) 指导针灸治疗：针灸治病是通过针刺和艾灸等方式刺激经络腧穴，以疏通经气，调节人体脏腑气血功能，从而达到治疗疾病的目的。针灸临床通常根据经脉循行和主治特点进行循经取穴，如腰背痛选取委中穴。

知识链接

《四总穴歌》："肚腹三里留，腰背委中求，头项寻列缺，面口合谷收"。

二、腧穴

(一) 概述

1. 腧穴的概念　腧穴又称"穴位"，是脏腑、经络之气输注于体表的部位，也是针灸等操作的位置。虽然"腧""输""俞"三者均指腧穴，但在具体应用时却各有所指。腧穴，是对穴位的统称；输穴，是对五输穴中的第三个穴位的专称；俞穴，专指特定穴中的背俞穴。

2. 腧穴的分类　人体的腧穴大体上可归纳为十四经穴、奇穴、阿是穴三类。

(1) 十四经穴：简称"经穴"是指具有固定的名称和位置，且归属于十二经和任脉、督脉的腧穴。腧穴具有主治和反映本经病证的共同作用。十四经穴共有 361 个，是腧穴的主要部分。

(2) 奇穴：又称"经外奇穴"是指既有一定的名称，又有明确的位置，但尚未归入或不便归入十四经系统的腧穴。其主治范围比较单纯，多数对某些病证有特殊疗效，如四缝治小儿疳积、定喘治哮喘等。

(3) 阿是穴：又称"天应穴""不定穴""压痛点"等，是以压痛点或其他反应点作为针灸施术部位的一类腧穴，即《灵枢》所说的"以痛为腧"。其既无固定名称，亦无固定位置，无一定数目。

3. 腧穴的治疗作用　腧穴的治疗作用主要表现在三个方面,即近治作用、远治作用和特殊作用。

(1) 近治作用:近治作用是指腧穴均具有治疗其所在部位局部及邻近组织、器官病证的作用,是一切腧穴主治作用所具有的共同特点。正所谓"腧穴所在,主治所在"。如眼区及其周围的攒竹、瞳子髎、睛明、承泣等能治疗眼疾。

(2) 远治作用:远治作用是指腧穴具有治疗其远隔部位的脏腑、组织器官病证的作用。腧穴不仅能治疗局部病证,而且还能治疗远部的病证,正所谓"经脉所过,主治所及"。十四经穴,尤其是十二经脉中位于四肢肘膝关节以下的经穴,远治作用尤为突出,如合谷穴,不仅能治疗手部的局部病证,还能治疗本经所过处的颈部和头面部病证;足三里既可以治疗下肢本穴所在局部的病变,也可以治疗本经所过肚腹部的病证。

(3) 特殊作用:特殊作用是指有些腧穴具有双向的良性调整作用和相对的特异治疗作用。双向作用:是指同一腧穴对机体不同的病理状态,可以起到两种相反而有效的治疗作用。如内关可治心动过速,又可治疗心动过缓;针天枢穴既可止泻,也可通便。特异作用:是指某些输穴对某些病证具有特殊的治疗作用。如至阴纠正胎位,大椎、曲池、合谷退热,少泽治疗乳少,阑尾穴治疗阑尾炎等。

4. 特定穴　特定穴是指十四经中具有特殊治疗作用,并有特定称号的腧穴,是针灸临床最常用的经穴,根据其不同的分布特点、含义和治疗作用,将特定穴分为五输穴、原穴、络穴、背俞穴、募穴、八脉交会穴、下合穴、八会穴、郄穴和交会穴等。

5. 腧穴的定位方法

(1) 解剖标志定位法:指以体表解剖学的各种体表标志为依据确定经穴位置的方法。体表解剖标志分为固定标志和活动标志两大类。①固定标志:指不受人体活动影响而固定不移的标志,如由骨骼和肌肉所形成的凸起或凹陷,五官轮廓,发际,指(趾)甲、乳头、脐窝等。如两乳头连线中点定膻中、眉头定攒竹、脐窝中央定神阙等。②活动标志:指随人体活动各部的关节、肌肉、肌腱皮肤出现的空隙、凹陷、尖端等。如下颌角前上方约一横指当咀嚼时咬肌隆起,按之凹陷处取颊车,张口取听宫、听会等。

(2) 骨度分寸折量法:是以体表骨节为主要标志测量全身各部的长度和宽度定出分寸,用以确定腧穴位置的方法,又称骨度分寸法、骨度法、折骨定穴法。不论男女老幼、高矮胖瘦,只要部位相同,其尺寸便相同(表1-6-1)。

表1-6-1　骨度分寸折量法

部位	起止点	骨度分寸	度量法	说明
头部	前发际正中至后发际正中	12		
	眉间(印堂)至前发际正中	3	直寸	
	第7颈椎棘突下(大椎)至后发际正中	3		
	前两额发角(头维)之间	9	横寸	
	眉间(印堂)至大椎	18	直寸	
	耳后两完骨(乳突)之间	9	横寸	

续表 1-6-1

部 位	起止点	骨度分寸	度量法	说　明
胸腹胁部	胸骨上窝(天突)至胸剑联合中点(歧骨)	9	直寸	
	胸剑联合中点(歧骨)至脐中	8		
	脐中至耻骨联合上缘(曲骨)	5		
	两乳头之间	8	横寸	乳头平第 4 肋间隙
	腋窝顶点至第 11 肋游离端	12	直寸	
背腰部	肩胛骨内缘至后正中线	3	横寸	肩胛骨下角平第 7 胸椎、髂嵴相当第 4 腰椎棘突
上肢部	腋前纹头至肘横纹	9	直寸	
	肘横纹至腕掌侧横纹	12		
下肢部	耻骨联合上廉至股骨内上髁上缘	18		
	胫骨内侧髁下缘至内踝尖	13	直寸	
	股骨大转子至腘横纹	19		
	腘横纹至外踝尖	16		

(3) 指寸定位法：是以患者本人手指所规定的分寸以量取腧穴的方法，又称指量法、手指同身寸取穴法。

常用指寸定位法：

① 中指同身寸：中指屈曲时，中节桡侧两端纹头之间的距离为 1 寸。适用于四肢部腧穴的纵向比量以及背腰部腧穴的横向定位(图 1-6-4)。

② 拇指同身寸：以拇指关节横纹为 1 寸。用于四肢部的直寸取穴(图 1-6-5)。

③ 横指同身寸：又称一夫法。示、中、无名、小指四指并拢，以中指中节横纹为准，四指的宽度为 3 寸。多用于上下肢、下腹部的直寸，以及背部的横寸取穴(图 1-6-6)。

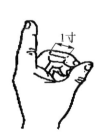　　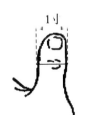　　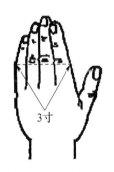

图 1-6-4　中指同身寸　　图 1-6-5　拇指同身寸　　图 1-6-6　横指同身寸

④ 简便取穴法：简便取穴法是临床中一种简便易行的腧穴定位方法。如两手虎口自然平直交叉，一手食指压在另一手腕后，高骨的上方，其食指尽端到达处取列缺；立正姿势，手臂自然下垂，其中指端在下肢所触及处为风市；两耳角直上连线中点取百会等。

(二)常用腧穴

1. 手太阴肺经常用腧穴 本经有中府、云门、天府、侠白、尺泽、孔最、列缺、经渠、太渊、鱼际、少商11穴(图1-6-7),其主治咳嗽、喘、咯血、咽喉痛等与肺脏有关的疾患,及经脉循行经过部位的其他病症。

(1)尺泽

定位:在肘横纹中,肱二头肌腱桡侧凹陷处(图1-6-7)。

主治:咳嗽、咳血、气喘、咯血、潮热、乳痈、吐泻、小儿惊风、肘臂挛痛。

操作:直刺0.8~1.2寸,或点刺出血。

(2)列缺

定位:在前臂桡侧缘,桡骨茎突上方,腕横纹上1.5寸,当肱桡肌与拇长展肌腱之间(图1-6-8)。

主治:咳嗽、气喘、偏正头痛、感冒、项强、口眼歪斜、半身不遂、咽喉肿痛、牙痛、手腕无力。

操作:斜刺0.5~0.8寸。

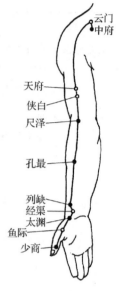

图1-6-7

(3)少商

定位:在手拇指末节桡侧,指甲根角旁0.1寸(图1-6-8)。

主治:咽喉肿痛、喉痹、鼻出血、气喘、昏迷、癫狂、热病、小儿惊风。

操作:浅刺0.1寸,或点刺出血。

2. 手阳明大肠经常用腧穴 本经有商阳、二间、三间、合谷、阳溪、偏历、温溜、下廉、上廉、手三里、曲池、肘髎、手五里、臂臑、肩髃、巨骨、天鼎、扶突、口禾髎、迎香20穴(图1-6-9),其主治头面、五官、咽喉疾患、热病、神志病及经脉循行部位的其他病症。

(1)商阳

定位:在食指末节桡侧,指甲根角旁0.1寸(图1-6-9)。

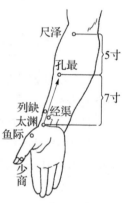

图1-6-8

主治:齿痛、咽喉肿痛、热病、咳喘、食指端麻木、中风昏迷及五官疾患。

操作:浅刺0.1寸,或点刺出血。

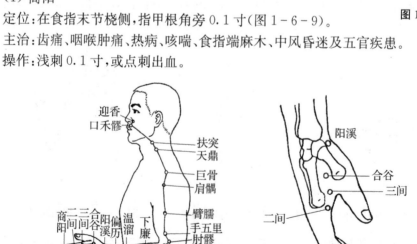

图1-6-9

(2) 合谷

定位:在手背,第1、2掌骨间,当第2掌骨桡侧的中点处(图1-6-9)。

主治:头痛、齿痛、口眼㖞斜、耳聋、鼻渊、鼻出血、咽肿失音、发热恶寒、无汗、多汗、滞产、痄腮、疟疾、胃痛、腹痛、滞产、小儿惊风、瘾疹、疟疾、上肢不遂。

操作:直刺0.5～1.0寸,孕妇禁用。

> **知识链接**
>
> 四关穴是合谷、太冲穴的总称。其名称出自金元时期窦汉卿撰写的《标幽赋》:"寒热痹痛,开四关而已之。"合谷、太冲相配伍,一气一血、一阳一阴、一升一降,相互为用,使升降协调,阴阳顺接,共奏调理脏腑、平衡阴阳、通达气血、平肝熄风、祛风止痛之功效。用于各种痛证,精神疾患等。

(3) 曲池

定位:屈肘,当尺泽与肱骨外上髁连线中点(图1-6-10)。

主治:热病、头痛、头晕、咽喉肿痛、齿痛、风疹、湿疹、瘾疹、癫狂、腹痛、吐泻、手臂痹痛、半身不遂。

操作:直刺1.0～1.5寸。

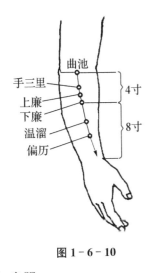

图1-6-10   图1-6-11

(4) 肩髃

定位:肩峰端下缘,当肩峰与肱骨大结节之间,三角肌上部中央。臂外展或平举时,肩部出现两个凹陷,当肩峰前下方凹陷处(图1-6-11)。

主治:肩臂挛痛、上肢不遂、风疹、瘾疹、瘰疬。

操作:直刺或向下斜刺0.8～1.5寸。

(5) 迎香

定位:在鼻翼外缘中点旁,当鼻唇沟中(图1-6-9)。

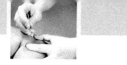

主治:鼻塞、鼻出血、口眼㖞斜、面痒、面肿、胆道蛔虫。

操作:斜刺或平刺0.3～0.5寸。

3. 足阳明胃经常用腧穴　本经有承泣、四白、巨髎、地仓、大迎、颊车、下关、头维、人迎、水突、气舍、缺盆、气户、库房、屋翳、膺窗、乳中、乳根、不容、承满、梁门、关门、太乙、滑肉门、天枢、外陵、大巨、水道、归来、气冲、髀关、伏兔、阴市、梁丘、犊鼻、足三里、上巨虚、条口、下巨虚、丰隆、解溪、冲阳、陷谷、内庭、厉兑45穴(图1-6-12),其主治胃肠病、头面五官病、神志病、热病以及经脉循行部位的其他病症。

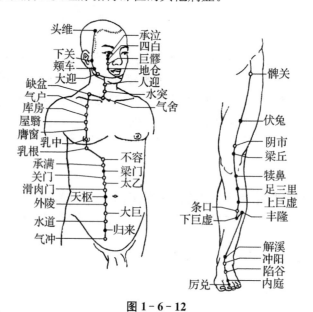

图1-6-12

(1) 地仓

定位:在面部,口角旁约0.4寸,上直对瞳孔(图1-6-12)。

主治:口眼㖞斜、齿痛、颊肿、流涎、流泪、三叉神经痛。

操作:斜刺或平刺0.5～0.8寸,或透刺颊车穴。

(2) 头维

定位:在头侧部,当额角发际上0.5寸,头正中线旁开4.5寸(图1-6-12)。

主治:头痛、目眩、眼痛、迎风流泪、视物不明。

操作:平刺0.5～0.8寸。

(3) 天枢

定位:在腹部,脐中旁开2寸(图1-6-12)。

主治:腹痛、腹胀、肠鸣泄泻、痢疾、便秘、呕吐、肠痈、水肿、月经不调、痛经等。

操作:直刺1.0～1.5寸。

(4) 足三里

定位:在小腿前外侧,犊鼻穴下3寸,胫骨前嵴外1横指(中指)处(图1-6-13)。

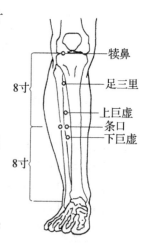

图1-6-13

主治:胃痛、呕吐、噎膈、腹胀、肠鸣、肠痈、泄泻、便秘、痢疾、疳积、乳痈、心悸、气短、水肿、癫狂、虚劳羸瘦、消化不良、下肢痿痹。本穴有强壮作用,为保健要穴。

操作:直刺1.0~2.0寸。

(5) 丰隆

定位:在小腿前外侧,外踝尖上8寸,条口穴外1寸,胫骨前嵴外2横指(中指)处(图1-6-12)。

主治:痰多、咳嗽、头痛、眩晕、腹胀、腹痛、便秘、癫狂、下肢痿痹。

操作:直刺1.0~1.5寸。

(6) 内庭

定位:在足背,第2、3趾间趾蹼缘后方赤白肉际处(图1-6-14)。

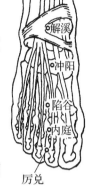

图 1-6-14

主治:齿痛、头痛、咽喉肿痛、口眼歪斜、口臭、胃痛吐酸、腹胀、泄泻、痢疾、便秘、热病、足背肿痛。

操作:直刺或向上斜刺0.3~0.5寸。

4.足太阴脾经常用腧穴 本经有隐白、大都、太白、公孙、商丘、三阴交、漏谷、地机、阴陵泉、血海、箕门、冲门、府舍、腹结、大横、腹哀、食窦、天溪、胸乡、周荣、大包21穴(图1-6-15),其主治脾胃病、妇科病、前阴病及经脉循行部位的其他病症。

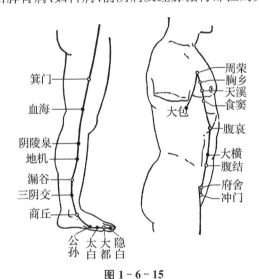

图 1-6-15

(1) 公孙

定位:在足内侧缘,第一跖骨基底部的前下方,赤白肉际处(图1-6-16)。

主治:胃痛、呕吐、腹痛、腹泻、痢疾、心烦失眠、月经不调。

操作:直刺0.5~1.0寸。

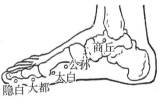

图 1-6-16

(2) 三阴交

定位:在小腿内侧,足内踝尖上3寸,胫骨内侧面后缘(图1-6-17)。

主治:痛经、月经不调、崩漏、阴挺、滞产、不孕、肠鸣、泄泻、腹胀、便秘、心悸失眠、下肢痿痹、脚气。

操作:直刺1.0～1.5寸;孕妇禁针。

(3) 阴陵泉

定位:在小腿内侧,胫骨内侧髁后下方凹陷处(图1-6-17)。

主治:腹胀、泄泻、水肿、黄疸、小便不利或失禁、阴茎痛、月经不调、带下、膝痛。

操作:直刺1.0～2.0寸。

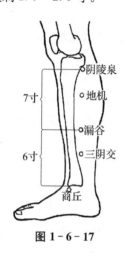

图1-6-17

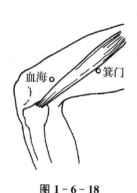

图1-6-18

(4) 血海

定位:屈膝,在髌骨底内侧端上2寸,当股四头肌内侧头的隆起处(图1-6-18)。

主治:月经不调、痛经、经闭、崩漏、瘾疹、皮肤瘙痒、丹毒、股内侧痛。

操作:直刺1.0～1.5寸。

5. 手少阴心经常用腧穴　本经有极泉、青灵、少海、灵道、通里、阴郄、神门、少府、少冲9穴(图1-6-19),其主治心、胸、神志及经脉循行部位的其他病症。

(1) 通里

定位:在前臂掌侧,尺侧腕屈肌腱的桡侧缘,腕横纹上1寸(图1-6-19)。

主治:心悸、怔忡、失眠、健忘、舌强不语、腕臂痛。

操作:直刺0.3～0.5寸。

(2) 神门

定位:在腕部,腕掌侧横纹尺侧端,尺侧腕屈肌腱的桡侧凹陷处(图1-6-19)。

主治:心痛、心烦、心悸、怔忡、健忘、失眠、高血压、呕血、头痛眩晕、胸胁痛、掌中热。

操作:直刺0.3～0.5寸。

6. 手太阳小肠经常用腧穴　本经有少泽、前谷、后溪、腕骨、阳谷、养老、支正、小海、肩贞、臑俞、天宗、秉风、曲垣、肩外俞、肩中俞、天窗、天容、颧髎、听宫19穴(图1-6-20),其主治头面五官病、热病、神志病及经脉循行部位的其他病症。

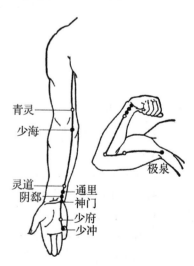

图1-6-19

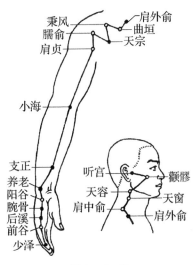

图 1-6-20

(1) 后溪

定位:在手掌尺侧,微握拳,小指本节(第 5 掌指关节)后尺侧的远侧掌横纹头赤白肉际(图 1-6-21)。

主治:头项强痛、眼睑闭合不全、耳聋、热病、疟疾、癫狂、盗汗、咽喉肿痛、急性腰扭伤、腰背痛。

操作:直刺 0.5～0.8 寸。

(2) 天宗

定位:在肩部,肩胛骨冈下窝中央凹陷处,与第 4 胸椎相平(图 1-6-22)。

主治:肩胛疼痛、肩背部损伤、气喘、乳痈。

操作:直刺或斜刺 0.5～1.0 寸。遇到阻力不可强行进针。

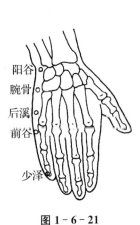

图 1-6-21

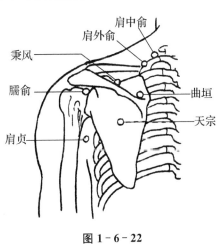

图 1-6-22

(3) 听宫

定位:在面部,耳屏前,下颌骨髁状突的后方,张口时呈凹陷处(图 1-6-20)。

主治:耳鸣、耳聋、聤耳、齿痛、失音、癫痫。

操作:微张口,直刺 0.5～1.0 寸。

7. 足太阳膀胱经常用腧穴 本经有睛明、攒竹、眉冲、曲差、五处、承光、通天、络却、玉枕、天柱、大杼、风门、肺俞、厥阴俞、心俞、督俞、膈俞、肝俞、胆俞、脾俞、胃俞、三焦俞、肾俞、气海俞、大肠俞、关元俞、小肠俞、膀胱俞、中膂俞、白环俞、上髎、次髎、中髎、下髎、会阳、承扶、殷门、浮郄、委阳、委中、附分、魄户、膏肓俞、神堂、譩譆、膈关、魂门、阳纲、意舍、胃仓、肓门、志室、胞肓、秩边、合阳、承筋、承山、飞扬、跗阳、昆仑、仆参、申脉、金门、京骨、束骨、足通谷、至阴 67 穴(图 1-6-23),其主治头面五官病、项、背、腰、下肢病症及脏腑、神志病。

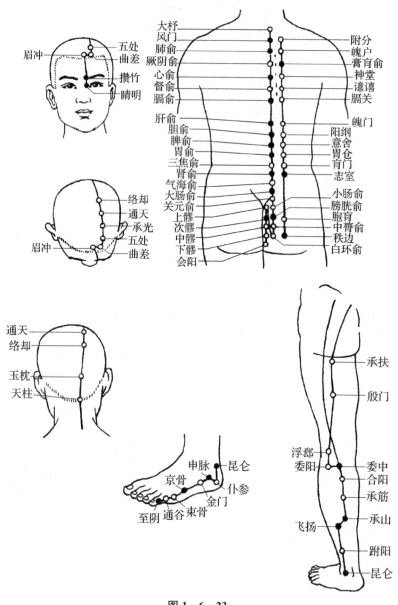

图 1-6-23

(1) 攒竹

定位:眉头凹陷中,眶上切迹处(图 1-6-24)。

主治:头痛、眉棱骨痛、眼睑下垂、口眼歪斜、目视不明、迎风流泪、目赤肿痛、呃逆、面痛。

操作:平刺 0.5~0.8 寸。禁灸。

(2) 天柱

定位：在项部，后发际正中直上0.5寸(哑门穴)，旁开1.3寸，当斜方肌外缘凹陷中(图1-6-25)。

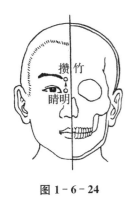

图1-6-24

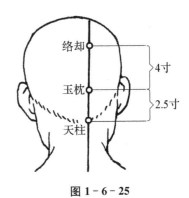

图1-6-25

主治：头痛、项强、眩晕、落枕、肩背腰痛、鼻塞、癫狂痫。

操作：直刺或斜刺0.5~0.8寸，不可向内上方深刺，以免伤及延髓。

(3) 肺俞

定位：第3胸椎棘突下，旁开1.5寸(图1-6-23)。

主治：咳嗽、气喘、鼻塞、胸闷气短、咯血、肺痈、盗汗、骨蒸潮热。

操作：斜刺0.5~0.8寸。

(4) 膈俞

定位：第7胸椎棘突下，旁开1.5寸(图1-6-23)。

主治：呕吐、呃逆、气喘、吐血、贫血、黄疸、瘾疹、皮肤瘙痒、潮热、盗汗。

操作：斜刺0.5~0.8寸。

(5) 胃俞

定位：第12胸椎棘突下，旁开1.5寸(图1-6-23)。

主治：胃痛、呕吐、腹胀、完谷不化、肠鸣、胃下垂。

操作：斜刺0.5~1.0寸。

(6) 肾俞

定位：第2腰椎棘突下，旁开1.5寸(图1-6-23)。

主治：遗精、早泄、阳痿、遗尿、小便频数、肾虚腰痛、头晕、耳鸣、耳聋、月经不调、带下、水肿。

操作：直刺0.5~1.0寸。

(7) 大肠俞

定位：第4腰椎棘突下，旁开1.5寸(图1-6-23)。

主治：腰腿痛、腹胀、腹泻、便秘、脱肛、遗尿。

操作：直刺0.8~1.2寸。

(8) 次髎

定位：在骶部，第2骶后孔中，约当髂后上棘下与后正中线之间(图1-6-23)。

主治：痛经、月经不调、带下、小便不利、遗精、阳痿、疝气、腰骶痛、下肢痿痹。

操作：直刺1.0~1.5寸。

(9) 秩边

定位:平第 4 骶后孔,骶正中嵴旁开 3 寸(图 1-6-23)。

主治:腰骶痛、下肢痿痹、痔疾、便秘、阴痛、小便不利。

操作:直刺 1.5～3.0 寸。

(10) 委中

定位:在腘横纹中点,当股二头肌腱与半腱肌腱的中间(图 1-6-26)。

主治:腰背痛、下肢痿痹、中风昏迷、半身不遂、小便不利、腹痛、呕吐、腹泻、丹毒、乳痈、肛门瘙痒。

操作:直刺 1.0～1.5 寸。

(11) 昆仑

定位:在外踝尖与跟腱之间凹陷处(图 1-6-27)。

主治:头痛、项强、眩晕、腰骶疼痛、目赤痛、癫痫、疟疾、滞产。

操作:直刺 0.5～0.8 寸。

(12) 至阴

定位:在足小趾末节外侧,趾甲根角旁 0.1 寸(图 1-6-27)。

主治:胎位不正、滞产、头痛、目痛、鼻塞、鼻出血。

操作:浅刺 0.1 寸或点刺出血,胎位不正用灸法。

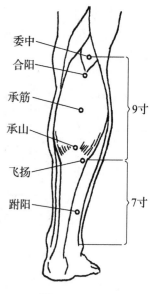

图 1-6-26

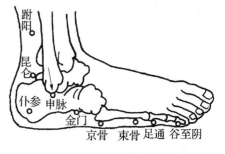

图 1-6-27

8. 足少阴肾经常用腧穴 本经有涌泉、然谷、太溪、大钟、水泉、照海、复溜、交信、筑宾、阴谷、横骨、大赫、气穴、四满、中注、肓俞、商曲、石关、阴都、通谷、幽门、步廊、神封、灵墟、神藏、彧中、俞府 27 穴(图 1-6-28),其主治妇科病、前阴病、肾脏病,以及与肾有关的肺、心、肝、脑病、咽喉、舌等经脉循行经过部位的其他病症。

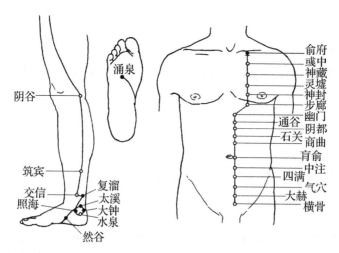

图 1-6-28

(1) 涌泉

定位:在足底,足趾跖屈时,约当足底第二、三趾缝与足跟连线的前1/3与后2/3的交点处(图1-6-28)。

主治:头痛、目眩、昏厥、中暑、小儿惊风、癫证、咽喉肿痛、咯血、便秘、小便难、足心热。

操作:直刺0.5~1.0寸。

(2) 太溪

定位:在足内侧,足内踝尖与跟腱之间的凹陷处(图1-6-29)。

主治:头痛、目眩、齿痛、耳鸣、咳嗽、气喘、失眠、消渴、遗精、阳痿、月经不调、腰痛、足跟痛。

操作:直刺0.5~1.0寸。

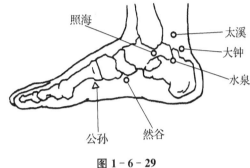

图1-6-29

(3) 照海

定位:在足内侧,足内踝尖下方凹陷处(图1-6-29)。

主治:咽喉干痛、目赤肿痛、失眠、癫痫、目赤肿痛、月经不调、痛经、带下、阴挺、小便频数、癃闭。

操作:直刺0.5~0.8寸。

9. 手厥阴心包经常用腧穴 本经有天池、天泉、曲泽、郄门、间使、内关、大陵、劳宫、中冲9穴(图1-6-30),其主治心、心包、胸、胃、神志病,以及经脉循行经过部位的其他病症。

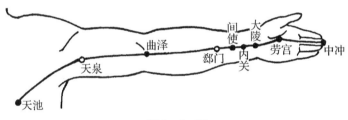

图1-6-30

(1) 内关

定位:在前臂掌侧,腕横纹上2寸,掌长肌腱与桡侧腕屈肌腱之间(图1-6-30)。

主治:中风昏迷、舌强不语、小儿惊风、中暑、胃痛、呕吐、失眠、健忘、昏厥、癫狂。

操作:直刺0.5~1.0寸。

(2) 大陵

定位:腕横纹中央,掌长肌腱与桡侧腕屈肌腱之间(图1-6-30)。

主治:心痛、心悸、胸闷胸痛、胃痛、呕吐、口臭、喜笑悲恐、癫狂痫、肘臂挛痛、上肢不遂。

操作:直刺0.3~0.5寸。

(3) 中冲

定位:在手中指末节尖端的中央(图1-6-30)。

主治:心烦、心痛、中风昏迷、舌强不语、中暑、昏厥、小儿惊风、热病。

操作:浅刺0.1寸;或点刺出血。为急救要穴之一。

10. 手少阳三焦经常用腧穴 本经有关冲、液门、中渚、阳池、外关、支沟、会宗、三阳络、四渎、天井、清冷渊、消泺、臑会、肩髎、天髎、天牖、翳风、瘈脉、颅息、角孙、耳门、耳和髎、丝竹空23穴(图1-6-31),其主治侧头、目、耳、颊、咽喉、胸胁病和热病,以及经脉循行经过部位的其他病症。

(1) 外关

定位:在前臂背侧,当阳池与肘尖的连线上,腕背横纹上2寸,尺骨与桡骨之间(图1-6-32)。

主治:感冒、头痛、目赤肿痛、耳鸣、耳聋、热病、落枕、胸胁痛、瘰疬、上肢痹痛、腕关节疼痛。

操作:直刺0.5～1.0寸。

(2) 支沟

定位:在前臂背侧,当阳池与肘尖的连线上,腕背横纹上3寸,桡骨与尺骨之间(图1-6-32)。

主治:便秘、耳鸣、耳聋、暴喑、落枕、胁肋疼痛、肩背痛、瘰疬、热病。

操作:直刺0.5～1.0寸。

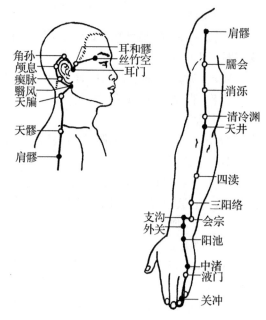

图1-6-31

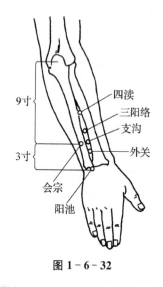

图1-6-32

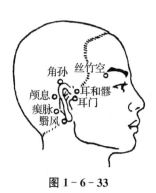

图1-6-33

(3) 翳风

定位:在耳垂后,乳突与下颌角之间的凹陷处(图1-6-33)。

主治:耳鸣、耳聋、耳鸣、牙关紧闭、口眼歪斜、瘰疬、呃逆。

操作:直刺0.8～1.2寸。

11. 足少阳胆经常用腧穴 本经有瞳子髎、听会、上关、颔厌、悬颅、悬厘、曲鬓、率谷、天冲、浮白、头窍阴、完骨、本神、阳白、头临泣、目窗、正营、承灵、脑空、风池、肩井、渊腋、辄筋、日月、京门、带脉、五枢、维道、居髎、环跳、风市、中渎、膝阳关、阳陵泉、阳交、外丘、光明、阳辅、悬钟、丘墟、足临泣、地五会、侠溪、足窍阴44穴(图1-6-34),其主治肝胆病,侧头、目、耳、咽喉、胸胁病、神志病、热病,以及经脉循行经过部位的其他病症。

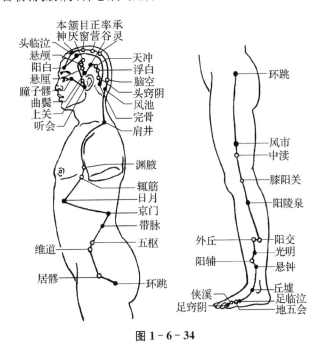

图1-6-34

(1) 风池

定位:在项部,当枕骨下,胸锁乳突肌与斜方肌上端之间的凹陷中,平风府穴(图1-6-35)。

主治:中风、头痛、颈项强痛、感冒、眩晕、耳鸣、耳聋、目赤肿痛、鼻塞、口眼歪斜、癫痫、热病。

操作:向鼻尖方向斜刺0.8~1.2寸。深部为延髓,必须严格掌握针刺角度和深度。

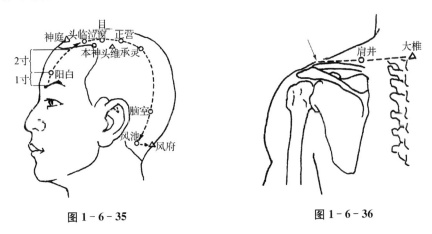

图1-6-35　　　　　　　　图1-6-36

(2) 肩井

定位:在肩上,大椎与肩峰端连线的中点(图1-6-36)。

主治:颈项强痛、肩背疼痛、上肢不遂、难产、乳痈、乳汁不下、瘰疬。

操作:直刺0.5~0.8寸。内有肺尖,慎不可深刺;孕妇禁针。

(3) 环跳

定位:在臀外侧部,侧卧屈股,当股骨大转子最高点与骶管裂孔连线的外 1/3 与内 2/3 交点处(图 1-6-37)。

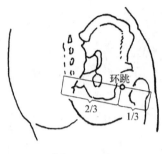

图 1-6-37

主治:腰腿疼痛、半身不遂、下肢痿痹、风疹。

操作:直刺 2.0~3.0 寸。

(4) 阳陵泉

定位:在小腿外侧,腓骨小头前下方凹陷处(图 1-6-34)。

主治:胁痛、黄疸、口苦、呕吐、膝肿痛、下肢痿痹、半身不遂、小儿惊风、胸乳胀痛。

操作:直刺 1.0~1.5 寸。

(5) 悬钟

定位:在小腿外侧,外踝尖上 3 寸,腓骨前缘(图 1-6-34)。

主治:下肢痿痹、半身不遂、项强、偏头痛、胸胁胀痛、咽喉肿痛、痴呆、脚气、痔疾。

操作:直刺 0.5~0.8 寸。

12. 足厥阴肝经常用腧穴　本经有大敦、行间、太冲、中封、蠡沟、中都、膝关、曲泉、阴包、足五里、阴廉、急脉、章门、期门 14 穴(图 1-6-38),其主治肝胆病,妇科病,少腹前阴病,以及经脉循行经过部位的其他病症。

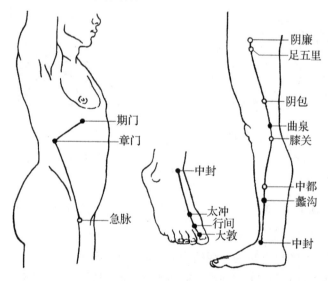

图 1-6-38

(1) 行间

定位:在足背侧,当第一、二趾间,趾蹼缘的后方赤白肉际处(图1-6-39)。

主治:头痛、目眩、目赤肿痛、口眼歪斜、中风、癫痫、月经不调、痛经、闭经、崩漏、带下、阴中痛、疝气、遗尿、癃闭、胸胁满痛、下肢内侧痛、足跗肿痛。

操作:直刺0.3~0.5寸。

(2) 太冲

定位:在足背侧,第一跖骨间隙的后方凹陷处(图1-6-39)。

主治:头痛、眩晕、耳鸣、口眼歪斜、胁痛、黄疸、遗尿、崩漏、月经不调、痛经、中风、下肢痿痹。

操作:直刺0.5~1.0寸。

(3) 期门

定位:在胸部,乳头直下,第6肋间隙,前正中线旁开4寸(图1-6-40)。

主治:胸胁胀痛、乳痈、咳喘、呕吐、吞酸、呃逆、腹胀、腹泻、疟疾。

操作:斜刺或平刺0.5~0.8寸,不可深刺,以免伤及内脏。

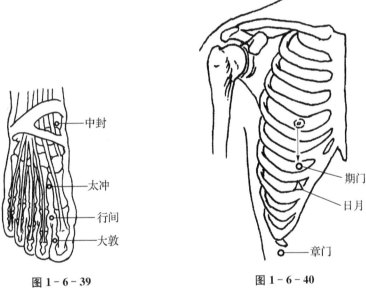

图1-6-39　　　　　　图1-6-40

13. 督脉常用腧穴　本经有长强、腰俞、腰阳关、命门、悬枢、脊中、中枢、筋缩、至阳、灵台、神道、身柱、陶道、大椎、哑门、风府、脑户、强间、后顶、百会、前顶、囟会、上星、神庭、素髎、水沟、兑端、龈交28穴(图1-6-41),其主治神志病,热病,相应的内脏病症及腰骶、背、头项等经脉循行的局部病症。

(1) 腰阳关

定位:在后正中线上,第4腰椎棘突下凹陷中(图1-6-42)。

主治:月经不调、赤白带下、遗精、阳痿、腰骶疼痛、下肢痿痹。

操作:直刺0.5~1.0寸。

(2) 命门

定位:在后正中线上,第2腰椎棘突下凹陷中(图1-6-42)。

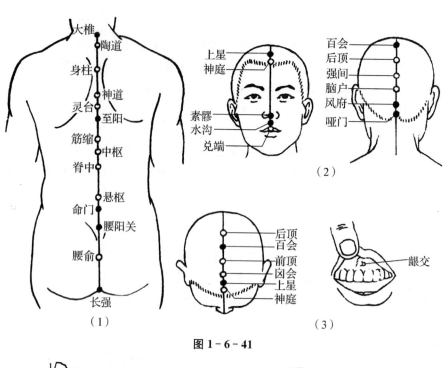

图 1-6-41

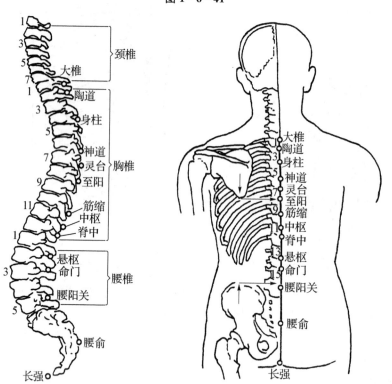

图 1-6-42

主治:腰脊强痛、下肢痿痹、遗精、阳痿、月经不调、痛经、精冷不育、小腹冷痛、腹泻。

操作:直刺 0.5~1.0 寸。

(3) 大椎

定位:在后正中线上,第 7 颈椎棘突下凹陷中(图 1-6-42)。

主治:头痛、项强、脊背强痛、热病、疟疾、感冒、咳嗽、气喘、骨蒸盗汗、癫痫、风疹、小儿惊风。

操作:斜刺 0.5～1.0 寸。

(4) 百会

定位:在头部,当后发际正中直上 7 寸或前发际正中直上 5 寸处,或当头部正中线与两耳尖连线的交点处(图 1-6-43)。

主治:头痛、眩晕、中风、失语、耳鸣、胃下垂、脱肛、阴挺、久泻、痴呆、健忘、失眠。

操作:平刺 0.5～1.0 寸。

(5) 水沟

定位:在面部,人中沟的上 1/3 与下 2/3 交点处(图 1-6-43)。

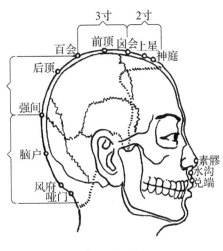

图 1-6-43

主治:昏迷、晕厥、小儿惊风、鼻塞、鼻出血、消渴、水肿、口眼歪斜、中风、癫狂病、闪挫腰痛。

操作:向上斜刺 0.3～0.5 寸,或手指掐按。

14. 任脉常用腧穴 本经有会阴、曲骨、中极、关元、石门、气海、阴交、神阙、水分、下脘、建里、中脘、上脘、巨阙、鸠尾、中庭、膻中、玉堂、紫宫、华盖、璇玑、天突、廉泉、承浆 24 穴(图 1-6-44),其主治少腹、脐腹、胃脘、胸、颈、咽喉、头面等局部病症和相应的内脏病症,部分腧穴有强壮作用或可治疗神志病。

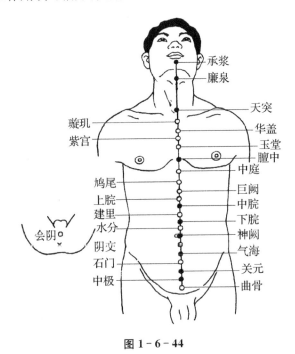

图 1-6-44

(1) 中极

定位:在下腹部,前正中线上,脐中下 4 寸(图 1-6-45)。

主治:小便不利、遗尿、遗精、阳痿、疝气、月经不调、崩漏、带下、不孕。

操作:直刺1.0～1.5寸。

(2) 关元

定位:在下腹部,前正中线上,脐下3寸(图1-6-45)。

主治:中风脱证、小腹疼痛、腹泻、脱肛、遗尿、尿闭、尿频、五淋、月经不调、痛经、带下、崩漏、遗精、阳痿。

操作:直刺1.0～1.5寸,排尿后进行针刺;孕妇慎用。

(3) 气海

定位:在下腹部,前正中线上,脐下1.5寸(图1-6-45)。

主治:虚脱、形体羸瘦、消化不良、腹泻、腹痛、小便不利、遗尿、水肿、遗精、阳痿、月经不调、带下。

操作:直刺1.0～1.5寸;孕妇慎用。

(4) 神阙

定位:在腹中部,脐中央(图1-6-45)。

主治:虚脱、四肢厥冷、中风脱证、便秘、脱肛、腹痛、腹胀、腹泻、水肿、小便不利。

操作:禁刺;可灸。

(5) 中脘

定位:在腹上部,前正中线上,脐上4寸(图1-6-45)。

主治:胃痛、呕吐、反酸、纳呆、小儿疳积、泄泻、黄疸、咳喘痰多、癫痫。

操作:直刺1.0～1.5寸。

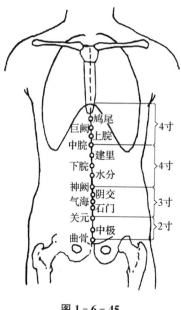

图1-6-45

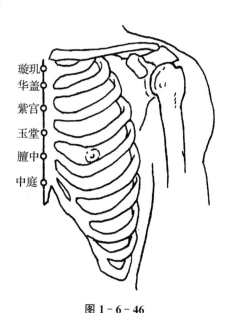

图1-6-46

(6) 膻中

定位:在胸部,前正中线上,平第4肋间隙;或两乳头连线的中点处(图1-6-46)。

主治:咳嗽、气喘、胸闷、心痛、心悸、噎嗝、呃逆、呕吐、产后乳少、乳痈。

操作:平刺0.3～0.5寸。

15.经外奇穴常用腧穴

(1) 四神聪

定位:在头顶部,当百会前后左右各1寸,共4个穴位(图1-6-47)。

主治:头痛、眩晕、失眠、健忘、癫痫、目疾。

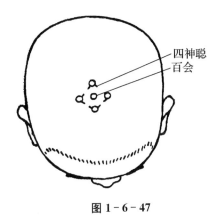

图 1-6-47

操作:平刺0.5~0.8寸;可灸。

(2) 印堂

定位:在额部,当两眉头的中间(图1-6-48)。

主治:头痛、眉棱疼痛、眩晕、鼻出血、鼻渊、痴呆、失眠、小儿惊风、子痫。

操作:提捏进针,向下平刺0.3~0.5寸,或向左向右透攒竹、睛明等刺0.5~1.0寸。

(3) 太阳

定位:在颞部,当眉梢与目外眦之间,向后约1横指的凹陷处(图1-6-49)。

主治:头痛、眼疾、面痛、口眼歪斜。

操作:直刺或斜刺0.3~0.5寸,或用三棱针点刺出血。

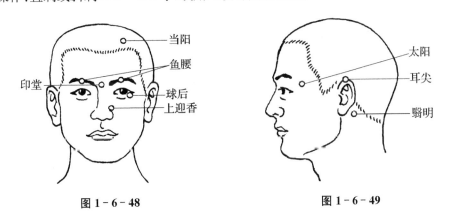

图 1-6-48　　　　　　　　　　图 1-6-49

(4) 定喘

定位:在背部,第7颈椎棘突下,旁开0.5寸(图1-6-50)。

主治:哮喘、咳嗽、项强、肩背痛、落枕。

操作:直刺0.5~0.8寸;可灸。

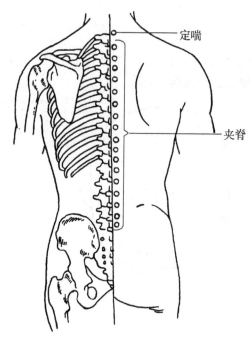

图 1-6-50

(5) 夹脊

定位：在背腰部，当第 1 胸椎至第 5 腰椎棘突下两侧，后正中线旁开 0.5 寸，一侧 17 穴，左右共 34 穴（图 1-6-50）。

主治：适应范围较广，其中胸椎 1～5 的夹脊穴治疗心肺、上肢疾病；胸椎 6～12 的夹脊穴治疗胃肠、脾、肝胆疾病；腰椎 1～5 的夹脊穴治疗腰、骶、小腹及下肢疾病。

操作：直刺 0.3～0.5 寸，或用梅花针叩刺；可灸。

(6) 十宣

定位：在手十指尖端，距指甲游离缘 0.1 寸处，左右共 10 个穴位（图 1-6-51）。

主治：高热、昏迷、中暑、癫痫、惊风、咽喉肿痛、急性吐泻、手指麻木。

操作：直刺 0.1～0.2 寸，或用三棱针点刺出血。

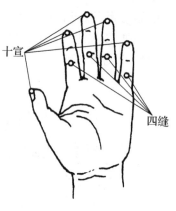

图 1-6-51

（张训浩）

第七节 病因病机

> **素养目标**：具有审证求因的思维素养，具备审慎细心的学习态度，提升中医药专业能力。
>
> **知识目标**：了解病因、病机的基本概念；熟悉六淫的致病特点；掌握正邪斗争对于疾病的影响及发病的基本病机。
>
> **技能目标**：能运用病因、病机理论解释疾病的发展变化、辨证施护。
>
> **思政元素**：东汉末年，战乱频繁、瘟疫流行，南阳张仲景勤求古训、博采众方，以解百姓病痛，撰写《伤寒杂病论》，后散落，经过后人整理为《伤寒论》与《金匮要略》。《金匮要略》关于病因病机提出："千般疢难，不越三条：一者，经络受邪，入藏府，为内所因也；二者，四肢九窍，血脉相传，壅塞不通，为外皮肤所中也；三者，房室、金刃、虫兽所伤。以此详之，病由都尽。"张仲景潜心研究伤寒杂病的病因病机、辨证治疗，其医术精益求精，医德令人敬仰，被后人尊称为"医圣"，为中医病因学说做出了重要贡献。

一、病因

导致人体发生疾病的原因，称之为病因，又称作"致病因素"。祖国医学中的病因主要包括六淫、疫疠、七情、饮食、劳倦、外伤，以及痰饮、瘀血、结石等。根据致病因素的性质、致病特点，将病因分为三类：外感病因、内伤病因、病理产物性病因。

（一）外感病因

外感病因是指由外而入，或从皮毛，或从口鼻，侵入机体，引起外感疾病的致病因素。外感病因包括六淫和疠气两类。

1. 六淫

（1）六淫的基本概念：所谓六淫，是风、寒、暑、湿、燥、火六种外感病邪的统称。

六淫与六气既有联系，又有区别。所谓六气，是指风、寒、暑、湿、燥、火六种正常的自然界气候。这种正常的气候变化，是万物生长的条件，对于人体是无害的。六气超过了一定的限度，机体不能与之相适应的时候，就会导致疾病的发生。自然气候变化，是六淫还是六气，主要与机体是否发病有关。正常的六气不使人致病，只有气候异常变化或人体抵抗力降低时，六气方可成为致病因素，侵犯人体使人发病。此时的"六气"称为"六淫"。

（2）六淫致病的共同特点

① **外感性**：六淫为病，多有由表入里的传变过程。六淫之邪多从肌表或口鼻而入，侵犯人体而发病。主要以恶寒发热、舌苔薄白、脉浮为主要临床特征，称为表证，故把六淫所致疾病成为外感病。

② **季节性**：六淫致病常有明显的季节性，由于四时主气的太过或不及，故容易形成季节性多发病。如春季多风病，夏季多暑病，长夏多湿病，秋季多燥病，冬季多寒病等。

③ 地域性：六淫致病也常与居住地区以及环境有着密切的关系，如久处潮湿环境多有湿邪为病，高温环境作业又常有暑邪、燥热或火邪为害，干燥环境又多燥邪为病等。

④ 相兼性：六淫邪气既可单独致病又可相兼为害。单一邪气可以使人致病者，如寒邪直中脏腑而致泄泻，也有两种以上同时侵犯人体而发病者，如风寒感冒、湿热泄泻、风寒湿痹等。

⑤ 转化性：六淫致病以后，在疾病发展过程中，在一定条件下，其病理性质可向不同于病因性质的方向转化，如寒邪可郁而化热，暑湿日久又可以化燥伤阴等等。

(3) 六淫的性质及其致病特点

① 风邪：风为春季的主气，但四时皆有风。故风邪引起的疾病虽以春季为多，但不限于春季，其他季节也可发生。风具有轻扬开泄，向上向外，善动不居的特性。

风邪的性质和致病特点如下：a. 风性轻扬开泄，易袭阳位：风具有升发、向上、向外的特性，所以风邪致病，易于伤人上部，易犯肌表、腰部等阳位。轻扬开泄是指风邪侵犯人体容易导致腠理疏松而开张，故风邪侵袭肌表，会出现汗出、恶风、头痛、发热、脉浮等症状。b. 风性善行而数变："善行"是指风邪具有游走不定的性质。如风疹、荨麻疹之发无定处，此起彼伏。"数变"，是指具有变化无常和发病急骤的致病特性。以风邪为先导的疾病无论是外感还是内伤，一般都具有发病急、变化多、传变快等特征。c. 风性主动："风性主动"是指风邪致病具有动摇不定的特征，常表现为眩晕、震颤、四肢抽搐、角弓反张、直视上吊等症状。d. 风为百病之长：风邪为六淫之首，六淫中的寒、湿、燥、热等邪气，往往都依附于风而侵入人体。如与寒合为风寒之邪，与热合为风热之邪，与湿合为风湿之邪。

② 寒邪：寒为冬季的主气，故在气温较低的冬季，人体不注意防寒保暖，则常易感受寒邪。其他季节，如淋雨涉水、汗出当风以及贪凉露宿，或过饮寒凉之物，也可感受寒邪。

寒邪的性质和致病特点如下：a. 寒为阴邪、易伤阳气：寒为阴气的表现，其性属阴，"阴盛则寒"，"阴盛则阳病"，所以寒邪最易损伤人体阳气。阳气受损，失于温煦，机体可以出现明显的寒象。如寒邪侵犯体表皮肤，出现恶寒、发热、无汗等，称之为"伤寒"。若寒邪直中脏腑损伤阳气，谓之为"中寒"。若伤及脾胃，可以出现吐泻清稀，脘腹冷痛的症状；寒伤脾肾，可表现为畏寒肢冷、腰背冷痛、小便清长、大便溏泻等。b. 寒性凝滞主痛：凝滞，即凝结阻滞之意。疼痛是寒邪致病的重要特征，得温则减，逢寒加重。气血津液的运行，依赖阳气的温煦作用。寒邪侵入人体，经脉中的气血失于阳气温煦，凝结阻滞，不通则痛。寒邪侵犯的部位不同，表现的症状也各异。若寒邪侵袭肌表，出现头身肢节剧痛；若寒邪直中脏腑，会引起胸、脘、腹冷痛或绞痛。c. 寒性收引：即收缩牵引之意。寒邪侵袭人体，可使腠理闭塞，经络筋脉收缩而挛急；若寒客经络关节，则经筋收缩拘急，以致拘挛作痛、屈伸不利；若寒邪侵袭肌表，则毛窍收缩，卫阳闭郁，故发热恶寒而无汗。

③ 暑邪：暑邪有明显的季节性，主要发生在夏至以后，立秋以前。

暑邪的性质和致病特点如下：a. 暑为阳邪，其性炎热：暑为夏季火热之气所化，属于阳邪。暑邪伤人多表现出一系列阳热症状，如高热、心烦、面赤、烦躁、脉象洪大等，称为伤暑（或暑热）。b. 暑性升散，易伤津耗气：升散，即上升发散之意。暑邪为害，致腠理开泄而大汗出，易于伤津耗气，故有口渴喜饮、唇干舌燥、尿赤短少等。在大量汗出同时，往往气随津泄，而导致气虚，故伤于暑者常可见到气短乏力，甚则出现突然昏倒、不省人事之中暑。中暑兼见四肢厥逆,称为暑厥。暑热之邪,不仅耗气伤津,还可扰动心神,而引起心烦而不宁。c. 暑多挟湿:暑季不仅气候炎热,且常多雨而潮湿,人身处这样的环境下,不能离开湿热之气,除发热、烦渴等暑热症状外,常兼见四肢困倦、胸闷呕恶、大便溏泄不爽等湿阻症状。

④ 湿邪:湿为长夏的主气,致病具有重浊、黏滞、趋下特性。

湿邪的性质和致病特点如下:a. 湿为阴邪,阻碍气机,易伤阳气:湿性属水,水属于阴,故湿为阴邪;阴胜则阳病,故湿邪入侵可损伤人体的阳气;湿邪侵及人体,最易阻滞气机,从而使气机升降失常;湿困脾胃,使脾胃纳运失职,升降失常,所以常出现胸闷、纳谷不香、不思饮食、脘痞腹胀、便溏不爽、小便短涩等症状。b. 湿性重浊:"重",即沉重、重着之意。所以湿邪临床症状有沉重的特性。若湿邪在肌表,可见头昏沉重,状如裹束;如湿在经络关节,可见肌肤不仁、关节疼痛重着等。"浊",即秽浊垢腻之意。故湿邪为患,易于出现排泄物和分泌物秽浊不清的现象。如眼眵多、大便溏泻、下痢脓血黏液、则小便浑浊、妇女黄白带下过多、湿疹、脓水秽浊等。c. 湿性黏滞:"黏",即黏腻;"滞",即停滞。所谓黏滞是指湿邪致病具有黏腻停滞的特性。这种特性主要表现在两个方面:一是症状的黏滞性,如大便黏腻不爽,分泌物黏浊和舌苔黏腻等;二是病程的缠绵性,反复发作或缠绵难愈。d. 湿性趋下:其病多见下部的症状,如水肿多以下肢较为明显、带下、小便浑浊、泄泻、下痢等。

⑤ 燥邪:燥为秋季主气,秋季气候干燥,空气中水分缺乏,自然界呈现一派干枯、收敛的景象。燥又可分为温燥和凉燥。

燥邪的性质和致病特点如下:a. 燥性干涩,易伤津液:燥邪其性干涩,最易耗伤人体的津液,形成阴液亏损,诸如皮肤干涩皲裂、鼻干咽燥、口唇燥裂、小便短少、大便干燥等。b. 燥易伤肺:肺喜润而恶燥,称为娇脏,五行中与秋令相通,与肺相应,故燥邪最易伤肺。出现干咳少痰,或痰黏难咯,或痰中带血,以及喘息胸痛等症状。

⑥ 火(热)邪:火(热)盛于夏季,但不如暑邪那样具有明显的季节性,一年四季均可见火热为病,火具有炎热特性。

火(热)邪的性质和致病特点如下:a. 火(热)为阳邪,其性炎上:火热之性燔灼、升腾,故为阳邪。火性趋上,火热之邪易侵害人体上部,如心火上炎,则见舌尖红疼痛,口舌溃疡、生疮;肝火上炎,则见头部胀痛、目赤肿痛;胃火炽盛,可见齿龈肿痛、牙龈出血等。b. 火(热)邪易扰心神:火(热)与心相通,故火(热)之邪入于营血,尤易影响心神,表现为心烦失眠、神昏谵语、狂躁妄动等症状火(热)邪易伤津耗气。火热之邪,蒸腾于内,最易导致人体阴津消耗,其临床表现除热象显著外,往往伴有口渴喜饮、咽干舌燥、小便短赤、大便秘结等津伤液耗之征。在耗伤阴津的同时也能损伤人体正气,出现气虚的情况,如火热炽盛,在壮热、汗出、口渴喜饮的同时,又可见肢体乏力、少气懒言等气虚之证。c. 火(热)易生风动血:"生风",是指火热之邪侵袭人体,燔灼肝经,耗劫津血,使筋脉失于濡养,而致肝风内动,又称为"热极生风"。临床上表现为高热、神昏谵语、四肢抽搐、颈项强直、角弓反张、目睛上视等。动血,指火热之邪入于血脉,使血行加速,灼伤脉络,迫血妄行,易于引起各种出血,如吐血、衄血、便血、尿血,以及皮肤发斑、妇女月经过多、崩漏等,还易致肿疡。火热之邪进入血分,聚于局部,腐蚀血肉,引发为痈肿疮疡。"火毒""热毒"是引起疮疡的比较常见的原因,局部红、肿、热、痛为其临床表现。

2. 疠气

(1) 疠气的基本概念：疠气是一类具有强烈致病性和传染性的外感病邪，又称为戾气、疫气、时气、疫毒、异气等。疠气可以通过空气传染，经口鼻侵入致病；也可随饮食、蚊虫叮咬、虫兽咬伤、皮肤接触等途径传染而发病。

(2) 疠气的性质及其致病特点

① 发病急骤，病情危重：疠气具有发病急骤、来势凶猛、病情险恶、变化多端、传变快的特点。疠气不仅热毒炽盛，而且常挟有湿毒等秽浊之气，故其致病作用更为剧烈，死亡率也高。

② 传染性强，易于流行：疫疠之气具有强烈的传染性和流行性，可通过口鼻等多种途径在人群中传播，如：疫痢、白喉、天花、霍乱、鼠疫等。

③ 一气一病，症状相似：疠气发作具有特异性，对机体作用部位具有一定选择性，而且其临床表现也基本相似。疠气种类不同，所表现的症状也不同。每一种疠气所致之疫病均有各自的临床特点和传变规律，即所谓"一气致一病"。

(3) 影响疠气产生的因素：主要有气候因素、环境因素、预防措施和社会因素。

① 气候因素：自然气候严重或持久的反常变化，如久旱、洪涝、酷热、湿雾瘴气、地震等，均可孳生疠气而导致疾病的发生。

② 环境因素：环境卫生不良，如水源、空气污染等，均可孳生疠气。食物污染、饮食不当也可引起疫病的发生，如疫毒痢、疫黄等病，即是疠气通过饮食入里而发病的。

③ 预防措施不当：由于疠气具有强烈的传染性，人触之者皆可发病。若预防隔离工作不力，也往往会使疫病发生或流行。

④ 社会因素：社会因素对疠气的发生与疫病的流行也有较大的影响。如战乱和灾荒，社会动荡不安，人们工作环境恶劣，生活极度贫困，卫生防疫条件落后等，则疫病易于发生和流行。社会安定、卫生防疫工作得力，疫疠即能得到有效的控制。

(二) 内伤病因

内伤病因简称内伤，泛指人的情志活动、生活作息、起居饮食不循常度，导致气血津液、脏腑功能失调的致病因素。内伤病因是与外感病因相对而言的，包括七情内伤、饮食失宜、劳逸失度等。

1. 七情内伤

(1) 基本概念：七情是指喜、怒、忧、思、悲、恐、惊等七种正常的情志活动，是人的精神意识对外界事物的反应。七情一般情况下不会使人致病，突然强烈或长期持久的情志刺激，超过人体本身的承受程度，出现气机紊乱、脏腑阴阳气血失调致病。七情致病有别于外感六淫直接影响脏腑而发病，故又称"内伤七情"。

(2) 七情的致病特点：七情直接伤及内脏，使脏腑气血失调，导致各种疾病的发生。七情致病具有下列三个特点。

① 直接伤及内脏：七情过激可影响脏腑之活动而产生病理变化。不同的情志刺激可伤及不同的脏腑。如肝在志为怒，过怒则伤肝；心在志为喜，过喜则伤心；脾在志为思，过思则伤脾；肺在志为忧，过忧则伤肺；肾在志为恐，过恐则伤肾。心主血而藏神；肝藏血而主疏泄；脾主运化，气血生化之源。故七情致病，以心、肝、脾三脏为多见。

② 影响脏腑气机：七情致病常常影响脏腑气机，导致气血运行紊乱。

怒则气上：怒为肝之志。气上，气机上逆之意，如但大怒伤肝，可使肝气疏泄太过而气血上逆为病。可见头晕头痛、面赤耳鸣，甚者呕血或昏厥。

喜则气缓：喜为心之志。喜能使心情舒畅，气血和缓。但暴喜伤心，使心气涣散，出现乏力、倦怠、注意力不集中，乃至心悸、失神，甚至狂乱等。

悲则气消：悲忧为肺之志。悲哀太过，耗伤肺气而涉及心、肝、脾等多脏的病变。如耗伤肺气，使气弱消减，意志消沉。可见气短胸闷、精神萎靡等。

思则气结：思为脾之志，思虑太过，致脾气郁结，出现中焦气滞，纳呆、水谷不化、脘腹胀满、便溏，甚至形体消瘦等。思虑太过也可伤心血，使心血虚弱，神失所养，而致失眠、健忘、心悸、怔忡、多梦等。

恐则气下：恐为肾之志，长期恐惧或突然意外惊恐，皆能导致肾气受损，肾气不固，可见二便失禁、精遗、阳痿等症。恐惧伤肾，肾水不能上济心火，心肾不交，可见胸满腹胀、心神不安、夜不能寐等症。

惊则气乱：大惊则心气紊乱，气血失调，出现心悸、失眠、心烦、气短，甚则精神错乱等症状。

③ 影响病情变化：在患者有剧烈情志波动时，往往会使病情加重，或急剧变化。

2. 饮食失宜　饮食是人体健康的基本条件。饮食所化生的水谷精微通过脾胃的运化生成气血，保证人体的生长发育，脏腑的正常运行，是维持人体正常生理功能的基本条件。但是，饮食失宜，常常成为致病因素。饮食失宜包括饮食不节、饮食不洁、饮食偏嗜三个方面。

(1) 饮食不节："节"为节制，含有定量、定时之意。饮食贵在有节。进食定量、定时谓之饮食有节。饮食过饥、过饱、无规律皆为饮食不节。过饥，则摄食不足，气血衰少。过饱，超过脾胃的消化、吸收功能，则出现脘腹胀满、嗳腐泛酸、厌食、吐泻等症。

(2) 饮食不洁：是指食用了不清洁、不卫生或陈腐变质或有毒的食物。饮食不洁可引起多种胃肠道疾病，如腹痛、吐泻、痢疾等。

(3) 饮食偏嗜：是指特别喜好某种性味的食物或专吃某种食物而导致疾病的发生，分为寒热偏嗜与五味偏嗜两个方面。

3. 劳逸失度　劳逸失度包括过度劳累和过度安逸两个方面。正常的劳动和体育锻炼，有助于气血流通，增强体质。必要的休息可以消除疲劳，恢复体力和脑力，不会使人致病。只有比较长时间的过度劳累，或过度安逸，才能成为致病因素而使人发病。

(1) 过劳：指过度劳累，包括劳力过度、劳神过度和房劳过度三个方面。劳力过度可以损伤脾脏功能，致使脏气虚少，可出现少气无力、四肢困倦、懒于语言、精神疲惫、形体消瘦等。劳神过度可耗伤心血，出现心悸、健忘、失眠、多梦；损伤脾气可出现纳呆、腹胀、便溏等症；房劳过度会耗伤肾精，出现腰膝酸软、眩晕耳鸣、精神萎靡，或遗精、滑泄、阳痿，或月经不调，或不孕不育等。

(2) 过逸：是指过度安逸。不劳动，又不运动，使人体气血运行不畅，筋骨柔脆，脾胃呆滞，体弱神倦，或发胖臃肿，动则心悸、气喘、汗出等，还可继发其他疾病。

(三) 病理产物性病因

痰饮、瘀血、结石等是在疾病发生和发展过程中形成的病理性产物，它们滞留体内，干扰机体的正常功能,又可成为新的致病因素,因其常继发于其他病理过程而产生,故又称"继发性病因"。

1. 痰饮

(1) 痰饮的基本概念:痰饮是机体水液代谢障碍所形成的病理产物。一般以较稠浊的称为痰,较清稀的称为饮。

(2) 痰饮的形成:痰饮多由外感六淫,或饮食及七情所伤等,使肺、脾、肾、肝及三焦等脏腑气化功能失常,水液代谢障碍,以致水津停滞而成。因肺、脾、肾、肝及三焦与水液代谢关系密切,肺主宣降,敷布津液,通调水道;脾主运化水湿;肾阳主水液蒸化;三焦为水液运行之道路,故肺、脾、肾及三焦功能失常,均可聚湿而生痰饮。

(3) 痰饮的致病特点:痰饮形成后,随气升降流行,内而脏腑,外而筋骨皮肉,泛滥横溢,无处不到,从而形成各种复杂的病理变化。其致病特点主要有:①阻碍经脉气血运行:痰饮为有形之邪,可随气流行,或停滞于经脉,或留滞于脏腑,阻滞气机,障碍血行,引发多种病证。若结聚于局部,则形成瘰疬、痰核,或形成阴疽、流注等。②影响水液代谢:痰饮停留于体内,会进一步影响肺、脾、肾等脏腑的功能,从而影响人体水液的输布和排泄,加重水液代谢障碍。③易于蒙蔽神明:痰随气上逆,易于蒙蔽清窍,扰乱心神,可导致胸闷心悸、神昏谵妄,或引起癫、狂、痫等疾病。④症状复杂,变幻多端:痰饮病邪,随气流行,内而脏腑,外而四肢百骸、肌肤腠理。由于致病面广,发病部位不一,因而其临床表现也十分复杂,故有"百病多由痰作祟"之说。

2. 瘀血

(1) 瘀血的基本概念:所谓瘀血,是指因血行失度,使机体某一局部的血液凝聚而形成的一种病理产物,包括体内瘀积的离经之血,以及因血液运行不畅,停滞在体内的血液。

(2) 瘀血的形成:瘀血形成的原因主要有以下几方面:①血出致瘀;②因虚致瘀;③气滞致瘀;④血寒致瘀;⑤血热致瘀。

(3) 瘀血的致病特点:临床上瘀血的共同致病特点可概括为以下几点:①疼痛:瘀血所导致的疼痛一般多刺痛,拒按,疼痛位置固定不移,疼痛持续时间长,且多有昼轻夜重的特征。②肿块:肿块固定不移,在体表色青紫或青黄,体内脏腑组织发生瘀血的时候能够按到较硬或有压痛。③出血:流出血色紫暗或夹有瘀块。大便出血呈柏油样。④舌质紫暗:舌体上可见瘀点或瘀斑,或见舌下脉络青紫,是瘀血最常见的指征。⑤紫绀:面部、口唇、指甲青紫。瘀血时间久的人可见面色黧黑、肌肤甲错、皮肤紫癜。⑥脉象:脉沉弦,细涩。

二、病机

病机,指疾病发生、发展及其变化的机制,它揭示了疾病发生、发展与变化、转归的本质特点及其基本规律,包括病因、病性、证候、脏腑气血虚实的变化及其机制。各个疾病都有其各自的病机,但从总体来说,离不开正邪相争、阴阳失调、气血津液失常等基本规律。

(一) 正邪相争

疾病的发生是一个复杂的病理过程,但从整体来看,不外乎邪气作用于机体的损害和正气抗损害之间的矛盾斗争过程。正气是决定发病的主导因素,邪气是发病的重要条件。

1. 正气不足是发病的内在根据　正气是指人体的机能活动和抗病、康复能力。祖国医学认为正气充足,卫外固密,病邪难于侵犯人体,疾病则无从发生,或虽有邪气侵犯,正气亦能抗邪外出而免于发病。故《素问·刺法论(遗篇)》说:"正气存内,邪不可干。"只有正气相对虚弱,不足以抵抗病邪时,邪气才能乘虚入侵,使人体阴阳失调,脏腑经络功能紊乱,导致疾病的发生,即《素问·评热病论》所说:"邪之所凑,其气必虚。"

2. 邪气是发病的重要条件　邪气,泛指各种致病因素,简称为"邪"。疾病的发生与邪气的侵害有着直接的关系,邪气侵害人体可造成形质的损害,干扰机体的机能活动,导致机体抗病修复能力下降。因此,邪气是发病的重要因素。

3. 正邪相争的胜负决定发病与否

(1) 正胜邪退:正能胜邪则不发病。邪气侵袭人体时,正气奋起抗邪。若正气强盛,抗邪有力,则病邪难于侵入,或邪气侵入人体后即被正气及时消除,不产生病理反应而不发病。这是疾病中最常见的一种转化形式。正胜邪退,疾病向着好的方向发展。若正气恢复缓慢,也可以出现邪去正虚的病理状态。正气消耗重或正气虚弱的话,也可以出现驱邪后的人体虚弱,多见于重病后的恢复期,疾病的发展也是趋向痊愈。

(2) 邪盛正衰:邪胜正衰则发病。邪气侵袭人体时,若正气不足,卫外不固,抗病无力,或邪气过于亢盛,机体抵御病邪的能力不足,不能抑制病邪的致病作用。

4. 正邪盛衰的变化　疾病发展变化过程中,正邪双方力量的对比不是固定不变的,而是出现彼此消长盛衰的变化。

(1) 正气偏虚:主要指正气不足,是以正气虚损为矛盾主要方面的一种病理反应。临床常见一系列虚弱、衰退和不足的病证,称为虚证。虚证常见于疾病后期、体质虚弱或慢性病患者。

(2) 邪气偏盛:主要指邪气亢盛,是以邪气盛为矛盾主要方面的一种病理反应。临床常见体质壮实,精神亢奋,或壮热狂躁,或烦躁不宁,或声高气粗,二便不通,脉实有力等症状。

(二) 阴阳失调

阴阳失调,是机体阴阳之间协调平衡失常可以导致脏腑、经络、气血、营卫等相互关系失调,以及表里出入、上下升降等气机运动失常。阴阳失调是对一切疾病病变机制的高度概括,是疾病发生、发展变化的内在根据。主要包括阴阳偏盛、阴阳偏衰、阴阳互损、阴阳格拒以及阴阳亡失等几个方面。

1. 阴阳偏盛　阴或阳的偏盛,主要是指人体阴阳二气中某一方面呈病理性亢盛状态。

(1) 阳盛则热:阳盛是指机体在疾病发展过程中,所出现的阳气偏亢,脏腑经络机能亢进,邪热过盛的病理变化。阳盛则热是由于感受温热阳邪,或感受阴邪而从阳化热,或七情内伤,五志过极而化火,或因气滞、血瘀、痰浊、食积等郁而化热化火所致。

阳盛则热的病机特点多表现为实热证,出现发热、目赤、小便黄赤、烦躁、舌红苔黄、脉数等,所以说"阳盛则热";阳气亢盛,病情发展过长会耗伤阴液,出现口渴、小便短少、大便干燥等阴液不足的症状,故称"阳盛则阴病"。

(2) 阴盛则寒:阴盛,是指机体在疾病过程中所出现的阴气偏盛,机能障碍或减退,阴寒过盛的病理变化。阴盛则寒多由感受寒湿阴邪,或过食生冷,寒湿中阻,阳不制阴而致阴寒内盛之故。

阴盛则寒的病机特点多表现为阴盛而阳未虚的实寒证,表现为形寒、肢冷、喜暖、口淡不渴、苔白、脉迟等,所以说:"阴盛则寒"。由于阴偏盛,耗伤阳气,导致阳偏衰,出现恶寒、腹痛、溲清便溏等,所以又称"阴盛则阳病"。

2. 阴阳偏衰　阴阳偏衰是因机体阴液或阳气亏虚不足,表现出或病邪已退而正气虚弱,或病邪虽有而亦不盛的病理状态。阳气亏虚,阴相对偏亢,形成"阳虚则寒"的虚寒证。反之,阴精亏损阳相对偏亢,从而形成"阴虚则热"的虚热证。

(1) 阳虚则寒:指机体阳气虚损,机能衰退,机体反应性低下,代谢活动减退,热量不足的病理状态。多由先天禀赋不足,或后天失养,劳倦内伤或阴寒邪盛伤阳,或误用、过用寒凉之品伤阳,或久病损伤阳气等所致。

阳偏衰时,阳气的推动、激发、兴奋作用减退,可见到面色㿠白、畏寒肢冷、舌淡、脉迟等寒象,还有喜静蜷卧、小便清长、下利清谷等虚象。其病理表现多为一系列虚寒性征象。阳虚则寒与阴盛则寒,在病机和临床表现方面有不同,都是寒证,但程度不一样,前者是虚而有寒,后者是以寒为主,虚象不明显。

(2) 阴虚则热:指机体精、血、津液等阴液虚亏及其功能减退,因而阴不制阳,导致阳相对亢盛,机能虚性亢奋的虚热病理变化。阳邪伤阴,因五志过极化火伤阴,久病耗伤阴液都能导致阴虚所致。一般地说,其病机特点多表现为阴液不足减退,以及阳气相对偏盛的虚热证。

阴偏衰时,由于阴液不足,失其滋润濡养之功,不能制约阳气,从而形成阴虚而热等多种表现,可见五心烦热、骨蒸潮热、口干舌燥、咽干唇干、皮肤干燥、便干尿少、舌红少苔、脉细数无力等。阴虚则热与阳盛则热不同,前者是虚而有热,后者是以热为主,虚象并不明显。

3. 阴阳互损　是指机体阴液或阳气虚损到相当程度,病变发展影响及相对方面,导致相对一方之不足,从而形成阴阳两虚的病理机转。在阴虚的基础上,继而导致阳虚,称为阴损及阳;在阳虚的基础上,继而导致阴虚,称为阳损及阴。

4. 阴阳格拒　是阴或阳盛至极而壅遏于内,致使体内阴阳之气不相顺接和维系,进而相互排斥、格拒的病理变化。包括阴盛格阳和阳盛格阴两方面,表现为真寒假热或真热假寒等复杂的病理现象。

5. 阴阳亡失　是指机体的阴液或阳气突然大量的亡失,导致生命垂危的一种病理变化。包括亡阴和亡阳。

(1) 亡阳:是指机体的阳气发生突然脱失,而致全身机能突然严重衰竭的一种病理变化。其临床表现多见大汗淋漓、手足逆冷、精神疲惫、神情淡漠,甚则昏迷、脉微欲绝等一派阳气欲脱之象。

(2) 亡阴:是指由于机体阴液发生突然性的大量消耗或丢失,而致全身机能严重衰竭的一种病理变化。其临床表现多见汗出不止、汗热而黏、四肢温和、渴喜冷饮、精神烦躁或昏迷、谵妄、脉细数疾无力,或洪大按之无力。

(陈世龙　张何璐)

【课后练习】

一、单项选择题

1. 阴阳的最初含义是指 （　）
   A. 天地日月　　B. 昼夜节律　　C. 动静变化　　D. 日光向背　　E. 物质功能
2. 阴阳的相互转化一般都产生在事物发展变化的 （　）
   A. 重要阶段　　B. 量变阶段　　C. 一个阶段　　D. 物极阶段　　E. 多个阶段
3. 事物的属性有阴阳之分,下列属于"阳"的是 （　）
   A. 上　　　　　B. 下　　　　　C. 静　　　　　D. 寒　　　　　E. 地
4. 以昼夜分阴阳,上半夜为 （　）
   A. 阴中之阳　　B. 阳中之阴　　C. 阳中之阳　　D. 阴中之阴　　E. 阳
5. 阴阳相互转化是 （　）
   A. 绝对的　　　B. 有条件的　　C. 必然的　　　D. 偶然的　　　E. 无条件的
6. 《素问·五脏别论》中称为"满而不能实"者,是指 （　）
   A. 胃　　　　　B. 六腑　　　　C. 五脏　　　　D. 胆　　　　　E. 膀胱
7. 肝开窍于 （　）
   A. 目　　　　　B. 耳　　　　　C. 舌　　　　　D. 爪　　　　　E. 鼻
8. 既属六腑之一,又属奇恒之腑的脏器是 （　）
   A. 膀胱　　　　B. 三焦　　　　C. 胆　　　　　D. 脑　　　　　E. 胃
9. 气血生化之源是 （　）
   A. 心　　　　　B. 肝　　　　　C. 脾　　　　　D. 肾　　　　　E. 肺
10. 当人安静时,血主要归藏于 （　）
    A. 心　　　　　B. 肝　　　　　C. 脾　　　　　D. 肺　　　　　E. 肾
11. 气在祖国医学中的基本概念是 （　）
    A. 构成人体的基本物质　　　　　B. 泛指机体的生理功能
    C. 构成世界的基本物质　　　　　D. 维持人体生命活动的基本物质
    E. 构成人体和维持人体生命活动的基本物质
12. 防止血液溢于脉外为气的 （　）
    A. 温煦作用　　B. 推动作用　　C. 防御作用　　D. 固摄作用　　E. 气化作用
13. 脾胃虚弱可以导致血液的病理变化为 （　）
    A. 血虚　　　　B. 血瘀　　　　C. 血寒　　　　D. 血脱　　　　E. 血热
14. 下列哪一项不属于津液 （　）
    A. 胃液　　　　B. 涕液　　　　C. 肠液　　　　D. 泪液　　　　E. 血液
15. 人体正常水液的总称为 （　）
    A. 阴液　　　　B. 体液　　　　C. 津液　　　　D. 津　　　　　E. 液
16. 理气活血以治血瘀的理论依据为 （　）
    A. 气能生血　　B. 气能行血　　C. 气能摄血　　D. 血能载气　　E. 血可化气
17. 腧穴可分为 （　）
    A. 经穴、络穴、奇穴　　　　　　B. 奇穴、阿是穴、五输穴
    C. 经穴、奇穴、阿是穴　　　　　D. 经穴、络穴、阿是穴
    E. 经穴、奇穴、特定穴
18. 按照骨度分寸规定,肘、腕横纹之间的距离为 （　）
    A. 10寸　　　　B. 12寸　　　　C. 12.5寸　　　D. 8寸　　　　　E. 9寸

19. "一夫法"为 （ ）
    A. 3寸   B. 4寸   C. 3.5寸   D. 4.5寸   E. 5寸
20. 作为定取背部穴位标志的肩胛下角约与下列哪项相平 （ ）
    A. 第5胸椎   B. 第6胸椎   C. 第7胸椎   D. 第8胸椎   E. 第9胸椎
21. 气海穴的定位是前正中线上 （ ）
    A. 脐下0.5寸   B. 脐下1寸   C. 脐下1.5寸   D. 脐下2寸   E. 脐下2.5寸
22. 曲池的定位是 （ ）
    A. 屈肘,肘横纹外侧端与肱骨内上髁连线中点
    B. 屈肘,尺泽穴与曲泽穴连线的终点
    C. 屈肘,肘横纹外侧端与尺骨外上髁连线中点
    D. 屈肘,肘横纹内侧端与肱骨外上髁连线中点
    E. 屈肘,尺泽穴与肱骨外上髁连线中点
23. 在第2腰椎棘突下旁开1.5寸的穴位是 （ ）
    A. 命门   B. 胆俞   C. 十七椎下   D. 腰阳关   E. 肾俞
24. 第7颈椎棘突下为 （ ）
    A. 天突   B. 大椎   C. 缺盆   D. 风池   E. 太阳

二、名词解释

1. 中医护理学
2. 辨证施护
3. 同病异护
4. 阴阳
5. 阴阳的消长平衡
6. 五行
7. 相生
8. 相克
9. 藏象
10. 气
11. 津液
12. 经络
13. 腧穴
14. 奇经八脉
15. 病因
16. 病机
17. 六淫

三、填空题

1. 首创"麻沸散"的是_____。
2. 我国第一部医学典籍是_____,成书于战国至秦汉时期,全面总结了秦汉以前的医学成就。基本观点有整体观念、_____、_____,重视预防观。
3. 张仲景开创了_____的先河,首创_____法。
4. 中医护理是以_____为特色,它包括_____和_____两种医护手段。
5. 经络的命名是根据_____、_____、_____而定的。
6. 手三阴经的末穴分别是:肺经为_____、心经为_____、心包经为_____。
7. 腧穴的作用有_____、_____、_____。
8. 膀胱经共有腧穴_____个。

9. 在手中指末节尖端中央的穴位是_____。

四、简答题

1. 人和自然界的统一性表现在哪几个方面?
2. 何为整体观念? 其在中医护理学中有什么指导意义?
3. 何为病、证、症? 三者之间有什么关系?
4. 阴阳学说的基本内容有哪些?
5. 阴阳学说在祖国医学中的应用有哪些?
6. 请运用五行学说解释培土生金法的这一治疗方法。
7. 简述十二经脉循行流注。
8. 简要回答足三里穴的归经、定位和主治。

第二章 中医护理评估技术基础

第一节 诊 法

> **素养目标**：具有对中医药的认同感、传承的使命感，增强文化自信和民族自豪感。
>
> **知识目标**：掌握正常脉象的特征及常见病脉的特征与临床意义。熟悉问诊的方法及注意事项；熟悉不同部位疼痛的特点和意义；熟悉寸口脉诊的方法；了解局部望诊的主要表现及闻诊的主要内容。
>
> **技能目标**：能够运用望、闻、问、切四种诊法，收集临床资料，初步进行综合分析；初步学会脉诊的基本方法。
>
> **思政元素**：党的二十大报告提出："促进中医药传承创新发展"。2023年4月23日，南京市秦淮区"把脉"中医药，让知识产权司法保护成为岐黄薪火的鲜明底色，围绕中医药知识产权保护制度、目前面临的困境、如何从行政层面进行政策激励等方面一起交流探讨中医药如何传承创新发展。

诊法，是中医护理评估疾病的方法，包括望、闻、问、切四个内容，又称"四诊"。诊法是中医护理评估搜集病情资料，为辨证施护提供依据的重要手段。

望、闻、问、切在搜集病情资料方面各有其独特的作用，不能相互取代，但又相互联系、相互补充，因此，在临床运用时，必须将其有机地结合，也就是"四诊合参"，才能全面而系统地了解病情，做出正确的判断。

一、望诊

望诊，是对病人的神、色、形、态、舌象以及分泌物、排泄物色质的异常变化进行有目的的观察，以测知病变，了解疾病情况的一种诊察方法。

人体是一个有机的整体，脏腑气血阴阳有变化就必然会反映于外，因此，通过对人体外部观察，就可以了解其体内的病变。《灵枢·本能篇》所谓："视其外应，以知其内脏，则知所病矣。"

望诊的内容主要包括全身望诊（神、色、形、态），局部望诊（皮肤、头面五官、躯体、四肢、二阴），望舌（舌质、舌苔）等。

(一) 全身望诊

1. 望神　神,是指整个人体生命活动的外在表现。通过望神可以了解脏腑精气的盛衰及形体健康与否。《素问·移精变气论》中说:"得神者昌,失神者亡",说明察神的存亡,对于判断正气盛衰、疾病轻重及预后有重要意义。

望神,就是观察病人的精神好坏,意识是否清楚,动作是否矫健协调,反应是否灵敏等方面的情况,以判断脏腑阴阳气血的盛衰和疾病的轻重预后。望眼神是察神的重点。

神的表现,按神的旺、衰和病情的轻、重可区分为得神、少神、失神、假神四种。其临床表现和意义如下:

(1) 得神:即神气充足的表现。常人或病轻之人,表现为神志清楚,语言清晰,两目灵活,明亮有神,面色荣润,表情自然,呼吸平稳,体态自如,反应灵敏者,称为得神,或称"有神"。提示精气充足,或虽病但正气未伤,脏腑未衰,病轻易瘥,预后良好。

(2) 少神:又称神气不足。其临床表现一般为精神不振,两目乏神,面色少华,动作迟缓,倦怠乏力,肌肉松软,少气懒言。提示正气不足,精气轻度受损,脏腑功能较弱。多见于轻病或恢复期病人,亦可见于素体虚弱者。

(3) 失神:是神气衰败之象。其临床表现为精神萎靡,目光呆滞,面色晦暗,表情淡滞,反应迟钝,身体沉重,形体羸瘦,甚则神志不清,这是五脏精气亏损衰竭的反映,提示人体正气大伤,脏腑功能衰败,大多为病情危重,预后不良。如果出现意识昏迷,语言错乱,循衣摸床,撮空理线;或猝然昏倒,目闭口张,手撒遗尿等,是邪陷心包,精气已脱之失神重证,病情更为严重。

(4) 假神:是垂危病人出现的精神暂时"好转"的假象,是临终前的预兆,见于久病、重病精气大衰之人。临床表现如本已失神,突然神志清醒,目光转亮而浮光外露,言语不休,想见亲人;或原来语声低微断续,忽而清亮;或原本面色晦暗,突然颧赤如妆;或原来毫无食欲,突然食欲增加。其特征是局部症状的"好转"与整体病情的恶化不相符合。此种情况提示脏腑精气极度衰竭,正气将脱,阴不敛阳,虚阳外越,阴阳即将离决,属病情危重。

2. 望色　望色,是指望皮肤的颜色和光泽。皮肤的色泽是脏腑气血的外荣。皮肤的颜色分成青、赤、黄、白、黑五种,简称五色,其变化可以反映疾病的不同性质和不同脏腑的病证;皮肤的光泽,即皮肤之荣润或枯槁,可反映脏腑精气的盛衰。

面部的气血充盛,皮肤薄嫩,又为脏腑气血所荣,故色泽变化易显露于外。望色主要是观察面部的气色。

(1) 常色:即正常人的面色。我国正常人面色应是红黄隐隐,明润含蓄,此为气血和平,精气内含,荣光外发的征象。但是由于职业与体质禀赋不同,有人可能偏红、偏黑、偏白;由于季节、气候引起生理活动的变化,有时可能偏青、偏白、偏红等等,但只要是明润光泽,且含于皮肤之内,而不特别显露,都属于正常面色的范围。

> **知识链接**
>
> 　　常色又有主色和客色之分。
> 　　主色是人生来就有的基本面色,属个体特征,一生基本不变,故称为主色。《医宗金鉴·四诊心法要诀》说:"五脏之色,随五形之人而见,百岁不变,故为主色也。"古人按五行理论将人的体质分为金、木、水、火、土五种类型,并认为金行人肤色稍白,木行人肤色稍青,水行人肤色稍黑,火行人肤色稍红,土行人肤色稍黄,此即为主色。
> 　　客色是因季节、气候等而发生正常变化的面色。因人与自然相应,随着季节、气温、地理环境、职业的变化,面色也可发生相应的变化。

　　(2)病色:是指不正常的面部色泽。病色的特征是:色泽枯槁而晦暗;或虽鲜明但暴露;或独呈一色而无血色相间。一般说来,病人气色鲜明荣润,说明病变轻浅,气血未衰,其病易治,预后较好;反之,若面色晦暗枯槁,说明病变深重,精气已伤,预后欠佳。青、赤、黄、白、黑五色,即代表不同脏腑的病变,又代表不同性质的病邪。

　　① 青色:总属经脉瘀滞,气血运行不畅所致。主寒证、疼痛、瘀血、惊风、肝病。面色淡青,多为虚寒证;面色青黑,多为实寒证、剧痛。面色青灰,口唇青紫,伴心胸憋闷疼痛者,多属心阳虚衰兼心血瘀阻的胸痹;若心悸、胸痛反复发作,突发剧烈胸痛,面色青灰,口唇青紫,冷汗不止,肢凉脉微,属心阳暴脱。小儿高热,若见眉间、鼻柱、唇周色青者,多属惊风或惊风先兆。

　　② 赤色:多因热盛而脉络扩张,面部气血充盈或虚阳浮越所致。主热证,亦可见于戴阳证。满面通红者,多属外感发热,或脏腑火热炽盛的实热证。两颧潮红者,多属阴虚阳亢的虚热证。久病、重病面色苍白,却颧红如妆,游移不定者,为戴阳证,多因久病脏腑精气衰竭,阴不敛阳,虚阳浮越所致,属病危。

　　③ 黄色:多由脾虚不运,气血不足,面部失荣,或湿邪内蕴所致。主脾虚、湿证。面色淡黄而晦暗不泽者,称为萎黄,多属脾胃气虚,运化无力,气血不足;面色淡黄而兼虚浮者,称为黄胖,属脾气虚衰,湿邪内盛。面目一身俱黄者,称为黄疸,其中黄色鲜明如橘皮者,属阳黄,乃湿热熏蒸为患;面黄晦暗如烟熏者,为阴黄,乃寒湿郁滞所致。

　　④ 白色:多由气虚血少,或阳气虚弱,无力行血上充于面所致,主虚证(包括气虚、血虚、阳虚、寒证、失血)。面色淡白无华,伴唇舌色淡者,多属气血不足。面色白而虚浮者,为阳虚或阳虚水泛。面色苍白(白中透青)者,多属阳气暴脱之亡阳证,或阴寒凝滞、血行不畅之实寒证,或大失血之人。

　　⑤ 黑色:多因肾阳虚衰,血失温养,脉络拘急,血行不畅,或肾精亏虚,面部失荣所致。主肾虚、寒证、水饮、瘀血。面黑暗淡者,多属肾阳虚,水寒不化,血失温养所致。面黑干焦者,多属肾阴虚,阴虚火旺,机体失养所致。眼眶周围色黑者,多属肾虚水饮或寒湿带下。面色黧黑(黑而晦暗),肌肤甲错者,多为瘀血久停所致。

　　3. 望形　　望形又称望形体,是指通过观察病人体型、体质和形态来诊察病情的方法。机体外形的强弱,与五脏功能的盛衰是统一的,内盛则外强,内衰则外弱。

(1) 形体强弱

① 强壮:表现为骨骼粗大,胸廓宽厚,肌肉结实,筋强力壮,皮肤光滑润泽等,且精力旺食欲佳,提示内脏坚实,气血旺盛,抗病力强,不易患病,即使患病也容易治,预后较好。

② 羸弱:表现为骨骼细小,胸廓狭窄,肌肉瘦削,筋弱无力,皮肤枯槁等,伴精力弱食欲差,提示内脏虚弱,气血不足,抗病力弱,容易患病,且病后迁延难愈,预后较差。

(2) 形体胖瘦:正常人胖瘦适中,各部组织匀称。过于肥胖或消瘦都可能是病理状态。判断人体的胖瘦,较常用的指标是体重指数。观察形体胖瘦时,应注意与精神状态、食欲食量等结合起来综合判断。

① 肥胖:若形体肥胖,肉松皮缓,食少懒动,动则气喘乏力,属形盛气虚。见于阳虚脾弱,痰湿内盛之人,易患哮喘、眩晕、中风等,故有"肥人多痰湿"之说。若形体肥胖,而肌肉结实,食欲旺盛,神旺有力,为形健气充,不属病态。

② 消瘦:若形体较瘦,但精力充沛,神旺有力,则属健康之人。若形瘦乏力,气短懒言,多属后天不足,气血亏虚;形瘦多食,多为阴虚火旺,可见于消渴、瘿瘤等病;形瘦颧红,皮肤干枯者,多属阴血不足,形体失养,多见于温病后期、肺痨等。故有"瘦人多虚火,多痨嗽"之说。若久病卧床不起,骨瘦如柴者,是脏腑精气衰竭,属病危之象。

(3) 体质形态:阴脏人大多体型矮胖,头圆颈粗,肩宽胸厚,身体姿势多后仰,为阳较弱而阴偏旺,患病易从阴化寒;阳脏人大多体型瘦长,头长颈细,肩窄胸平,身体姿势多前俯,为阴较亏而阳偏旺,患病易从阳化热。平脏人大多体型介于前两者之间,为阴阳平衡,气血调匀。

4. 望态 望态又称望姿态。姿即姿势、体位,态即形体动态。望姿态是通过观察病人的姿势和动态来诊察病情的望诊方法。病人的动静姿势和体位,都是病理变化的外在反映。"阳主动,阴主静",一般是喜动者多属阳证,喜静者多属阴证。

(二) 局部望诊

局部望诊是在全身望诊的基础上,根据病情和诊断的需要,对病人某些局部进行深入、细致的观察,以测知相应脏腑病变的一种诊察方法。局部望诊的内容包括皮肤、头面五官、躯体、四肢、二阴等。

1. 望皮肤 皮肤为一身之表,内合于肺,卫气循行其间,有保护机体的作用。脏腑气血亦通过经络而外荣于皮肤。因此,望皮肤色泽形态的异常变化和表现于皮肤的病症,可以诊察脏腑的虚实,气血的盛衰,以判断病邪的性质及疾病的转归。

2. 望头面五官

(1) 望头:头为诸阳之会,精明之府,中藏脑髓,因此,望头可诊察肾、脑的病变和脏腑精气的盛衰。望头主要观察头的形态及动态。

① 头形:头形过大,属先天不足,肾精亏损,水液停聚;头形过小,属先天不足,肾精亏损。病人头摇不能自主,属肝风内动,或老年气血不足,脑神失养。头项强直者,属火邪上攻;头项软弱者,多属肾气亏虚。

② 囟门:囟门突起,称囟填,多属实证,因火邪上攻,颅内水液停聚所致;囟门凹陷,称囟陷,多属虚证,因吐泻伤津,气血不足或先天精亏,脑髓失充所致;囟门迟闭,称解颅,多属肾气不足,发育不良,见于佝偻病患儿。

(2) 望发：发的生长与肾气和精血的盛衰关系密切。望发是通过观察头发，以了解肾气的强弱和精血的盛衰。如发黄干枯，稀疏易落者，属精血不足；小儿发结如穗，枯黄无泽者，属疳积；头发稀疏黄软，生长迟缓，甚至久不生发，多因先天不足，肾精亏损所致；突然片状脱发，称为斑秃，为血虚受风所致；青壮年头发稀疏易落，或少年白发，多为肾虚或血热，但也有先天禀赋所致者。

(3) 望面：面部是脏腑精气上荣的部位，又为心之华。如颜面浮肿者，为水肿病。眼睑颜面先肿，发病较速者为阳水，多由外感风邪，肺失宣降所致；兼见面色㿠白，发病缓慢者为阴水，多由脾肾阳衰，水湿泛溢所致。一侧或两侧腮部以耳垂为中心肿起，边缘不清，按之有柔韧感或压痛者，为痄腮，多为外感温毒之邪所致，常见于儿童，属传染病。

(4) 口眼㖞斜：一侧口眼㖞斜而无半身瘫痪，患侧面肌弛缓，额纹消失，眼不能闭合，鼻唇沟变浅，口角下垂，向健侧㖞斜者，为风邪中络。若仅口角㖞斜兼半身不遂者，则为中风病，为肝阳上亢、风痰阻闭经络所致。

(5) 望目：目为肝之窍，五脏六腑之精气皆上注于目，故目的异常改变不仅关系于肝，而且也能反映其他脏腑的病变。望目是通过观察目之神、色等方面的变化来了解脏腑精气的盛衰。

① 目神：黑白分明，精彩内含，神光充沛，视物清晰，是目有神，虽病但易治；反之，白睛暗浊，黑睛色滞，失却光彩，视物模糊，是目无神，病属难治。

② 目色：目眦赤，为心火；白睛赤，为肺热；眼胞皮红肿湿烂为脾火；全目赤肿，迎风流泪，为肝经风热；目眦淡白为血亏；白睛黄染，是黄疸；目胞晦暗多属肾虚；眼眶周围见黑色，多属肾虚水泛，或寒湿下注的带下病。

(6) 望耳：耳为肾之窍，手足少阳经之脉布于耳，又为宗脉之所聚。望耳主要观察耳的色泽及耳内情况，以诊察肾、胆和全身的病变。如耳轮淡白，多属气血亏虚；耳轮红肿，多为肝胆湿热或热毒上攻；耳轮青黑，可见于阴寒内盛或有剧痛的病人；耳轮干枯焦黑，多属肾精亏耗，精不上荣。小儿耳背有红络，耳根发凉，为出麻疹先兆；耳内流脓水，称为脓耳，属肝胆湿热熏蒸所致。

(7) 望鼻：鼻为肺之窍，是呼吸气体出入之通道。望鼻主要是观察鼻内分泌物和鼻的外形，以了解肺与脾胃的病变。如鼻流清涕，为外感风寒；鼻流浊涕，为外感风热；鼻流浊涕而腥臭，是鼻渊，多因外感风热或胆经蕴热所致。鼻孔干燥，为阴虚内热，或燥邪犯肺；鼻内出血，多属肺胃蕴热；鼻孔内赘生小肉，撑塞鼻孔，气息难通，称为鼻痔，多由肺经风热凝滞而成。鼻翼煽动，呼吸喘促者，多为肺热或哮喘病，或肺肾精气虚衰。鼻柱溃烂塌陷，常见于麻风病或梅毒。

(8) 望唇口：唇为脾之外荣，望唇应观察其颜色、润燥和形态的变化，以了解脾与胃的病变。如唇色深红，多属热盛；唇色深红而干焦，多属热极；唇色淡白，多属气血两虚；唇色青紫，多属血瘀；口唇樱桃红色，多见于煤气中毒。口唇干裂，为津液已伤；唇口糜烂，多为脾胃积热，热邪灼伤。小儿口腔、舌上布满白斑如雪片，称为鹅口疮，多为胎中伏热蕴积心脾。

(9) 望齿龈：望齿龈是通过观察其色泽、形态和润燥的变化，以了解肾、胃的病变以及津液的盈亏。如齿燥如石，为胃肠热极，津液大伤；齿燥如枯骨，为肾精枯竭，不能上荣。

齿龈红肿疼痛,多为胃火上炎;龈不红不痛微肿,多属脾虚,或肾阴不足,虚火上炎;牙龈腐烂,流腐臭血水者,是牙疳病。

(10) 望咽喉:望咽喉是通过观察其色泽形态变化和有无脓点、假膜等,以了解肺、肾、胃的病变。如咽部深红,肿痛明显,属实热证;咽部嫩红,肿痛不显,属肾阴虚,虚火上炎。若咽部一侧或两侧喉核红肿疼痛,溃烂有黄白色脓点,称为乳蛾,为肺胃热毒壅盛;咽部有灰白假膜,拭之不去,重擦出血,很快复生,为白喉,多因外感疫邪所致。

(三) 望舌

望舌又称舌诊,即观察病人舌质和舌苔的变化以诊察疾病的方法。望舌是望诊的重要组成部分,也是中医独特的诊法之一。

1. 舌诊概述

(1) 舌诊的原理:舌与脏腑经络有着密切的联系。舌与脏腑的联系,主要是通过经络和经筋联系起来的,脏腑的精气可上荣于舌,脏腑的病变亦可以从舌象变化中反映出来。在脏腑中尤以心、脾、胃与舌的关系更为密切。

前人把舌划分为舌尖、舌中、舌根、舌边四个部分,分属于心肺、脾胃、肾、肝胆等脏腑(图2-1-1)。这种以舌的分部来诊察脏腑病变的方法,在临床上具有一定的参考价值。

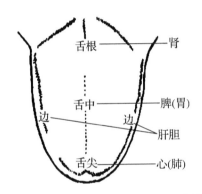

图2-1-1 舌诊脏腑部位分属示意图

(2) 正常舌象:望舌,主要是观察舌质和舌苔两个方面的变化。舌质,又称舌体,是指舌的肌肉脉络组织。舌苔,是舌体上附着的一层苔状物。舌质和舌苔的综合变化,统称舌象。正常舌象的特征为舌色淡红,舌体柔软,活动自如,舌苔色白,颗粒均匀,薄薄地铺于舌面,干湿适中,可概括为"淡红舌,薄白苔"。

2. 望舌体 望舌体对于诊察脏腑精气盛衰存亡、判断疾病预后转归,具有重要意义。望舌体主要是观察其色泽、形态的变化。

(1) 望舌色:即通过观察舌质颜色的变化,以了解疾病的有关情况。常见的舌色有淡白色、红绛色、青紫色等。

① 淡白舌:较正常舌色浅淡。主虚寒证。为阳气虚弱,气血不荣所致。若舌淡白,舌体稍小,多属气血两虚;舌淡白稍胖嫩,或有齿痕,多为阳气虚衰。

② 红绛舌:舌色较正常的舌质红。鲜红者,为红舌;舌色深红者,为绛舌。主热证。若舌色鲜红而起芒刺,或兼黄厚苔,多为实热证;若舌色鲜红而少苔,多为虚热证。若舌绛少苔或无苔,多为阴虚火旺或外感温热,邪入营血。

③青紫舌:全舌呈均匀青色或紫色,或舌上局部出现青紫色的斑点者,为青紫舌。主热证、寒证、瘀血证。若绛紫或紫红而干枯少津,多为热毒炽盛所致;若青紫而湿润,多为寒凝或血瘀所致;若舌质紫暗,或局部有斑点,多为血瘀。

(2) 望舌形:舌形主要指舌体的大小与形质,正常舌质大小适中,望舌形主要观察其老嫩、荣枯、胖瘦以及有无齿痕、裂纹、芒刺等。

①老嫩:舌质形色坚敛,纹理粗糙或皱缩,舌色较暗者为老舌,多为实证、热证;纹理细腻,形色浮胖娇嫩为嫩舌,多属虚证、寒证。

②荣枯:舌体明润者为荣,说明津液充足;舌体干瘪者为枯,说明津液已伤。

③胖大:较正常舌体胖大、肥厚者,为胖大舌。有胖嫩与肿胀之分。若舌体胖嫩,色淡,多属脾肾阳虚,津液不化,水饮痰湿阻滞所致。如舌体肿胀满口,色深红,多是心脾热盛;若舌肿胖,色青紫而暗,多见于中毒。

(3) 望舌态:即观察舌体的动静姿态。正常舌体活动灵活,伸缩自如。常见的病理舌态有强硬、痿软、歪斜、短缩、吐弄等。

①强硬:舌体强硬,运动不灵活,屈伸不便,或不能转动,致使语言謇涩,称为"舌强"。舌强硬而舌色红绛少津,多见于热盛之证。舌体强硬而舌苔厚腻,多见于风痰阻络;突然舌强、语言謇涩,伴有肢体麻木、眩晕者多为中风先兆。

②痿软:舌体软弱,伸卷无力,转动不便,称为舌痿。多属气血虚极,阴液亏损,筋脉失养所致。若久病舌淡而痿,是气血俱虚;舌绛而痿,是阴亏已极。新病舌干红而痿者,则为热灼阴伤。

③歪斜:舌体偏斜于一侧,称为歪斜。多是中风或中风之先兆。

④颤动:舌体震颤不定,不能自主,称为舌体颤动。舌质淡白而颤抖者,为阴血亏虚,筋脉失养所致;舌红绛而颤抖者,为热极生风所致。

⑤短缩:舌体紧缩不能伸长,称为短缩。多为危重证候的反映。舌淡或青而湿润短缩,多属寒凝筋脉;舌胖而短缩,属痰湿内阻;舌红绛干而短缩,多属热病津伤。

⑥吐弄:舌伸长,吐露出口外者为吐舌;舌微露出口,立即收回,或舌舐口唇上下或口角左右,称为弄舌。两者都属心脾有热。吐舌可见于疫毒攻心,或正气已绝;弄舌多为动风先兆,或小儿智能发育不良。

(4) 望舌下络脉:舌下络脉是位于舌系带两侧纵行的大络脉,管径小于2.7 mm,长度不超过舌下肉阜至舌尖的3/5,络脉颜色为淡紫色。

舌下络脉的观察方法是:先让病人张口,将舌体向上腭方向翘起,舌尖可轻抵上腭,勿用力太过,使舌体保持自然松弛,舌下络脉充分显露。

舌下络脉异常及其临床意义:舌下络脉细而短,色淡红,周围小络脉不明显,舌色和舌下黏膜色偏淡者,多属气血不足。舌下络脉粗胀,或舌下络脉呈青紫、紫红、绛紫、紫黑色,或舌下细小络脉呈暗红色或紫色网状,或舌下络脉曲张如紫色珠子状大小不等的瘀血结节等改变,都是血瘀的征象。

3. 望舌苔 望舌苔主要是观察苔的色和质。舌苔的变化可反映病位的深浅、病邪的性质、津液的存亡、病情的进退和胃气的有无等。

(1) 望苔色:苔色与病邪性质有关,故察苔色可以推断疾病性质。

①白苔:主表证、寒证。白苔有薄、厚之分,舌面上分布一层薄薄的白苔,透过舌苔可

以见到舌体的颜色者为薄白苔;舌边尖较薄,舌中根较厚,透过舌苔不能见到舌体颜色者为厚白苔。若舌苔薄白,兼寒热、脉浮者,为外感表证。苔厚白而腻者,为痰湿或食积内阻;苔白厚如积粉,为秽浊湿邪与热毒相结而成。

② 黄苔:主里证、热证。根据黄色的深浅不同,分为浅黄、深黄、老黄、焦黄。苔色愈黄,表示邪热愈甚。薄黄苔见于风热表证或风寒入里化热;苔厚黄而滑腻,多见于湿热蕴结、痰饮、食滞;苔厚而焦黄,多见于邪热伤津,燥结腑实。

③ 灰黑苔:主热盛或寒盛。灰黑苔包括灰苔和黑苔。灰为黑之淡,黑为灰之浓,两者只是颜色深浅不同。灰黑苔多由黄苔或白苔发展而成,多在病情危重时出现。苔质润燥是判断灰黑苔寒热属性的重要指征。苔灰黑而滑腻者,为阳虚寒盛或痰饮内停;灰黑而干燥,芒刺裂纹者为热极津枯。

(2) 望苔质:主要观察舌苔的厚薄、润燥、腻腐、剥脱等变化。

① 厚薄:苔质的厚薄,以"见底"和"不见底"为标准。所谓见底,即透过舌苔能隐隐见到舌体,能见底的为薄苔,不能见底的为厚苔。通常情况下,疾病初起,病邪在表,病情较轻者,舌苔多薄;而病邪传里,病情较重,或内有痰饮、水湿、食积等,则舌苔多厚。舌苔由薄增厚,表示病邪由表入里,病情由轻转重,为病进;而由厚变薄,则表示邪气得以内消外达,病情由重变轻,多属病退。

② 润燥:察舌苔的润燥,主要是了解津液变化的情况。苔润,多为病邪尚未伤津。苔面有过多水分,扪之滑利而湿,称为滑苔,多是水湿内停之象。苔面干燥,望之枯涸,扪之无津,称为燥苔,多为病邪伤津或阴液亏耗的病证。

③ 腐腻:腐苔,指苔如豆腐渣,揩之可去,多为实热蒸化胃中食浊所致,亦见于内痈。腻苔,是舌面上覆盖着一层浊而滑腻的苔垢,颗粒细腻而致密,刮之难去,多见于湿浊、痰饮、食积等。

④ 剥脱:舌苔骤然全部退去,以致舌面光洁如镜,称为"光剥舌""光滑舌",又称"镜面舌"。若舌苔剥落不全,剥脱处光滑无苔,界限明显,称为"花剥苔";若为不规则地大片脱落,边缘苔厚,周界清楚,形似地图,又称"地图舌"。光剥舌是胃阴枯竭,胃气大伤之征象。花剥苔也是胃腑气阴两伤所致。

4. **舌象分析** 舌象包括舌质和舌苔两个方面。舌质与舌苔的变化,都是内在的复杂病变在舌上的反映,所以在分别掌握舌质、舌苔的基本变化及其主病的同时,应注意到舌质与舌苔之间的相互关系,并将舌质与舌苔的变化结合起来分析。

在一般情况下,舌质与舌苔的变化是统一的,其主病往往是两者的综合,但是也有舌质与舌苔变化不一致的情况,需四诊合参,加以综合判断。

5. **舌诊的临床意义** 舌象的变化能客观地反映正气盛衰、病邪深浅、邪气性质、病情进退,可以判断疾病转归和预后,可以指导临床辨证、立法、处方、用药。

(1) 判断邪正的盛衰:诊察舌质的神、色、形态的变化是判断正气盛衰的重要依据。如舌质红润,主气血旺盛;舌色淡白,为气血两虚;舌色暗滞,运动失灵,为失神,提示脏气衰败,正气大伤,预后不良。舌苔的有无可判断胃气的存亡。如舌苔有根,是胃气充足;舌苔无根或光剥无苔,是胃气衰败。

(2) 区别病邪性质:不同性质的病邪可引起舌象的不同改变。如热邪可致舌红绛,舌苔黄或灰黑而干燥;寒邪可致舌淡紫,苔白或灰黑而滑腻;燥邪可致舌红少津;湿浊、痰饮、食积内阻或外感秽浊之气,均可见舌苔厚腻;内有瘀血,则苔紫暗或有斑点,或舌下络脉怒张。

(3) 辨别病位浅深:随着邪气入侵人体部位的加深,舌象亦会发生相应的变化。如苔薄说明病位尚浅,主病邪在表;苔厚提示病位已深,主病邪入里。舌红,则邪尚在气分;舌绛紫,则邪已深入营血。

(4) 推断病势进退:对舌象的动态观察,可测知疾病进退趋势。如苔色由白转黄,由黄转灰黑,苔质由薄转厚,由润转燥,多为病邪由表入里,由轻变重,由寒化热,邪热内盛,津液耗伤,为病进。反之,若舌苔由厚变薄,由黄转白,由燥变润,为病邪渐退,津液复生,病情向愈。若舌苔骤增骤退,多为病情骤变所致。如薄苔突然增厚,是邪气急骤入里的表现;若满舌厚苔突然消退,是邪盛正衰,胃气暴绝的表现,二者皆为恶候。

(5) 推测病情预后:舌荣有神,舌面有苔,舌态正常者,为邪气未盛,正气未伤,胃气未败,预后较好;舌质枯晦,舌苔无根,舌态异常者,为正气亏虚,胃气衰败,病情多凶险。

二、闻诊

闻诊是通过听声音和嗅气味来诊断疾病的方法。听声音包括诊察了解病人的声音、语言、呼吸、咳嗽、呕吐、呃逆、嗳气、太息、喷嚏、呵欠、肠鸣等各种声响。嗅气味包括嗅病体发出的异常气味,排出物的气味及病室的气味。

(一) 听声音

声音的发出主要是气的活动,与机体组织和某些脏腑的虚实盛衰关系密切。因此,听声音不仅能诊察发音器官的病变,而且根据声音的变异可以进一步推断内脏和整体的变化。

1. 语声 一般而言,语声高亢洪亮有力,声音连续多言者,多为实证、热证、阳证,是阳盛气实、机能亢奋的表现;语声低微细弱,声音断续懒言者,多为虚证、寒证、阴证,是禀赋不足、气血虚损的表现。

2. 语言 "言为心声",言语是神明活动的一种表现。语言错乱多属于心的病变。若神识不清,语无伦次,声高有力为"谵语",多属热扰心神之实证。神志不清,语言重复,时断时续,语声低弱模糊的为"郑声",是心气大伤,精神散乱之虚证。若患者自言自语,喃喃不休,见人语止,首尾不续的为"独语",常见于痰气郁闭之癫证。精神错乱,语无伦次,狂躁妄言的为"狂言",多见于痰火扰心的狂证。神志清楚,思维正常而吐字困难,或吐字不清,称"语言謇涩",每与舌强并见者,多因风痰阻络所致,为中风之先兆或中风后遗症。

3. 呼吸 正常人呼吸调匀,深浅适中。肺主呼吸,肾主纳气,呼吸异常,每责于肺、肾。

(1) 气微与气粗:呼吸表浅,气息低微,少气不足以息,称气微,多见于肺肾之气不足,属于内伤虚损。呼吸急促,气粗息短,称气粗,多是热邪犯肺,肺失清肃,属于实热证。

(2) 喘与哮:呼吸困难,短促急迫,甚则鼻翼翕动,张口抬肩,不能平卧者称为"喘"。喘有虚实之分,若喘息气粗,声高息涌,唯以呼出为快的,属实喘,多因有实邪,气机不利所致;若喘声低微息短,呼多吸少,气不得续的,属虚喘,乃肺肾气虚,出纳无力之故。呼吸急促似喘,且喉中有哮鸣声(如笛音),称为哮,多因内有宿痰,复感外邪诱发。哮必兼喘,而喘未必兼哮。

(3) 少气与短气：呼吸微弱，短而声低，少气不足以息的，称为"少气"，多因气虚体弱所致。若呼吸较常人急而短促，息快而不相接续，似喘而不抬肩，虽急并无痰鸣声者，称为"短气"，多由于痰、食等实邪内阻，影响气机升降，或因元气大虚，气不足以息之故。

4. 咳嗽　咳嗽是肺失肃降，肺气上逆的一种症状。可根据咳声和痰的色、量、质的变化来判断疾病的寒热虚实性质。一般来说，咳声重浊有力，多属实证；咳声轻清低微，多属虚证。咳声不扬，痰稠而黄，不易咳出，属热证，多因热邪犯肺所致。干咳无痰或少痰，多因燥邪犯肺或阴虚肺燥所致。咳声短促，呈阵发性、痉挛性，连声不断，咳后有鸡鸣样回声，并反复发作者，称为顿咳（百日咳），多因风邪与痰热搏结所致，常见于小儿。

5. 呕吐　呕吐是指饮食物、痰涎从胃上涌，由口中吐出的症状，是胃失和降、胃气上逆的表现。有声有物为呕吐；有物无声为吐；有声无物为干呕。但临证中三者很难截然划分，一般统称为呕吐，皆属胃气不降所致。如吐势徐缓，声音微弱，吐物清稀者，属虚寒证；吐势较猛，声音洪亮，吐出黏痰黄水或酸腐或苦者，属实热证；喷射状呕吐，为热扰神明；朝食暮吐或暮食朝吐，为反胃，属脾胃虚寒。

6. 呃逆与嗳气　呃逆，古称哕，俗称"打嗝"，是胃气上逆从咽而发的一种不由自主的冲击声，声短而频，呃呃作响。呃声频作，高亢而短，声响有力，为实证、热证；呃声低沉而长，声弱无力，为虚证、寒证。新病呃逆，其声有力，为寒邪或热邪客于胃；久病呃逆不止，声低无力，为胃气衰败之危候。若因饮食刺激而致的短暂呃逆，不为病态。

嗳气古称噫，俗称"打饱嗝"，是胃中气体上出咽喉所发出的声响，其声沉长而缓的症状。若嗳气酸腐，为宿食，属实证；嗳声频作，并与情志变化有关，属肝气犯胃；嗳声低沉断续，属胃虚气逆；嗳声频作，脘腹冷痛，属寒邪客胃。

7. 太息　太息是因情绪抑郁，胸胁胀闷不畅而发出的一种长吁短叹声，又称"叹息"。多因情怀不遂，肝气郁结所致。

8. 喷嚏　喷嚏是因肺气上逆，气冲喉鼻而突然爆发的声响。常人偶发喷嚏，不属病态。新病喷嚏频作，兼恶寒发热，鼻流清涕，多因外感风寒，鼻窍不利所致；久病阳虚之人，突然出现喷嚏，多为阳气来复，病趋好转之佳兆。

（二）嗅气味

嗅气味，是指嗅辨与疾病有关的气味，包括病室、病体、分泌物、排出物气味，如口气、汗、痰、涕、二便、经、带、恶露、呕吐物等的异常气味。

1. 口气　指从口中散发出的异常气味。口气酸馊，为胃有宿食。口气臭秽，多属胃热，或消化不良，亦见于龋齿、口腔不洁等。口气腐臭，或兼咳吐脓血者，多是内有溃腐脓疡。若臭秽难闻、牙龈腐烂者为牙疳。

2. 汗气　指汗液所散发出的气味。病人身有汗气味，可知曾有汗出。汗出腥臭，是风湿热邪久蕴皮肤，津液受到熏蒸所致。腋下随汗散发阵阵臊臭气味者，是湿热内蕴所致，可见于狐臭病。出汗较多而不常清洗有汗气者不属病态。

3. 痰、涕之气　吐痰涎清稀味咸，无特异气味者，属寒证。若病者咳吐浊痰脓血，腥臭异常的，多是肺痈，为热毒炽盛所致。咳痰黄稠味腥者，是肺热壅盛所致。鼻流浊涕腥秽如鱼脑者，为鼻渊；鼻流清涕无气味者，为外感风寒。

4. 二便之气　二便闻诊除注意了解特殊臊臭气味外，要结合望诊综合分析判断。如大便酸臭难闻者，多属热结肠道。大便溏泻而腥者，多属脾胃虚寒。大便泄泻臭如败卵，甚则夹有未消化食物,矢气酸臭者,是宿食停滞,消化不良之故。小便黄赤混浊,有臊臭味者,多属膀胱湿热。尿甜并散发烂苹果样气味者为消渴病。

5. 病室之气　病室气味是由病体及其排出物散发而充斥病室的气味。气味由病体发展到充斥病室,说明病情重笃。

病室有血腥气味,多见于失血证或手术后患者;病室有腐臭气味,多见于疮疡溃腐患者;病室有尿臊气,多见于水肿病晚期患者;病室有烂苹果气味,多见于消渴病晚期患者。病室臭气触人,多见于瘟疫病患者,多因疫气熏蒸败坏脏腑气血所致;病室有尸臭,多见于脏腑败坏患者,病属危重。

三、问诊

问诊的内容主要包括一般情况、主诉、现病史、既往史、个人生活史、家族史等。询问之时,应根据就诊情况,如初诊或复诊、门诊或住院等实际情况,有针对性地进行询问。

1. 问一般情况　一般情况包括姓名、性别、年龄、婚否、民族、职业、籍贯、工作单位、现住址等。询问一般情况,一是便于联系和随诊;另一方面可获得与疾病有关的资料,为诊断治疗提供一定依据。如水痘、麻疹,多见于小儿;癌病、中风,多见于中老年患者;妇女有月经、带下、妊娠、产育等疾病;长期水中作业者,易患寒湿痹证;疟疾在岭南等地发病率较高,血吸虫病见于长江中下游一带。

2. 主诉　主诉是病人就诊时陈述的最感痛苦的症状或体征及持续时间,如"恶寒发热、头痛两天"。

主诉通常是病人的主要痛苦、就诊的主要原因,往往也是疾病的主要矛盾所在。通过主诉可以初步估计疾病的范畴和类别(如外感病或内伤病,阳证或阴证等),病势的轻重(如急性病、危重病、慢性病等)。因此,主诉具有重要的诊断价值,是调查、认识、分析、处理疾病的重要线索。

> **知识链接**
>
> 主诉与主症,二者既有相同点又有区别。主诉是病人就诊时陈述其感受最明显或最痛苦的主要症状及其持续时间。主症一般以全身症状,或特别严重的症状,或病人最感痛苦的症状为标准。二者所反映的都是疾病的主要症状,主症往往被包含在主诉之中,但二者的不同点是:主症仅反映了症状表现,而主诉则不仅是症状表现,还包含持续的时间,甚至还包括了疾病的病势。因此,临床上不要把主诉和主症混为一谈。

3. 现病史　现病史是指围绕主诉从起病到此次就诊时,疾病的发生、发展、变化,以及诊治经过。问现病史一般包括以下内容:

(1) 发病情况:包括发病环境、发病时间的新久、发病原因或诱因、疾病最初的症状、部位、性质,当时曾作何处理等。询问病人的发病情况,对辨别疾病的病因、病位、病性有着十分重要的作用。

（2）病变过程：指从起病到就诊时病情的变化。询问病变过程，可按时间先后顺序进行，主要询问某一阶段发病的原因或诱因、出现何症状、症状的性质及程度如何、何时好转或加重、何时出现新的病情，以及病情变化有何规律等。通过询问病变过程，对了解疾病邪正斗争情况，以及病情发展趋势有重要的临床意义。

（3）诊治经过：指疾病的诊断和治疗情况。询问诊治经过，重点要询问曾做过哪些检查、结果怎样、何医院作何诊断、诊断依据为何、经过哪些治疗、使用过何药物、药物剂量如何、治疗效果及反应怎样等。了解既往诊断和治疗的情况，对当前诊断与治疗有重要参考意义。

此外，问现在症状虽属问现病史范畴，但因其内容较多，是问诊的主要内容，将另列一节介绍。

4. 既往病史　既往病史又称"过去病史"，主要包括病人平素健康状况和既往患病情况。询问既往病史，对诊断、治疗现患疾病有一定作用。

5. 个人生活史　个人生活史主要包括生活经历、精神情志、生活起居、饮食嗜好、婚姻生育等。询问病人个人生活史，在诊断上具有十分重要的意义。

6. 家族史　家族史包括父母、兄弟姐妹、子女等直系亲属和配偶的健康和患病情况。询问患者的家族病史对现患疾病具有重要的诊断意义。询问家族史，必要时还应注意询问直系亲属的死亡原因，这是因为某些遗传性疾病，如癫狂、痫病等，常与血缘有关；某些传染性疾病，如肺痨等，与生活接触有关。

7. 问现在症状　现在症状是当前病理变化的反映，是辨证的主要依据。问现在症状，是问诊的主要内容，对疾病的诊断有着重要作用。

问现在症状，主要是询问病人就诊时所感到的一切痛苦和不适，以及与其病情相关的全身情况。问现在症的内容十分丰富，张景岳在总结前人问诊经验的基础上提出了"十问"的内容，经后人略做修改，总结出了"十问歌"，十问歌言简意赅，至今在临床上仍有着重要的指导意义。但在实际运用时，要根据病人病情的不同，灵活而有针对性地进行询问，不能千篇一律地机械套问。

> **知识链接**
>
> 十问歌：一问寒热二问汗，三问头身四问便，五问饮食六胸腹，七聋八渴俱当辨，九问旧病十问因，再兼服药参机变，妇女尤必问经期，迟速闭崩皆可见，再添片语告儿科，天花麻疹全占验。

（1）问寒热：寒热的产生，主要决定于病邪的性质和机体的阴阳盛衰两个方面。

① 恶寒发热：疾病初起即见恶寒发热，多见于外感表证。恶寒重发热轻，多为风寒表证；发热重恶寒轻，多为风热表证。

② 但寒不热：指病人只感怕冷而不觉发热的症状。新病恶寒，四肢不温，或腹部冷痛，或咳喘痰鸣者，为里实寒证。久病畏寒肢冷，得温可缓，舌淡嫩，脉沉迟无力等，为里虚寒证。

③ 但热不寒：发热不恶寒而恶热，称为但热不寒。但热不寒一般主阳盛阴虚的里热证。临床常见有以下几种情况：a. 壮热：病人高热不退，恶热不恶寒，常兼有多汗、烦渴等症，多见于里实热证。b. 潮热：发热如潮有定时，按时而发或按时而热更甚的，即为潮热，临床常见三种类型，即阳明潮热、湿温潮热和阴虚潮热。阳明潮热的特点是热势较高，常于日晡（申时，下午3～5时）之时发热明显，或热势更甚。兼见口渴冷饮，腹满硬痛，大便秘结等，为胃肠燥热内结。湿温潮热的特点是午后发热明显，并有身热不扬（肌肤初扪之不觉很热，但扪之稍久即感灼手）等，为湿郁热蒸。阴虚潮热的特点是午后或夜间潮热，骨蒸（有热自骨内向外透发的感觉），或五心烦热，常兼有盗汗、颧红、心烦失眠等症，属阴虚证。c. 低热：即微热，是发热不高，一般不超过38 ℃，或仅自觉发热，常见于某些内伤病和温病的后期。微热大多发病时间较长，病因与病证较复杂，如阴虚潮热多为长期微热；气虚清阳被郁，亦可导致长期微热，称为气虚发热；情志不舒，气郁化火，亦可表现为时有微热，称为郁热。

④ 寒热往来：指恶寒与发热交替发作，故又称往来寒热，是邪正相争、互为进退的病理表现，为半表半里证的特征，见于少阳病或疟疾。

(2) 问汗：指询问病人汗出的异常情况，如汗之有无、色质、时间、多少、部位及其主要兼症等。

① 汗出有无：在疾病过程中，尤其对外感病人，询问汗的有无是判断感受外邪的性质和卫气盛衰的重要依据。里证问汗对判断疾病性质具有重要意义。

a. 表证有汗：表证有汗主风寒表虚证、风热表证。兼发热恶风、脉浮缓等症，多属风寒表虚证；兼发热重、恶寒轻、咽痛、脉浮数等症，多属风热表证。因风性开泄，热性升散，风热袭表，腠理疏松，玄府开张而汗出。如卫阳素虚，肌表不固，则更易出汗。

b. 表证无汗：表证无汗主风寒表实证，多兼恶寒重、发热轻、头身痛、脉浮紧等症。因寒性收引，腠理致密，玄府闭塞而无汗。

c. 里证汗出：里证汗出主阳盛实热、阴虚内热、阳气亏虚、亡阴、亡阳等证。汗出量多，兼高热、烦渴饮冷等症，属里实热证，多因里热炽盛，迫津外泄所致。阴虚内热、阳气亏虚、亡阴、亡阳等证之汗出，因其特征不同，而在特殊汗出中论述。

d. 里证无汗：里证无汗主阳气亏虚、津血亏耗证，常见于久病体虚患者。因阳气不足，蒸化无力，或津血亏耗，化源不足所致。

② 特殊汗出：所谓特殊汗出，是指具有某些特征（出汗的时间、出汗的状况等）的病理性汗出。主要有下列四种：

a. 自汗：经常日间汗出不止，活动后更甚，称"自汗"。自汗主气虚证、阳虚证。常伴神疲倦怠、气短乏力等症，多因阳气不足，肌表失固，气不摄津，津液外泄所致。

b. 盗汗：熟睡之后汗出，醒后则汗止，称"盗汗"。盗汗主阴虚内热证。常伴潮热、颧红等症，因熟睡之时，卫阳入里，肌表不固，虚热蒸津外泄，故睡时汗出，醒后卫阳复归于表，故醒后汗止。

c. 绝汗：在疾病的危重阶段，突见大汗不止，称"绝汗"，又称"脱汗"。绝汗主亡阴证，亦主亡阳证。如病势危重，汗出如油，热而黏手，伴高热烦渴、脉细数疾，属亡阴之汗，多因阴液严重亏损，虚热迫津外泄所致；若病势危重，大汗淋漓，汗稀而凉，伴身凉肢厥、脉微欲绝，属亡阳之汗，多因阳气暴脱于外，不能固护津液，津无所附而随阳气外泄所致。

d. 战汗：病势深重阶段，先见寒战不能自已，持续一段时间，而后大汗出，称战汗。战汗是邪正相争、病变发展的转折点。临床见战汗，应注意观察病情的变化。如汗出热退，脉静身凉，是邪去正复之佳象；若汗出而身热不减，仍烦躁不安，脉来疾急，为邪胜正衰之危候。

③ 局部汗出：出汗局限于身体某一部位，称"局部汗出"。局部汗出有虚实寒热之别，问诊时应重点询问汗出的具体部位及伴随症状，以便审证求因。

a. 头汗：汗出仅见于头部或头颈部，称"头汗"。多因上焦热盛，或中焦湿热熏蒸，迫津上泄所致。进食辛辣、热汤、饮酒而见头汗，乃阳气旺盛，阳热炎上所致。

b. 半身汗出：身体一半出汗，另一半无汗，汗出或左侧或右侧，或上半身或下半身，称"半身汗出"。多见于中风、痿证、截瘫病人，多因风痰瘀阻滞经脉、营卫不周、半身气血失和所致。

c. 手足心汗：汗出局限于手足心，称"手足心汗"。平时、无热或情绪变化时，手足心微汗出，一般为生理现象。手足心汗出过多，则属病理现象，多因阳气内郁、阴虚阳亢、中焦湿热郁蒸所致。

d. 心胸汗：心胸部易汗出或汗出过多，称"心胸汗"。心胸汗多属虚证，常见于心脾两虚、心肾不交证。

e. 阴汗：男女外阴及其周围汗出过多，称"阴汗"。多因下焦湿热郁蒸所致。

（3）问疼痛：疼痛是临床上最常见的一种自觉症状，患病机体各个部位都可发生疼痛。问疼痛，应注意询问了解疼痛的部位、性质、程度、时间、喜恶等。

① 问疼痛的部位：由于机体的各部位与一定的脏腑经络相联系，所以通过询问疼痛的部位，可了解病变所在的脏腑经络，对诊断有重要意义。如头痛，无论外感、内伤，均可导致头痛。若发病急，病程短，痛无休止，恶寒发热，多为外感头痛；内伤头痛多表现为病程长，头痛时止，每带眩晕。《伤寒论》把头痛分为：头后疼痛连项，为太阳头痛；头前疼痛连额，为阳明头痛；头两侧疼痛，为少阳头痛；巅顶头痛，为厥阴头痛。

② 问疼痛的性质：由于导致疼痛的病因、病机不同，因而疼痛的性质特点各异，故询问疼痛的性质特点，可辨疼痛的病因与病机。

a. 胀痛：指疼痛伴胀满的感觉，属气滞作痛的特征。其特点是时发时止、排气稍舒，多因气滞所致。多发于胸胁脘腹、四肢等处。但头目胀痛，多因肝阳上亢，或肝火上炎所致。

b. 刺痛：指疼痛如针刺的感觉，属瘀血作痛的特征。其特点是范围小，夜间为甚，部位多固定不移，按之痛甚或拒按。刺痛以胸胁脘腹、头部等处为多见。

c. 走窜痛：指痛处游走不定，或走窜攻痛。其特点是痛处不固定，时此时彼，甚则感觉不到确切的疼痛部位。胸胁脘腹疼痛且走窜不定，常称"窜痛"，多因气滞所致；肢体关节疼痛而游走不定，常称"游走痛"，多为风痹。

d. 绞痛：指疼痛剧烈如刀绞。绞痛范围较大，且多疼痛难忍，多因有形实邪阻闭，或寒邪凝滞、气滞血瘀所致，常见于真心痛、结石、蛔厥等。

e. 掣痛：指痛处抽掣或牵引它处而痛，又称"彻痛"。掣痛常呈放射状，或有起止点，有牵扯感，多因经脉失养，或经脉阻滞所致。如太阳头痛连项、心痹胸痛彻背等。

f. 灼痛：指疼痛有灼热感而喜冷，属热邪致痛的特征。多因火邪窜络，或阴虚火旺，组织被灼所致。以两胁、胃脘、肌表处为多见。

g. 冷痛:指疼痛有寒冷感而喜暖,属寒邪致痛的特征。因寒邪阻络而致者属实证;因阳气不足,脏腑肢体失于温煦所致者属虚证。以腰脊、脘腹、四肢关节等为多见。

h. 隐痛:指疼痛不甚剧烈,尚可忍耐,但绵绵不休。多因精血亏损,或阳气不足,肌体失养所致。以头、脘、腹部为多见。

i. 重痛:指疼痛伴沉重感,属湿邪致痛的特征。多因湿邪困阻气机所致。以头部、四肢、腰及全身为多见。

j. 空痛:指疼痛伴空虚感,属因虚致痛的特征。多因气血精髓亏虚,组织器官失养所致。以头部和小腹部为多见。

总之,凡新病疼痛,痛势较剧,持续不解,痛而拒按,多属实证;久病疼痛,痛势较轻,时痛时止,痛而喜按,多属虚证。

(4) 问头身胸腹不适:经络遍布头身,胸腹为脏腑所居之处,故脏腑的病变皆可反映于胸腹。应注意询问不适的特点、性质及程度,以了解病证的寒热虚实。

① 头晕:是自觉头脑有眩晕之感,闭目即止,重者视物旋转,站立不稳,如坐舟车。头晕而胀,烦躁易怒,舌红,脉弦数者,多为肝火上炎;头晕胀痛,耳鸣,腰膝酸软,舌红少苔,脉弦细,多为肝阳上亢;头晕面白,神疲体倦,舌淡脉细,每因劳累而加重者,多为气血亏虚;头晕且重,如物裹缠,胸闷呕恶,舌苔白腻者,多为痰湿内阻,清阳不升。

② 胸闷:胸部感觉痞塞满闷,称"胸闷",又称"胸痞"。胸闷多与心、肺、肝等脏病变有关。胸闷兼心悸气短,多因心气不足或心阳不振所致;胸闷兼心痛如刺,多因心血瘀阻所致;胸闷兼痰多,多因痰湿内阻,肺气壅滞所致;胸闷胁胀而善太息,多因肝气郁结所致。

③ 心悸:自觉心跳加快、心慌、悸动不安,甚至不能自主,称"心悸"。心悸多与心脏病变有关。因受惊而心悸,或心悸易惊,恐惧不安,称"惊悸",惊悸多时发时止,全身情况较好,病情较轻,常因目见异物,遇险临危而心神浮动,心气不定所致。心慌不已,心跳剧烈,上至心胸、下至脐腹,称"怔忡"。怔忡较心慌、惊悸严重,持续时间较长,全身情况较差,病情较重,多因情志过激,劳累过度所致。

④ 胁胀:胁的一侧或两侧感觉胀满不舒,称"胁胀"。胁胀多与肝胆及其经脉病变有关。胁胀易怒,多因情志不舒,肝气郁结所致;胁胀灼痛,目黄口苦,舌苔黄腻,多因肝胆湿热所致。

⑤ 脘痞:自觉脘部胀满不舒,称"脘痞",又称"脘胀"。脘痞多与脾胃病变有关。脘痞而嗳腐吞酸,多因饮食伤胃所致;脘痞而食少便溏,多因脾胃虚弱所致。

⑥ 腹胀:是自觉腹部胀满痞塞不舒,如物支撑。腹胀有虚实之分,喜按属虚,多因脾胃虚弱;拒按属实,多因食积胃肠,或实热内结。腹胀如鼓,皮色苍黄,腹壁青筋暴露者,称为臌胀,多因脾虚肝郁,血瘀水停。

⑦ 身重:身体感觉沉重,如负重物,转侧挪动困难,称"身重"。身重多因肺、脾、肾功能失调,水湿滞留肌肤、骨节所致。此外,身重亦可因湿热耗伤气阴,机体失养所致。

⑧ 麻木:肌肤感觉、知觉减退,甚至消失,称"麻木",又称"不仁"。麻木多见于头面四肢,多因气血亏虚,肝风内动,或湿痰瘀血痹阻经络,肌肤经络失养所致。

⑨ 疲乏:精神困倦,肢体懈怠无力,称"疲乏"。疲乏多与气血不足、脾胃虚弱、水湿内停等有关。疲乏兼纳差、便溏,多因脾虚湿阻所致;疲乏兼少气懒言、头晕自汗、心悸,多因气血亏虚所致;疲乏兼少气懒言、口渴心烦、身热、汗出、尿赤,多因暑热伤气所致。

(5) 问耳目：耳目是诸多脏腑的经络循行之处，故询问耳目的各种异常感觉，可以了解相应内脏的病变。

① 问耳：耳鸣、耳聋、重听都是听觉异常的症状。听力障碍，轻者为重听，重者为耳聋。耳鸣、耳聋可单独出现，也可同时出现，耳聋常由耳鸣发展而来。

② 问目：目病繁多，这里简要介绍目痛、目眩、目昏等几个常见症状。

a. 目痛：单眼或双眼发痛，称"目痛"。目痛剧，多属实证，多因肝火上炎所致；目微痛，多因阴虚火旺所引起。

b. 目眩：两眼发黑，眼冒金花，或眼前感觉有蚊蝇飞动，称"目眩"。目眩常兼头晕，合称"眩晕"。目眩应注意辨清虚实。实证多因风火上扰清窍，或痰湿上蒙清窍所致；虚证多因中气下陷，清阳不升，或肝肾不足，精血亏虚，目窍失养所致。

c. 目昏、雀盲、歧视：视物昏暗，模糊不清，称"目昏"。白昼视力正常，而黄昏视物不清，如雀之盲，称"雀盲"，即"夜盲证"。视一物成二物而不清，称"歧视"，又称"视歧"。目昏、雀盲、歧视均属视力减退的病变，其程度不同，皆因肝肾亏虚，精血不足，目失充养所致，常见于久病或年老、体弱之人。

(6) 问睡眠：睡眠是生理活动的重要组成部分，在正常情况下，卫气昼行于阳经，阳气盛则醒；夜行于阴经，阴气盛则眠。临床常见的睡眠失常有失眠、嗜睡。

① 失眠：经常不易入睡，或睡而易醒，醒后不能复睡，或睡眠不深，时常惊醒，或彻夜不眠，称"失眠"，又称"不寐""不得眠"。

② 嗜睡：是指患者不论昼夜，睡意很浓，经常不自主地入睡。多见于痰湿内盛或中气不足的病证。

(7) 问饮食口味：注意询问口渴与否，饮水多少，食欲食量，喜进冷热及口中的异常味觉和气味等。

① 口渴与饮水：口渴多饮，多为热证；大渴喜冷饮，为热盛伤津；口渴喜热饮，饮量不多，为痰饮内停，或阳气虚弱，水津不能上承所致。口渴欲饮，饮后即吐，为水饮内停的"水逆证"。口渴而不多饮，多属湿热内蕴，或热入营血。大渴引饮，尿亦多，是为"消渴"。

② 食欲与食量：了解患者食欲状况及进食多少，对判断脾胃功能以及疾病的预后转归，有较重要的临床意义。

③ 问口味：口味，指口中有无异常的味觉、气味。口味异常可反映脾胃及其他脏腑病变。

(8) 问二便：询问二便的状况，不仅可直接了解消化功能、水液代谢的情况，亦是判断疾病寒热虚实的重要依据。询问二便，应注意询问二便的形态、气味、颜色、量的多少、排便的次数、排便时的感觉以及伴随的症状等。

(9) 问经带胎产：妇女有月经、带下、妊娠、产育等生理特点，不仅是妇产科疾病，就是一般疾病也可引起这些方面的异常，因此问诊时应详细询问妇女的月经、带下等情况。

① 问月经：健康而发育成熟的女性，一般每月定期行经，月经周期通常为28天左右，持续时间为3~5天，经色正红、无血块。妊娠期及哺乳期月经停止来潮，绝经期年龄约在49岁左右。有极少数妇女，终生不见月经，但能正常生育，称为暗经。

a. 经期异常：常见有月经先期、月经后期、经期错乱三个方面。月经先期：月经连续2个周期出现提前8~9天以上，称"月经先期"，又称"月经超前"。多因气虚统摄无权，冲任不固,或肝郁血热、阳热炽盛、阴虚火旺,热扰冲任所致。月经后期:月经连续 2 个周期出现错后 8~9 天以上,称"月经后期",又称"经迟"。多因营血亏损,冲任空虚,或气滞、寒凝、血瘀,冲任受阻所致。经期错乱:月经连续 2 个周期出现或前或后,差错在 8~9 天以上,称"经期错乱",又称"月经先后不定期"。多因肝郁气滞,或脾肾虚损,或瘀血阻滞,使冲任不调,血海蓄溢失常所致。

b. 经量异常:常见有月经过多、月经过少及闭经三个方面。月经过多:月经周期基本正常,经量较常量明显增多,称"月经过多"。多因血热,冲任受损,或脾肾气虚,冲任不固,或瘀阻胞络,络伤血溢所致。崩漏:不在行经期间,阴道内大量出血,或持续下血,淋漓不止,称"崩漏"。来势急,出血量多,称"崩",又称"崩中";来势缓,出血量少,称"漏",又称"漏下"。"漏者崩之渐,崩者漏之甚",故统称"崩漏"。其成因与"月经过多"基本相同。月经量少:月经周期基本正常,经量较常量明显减少,甚或点滴即净,称"月经过少"。多因营血衰少,血海亏虚,或肾气亏虚,精血不足,血海不盈,或寒凝、血瘀、痰湿阻滞所致。闭经:女子发育成熟后,月经应来不来,或曾来而中断,闭止 3 个月以上而未受孕,称"闭经"。多因气虚血亏,血海空虚,或气滞血瘀、寒凝痰阻,胞脉不通所致。问诊时注意与妊娠期、哺乳期、绝经期相鉴别。

c. 经色、经质异常:月经的颜色,称"经色";月经性状,称"经质"。正常月经颜色正红,经质不稀不稠,不夹杂血块。色淡红质稀,多因血虚不荣所致;色深红质稠,多因血热内炽所致;经色紫暗,夹有血块,兼小腹冷痛,多因寒凝血瘀所致。

d. 行经腹痛:经期或行经前后,小腹周期性疼痛,或痛引腰骶,甚至剧痛不能忍受,称"痛经",又称"经行腹痛"。经前或经期小腹胀痛或刺痛,多因气滞或血瘀所致;小腹冷痛,遇温则减轻,多因寒凝或阳虚所致;经期或经后小腹隐痛,多因气血两虚,胞脉失养所致。

② 问带下:在正常情况下,妇女阴道内有少量乳白色、无臭的分泌物,有濡润阴道的作用。若带下过多,淋漓不断,或色质改变,或有臭味,即为带下病。问诊时应注意了解带下的量、色、质和气味等。

a. 白带:带下色白量多,质稀如涕,淋漓不绝,多因脾肾阳虚,寒湿下注所致。

b. 黄带:带下色黄,质黏臭秽,多因湿热下注所致。

c. 赤白带:白带中混有血液,赤白杂见,多因肝经郁热,或湿热下注所致。一般而言,带下色白清稀,无臭,多属虚证、寒证;带下色黄或赤,黏稠臭秽,多属实证、热证。

③ 问胎产:已婚妇女平素月经正常,突然停经而无病理表现,脉象滑数冲和者,应考虑妊娠。妊娠妇女出现厌食、恶心、呕吐,甚则反复呕吐不能进食者,称为妊娠恶阻。妇女妊娠腰酸见红者,称为胎动不安,多为堕胎先兆。产后恶露不净,多为冲任受损;产后腹痛拒按,多为瘀血未净;产后潮热自汗,多为气血两虚。

(10) 问小儿:问小儿是指对小儿患者除一般问诊内容外,还应结合小儿的生长发育等生理特点,着重询问小儿出生前后及喂养、预防接种等情况。如是否患过麻疹、水痘、风疹等传染性疾病,有无高烧、惊厥史,做过哪些预防接种,是否母乳喂养,以帮助及时正确的诊断和治疗。

四、切诊

切诊,包括脉诊和按诊两部分,是医生运用指端的触觉,在病者的一定部位进行触、摸、按、压,以了解病情的方法。

(一)脉诊的概述

1. 脉诊的部位　关于脉诊的部位,《素问》中曾记载有包括头、手、足的遍诊法,汉代张仲景在《伤寒论》中提出包括人迎(颈外动脉)、寸口(桡动脉)、趺阳(足背动脉)的三部诊法。但后世选用的切脉部位则以"寸口"为主,即切按病人桡动脉腕后表浅部位。"寸口"又称"气口"或"脉口",分寸、关、尺三部,掌后高骨(桡骨茎突)的部位为"关",关前(腕端)为寸,关后(肘端)为尺。两手各有寸、关、尺三部,共六部脉,以分候各脏腑,大多数学者的观点是:右寸候肺,右关候脾胃,右尺候肾(命门);左寸候心,左关候肝胆,左尺候肾(图 2-1-2)。

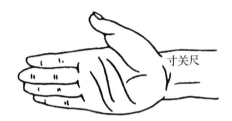

图 2-1-2　诊脉寸关尺部位示意图

诊脉取寸口的理论依据是:一是肺朝百脉,即五脏六腑、十二经脉气血的运行皆起于肺而止于肺,"寸口"是手太阴肺经的动脉,为气血会聚之处。二是手太阴肺经起于中焦,与足太阴脾经相通,脾胃为脏腑气血之源,因此,脏腑气血的盛衰情况,皆可反映于寸口,故切寸口脉可以诊察全身的病变。

2. 脉诊的方法　主要有诊脉的时间、体位、布指、指法和指力等方面。

(1)时间:诊脉的时间,最好是在清晨,病人内外环境较平静,气血经脉处于少受干扰的状态,脉象能确切地反映机体的客观情况。如在其他时间诊脉,宜让病人先休息片刻,使气血平静。每次诊脉的时间,古人认为不应少于五十动,现在临床上也应不少于一分钟,最好是 3~4 分钟,以便认真切脉,不致遗漏结代之脉。

(2)体位:让病人取坐位或仰卧位,手臂放平和心脏近于同一水平,直腕,手心向上,并在腕关节下垫上脉枕,有利于气血运行,且便于切诊。医生与病人应侧向坐。

(3)布指:医生以左手诊右脉,右手诊左脉。先将中指在掌后高骨(桡骨茎突)处以定关位,再以食指按在关前以定寸位,以无名指按在关后以定尺位。三指应呈弓形,指头齐平,以指腹接触脉体。布指的疏密与病人身长相适应,臂长则略疏,臂短则略密,以适中为度。三指平布同时切脉,称为"总按",为了有重点地了解某一部脉象,也可用一个手指候脉,这叫"单按"。临床上,总按与单按常配合使用。对 3 岁以上的小儿,可用一指(拇指)定关法,而不细分三部。

(4)调息:一呼一吸叫作一息,诊脉时,医生的呼吸要自然均匀,精神要专一,用一呼一吸的时间去计算病人脉搏的至数。

(5)举按寻:切诊时常运用三种不同的指力以体察脉象。轻用力按在皮肤上为浮取,名曰"举";重用力按至筋骨为沉取,名曰"按";不轻不重,中等度用力按至肌肉为中取,名曰"寻"。寸、关、尺三部,每部有浮、中、沉三候,合称"三部九候"。诊脉必须仔细体会举、按、寻之间的变化。

(二) 正常脉象

正常人体的生理脉象称为"常脉",又称"平脉"。一息脉来四到五至(每分钟70～80次),不浮不沉,不大不小,三部有脉,柔和有力,从容和缓,节律均匀。脉学认为,平脉主要有三个特点,一是"有胃",二是"有神",三是"有根"。

1. 有胃　胃为水谷之海,是人体营卫气血之源,人之死生,决定于胃气的有无,脉亦以胃气为本。有胃的脉象特征是和缓、从容、流利,示脾胃功能健旺,营养良好。

2. 有神　心主血脉而藏神,脉之有神,是心气和血脉充盈的反映。有神的脉象特征是柔和有力、节律整齐,示血气充盈,心神健旺。

3. 有根　元气是人体脏腑组织功能活动的原动力,是人体生命之根本,元气根于肾,脉之根亦在肾,肾气足,反映于脉象必有根。有根的脉象特征是尺脉有力、沉取不绝,示肾气充足。

(三) 常见病脉与主病

反映疾病变化的脉象,即为病脉。一般来说,除了正常生理变化范围以及个体生理特异之外的脉象,均属病脉。近代认为常见病脉有二十八脉,现介绍最主要的17种病脉,其他11种脉象在相类脉比较中简要述及,供学习参考。

1. 浮脉

【脉　象】轻取即得,重按稍减而不空,如水上漂木。

【主　病】表证。浮而有力为实;浮而无力为虚。

【临床意义】浮脉主表,反映病邪在经络肌表的部位。外邪侵袭肌腠,卫气抵抗外邪,则脉气鼓搏于外,故应指而浮。但久病体虚,也有见浮脉,多浮大无力,不可误作外感论治。

2. 沉脉

【脉　象】轻取不应,重按始得,如石沉水底。

【主　病】里证。沉而有力为里实,沉而无力为里虚。

【临床意义】病邪在里,气血内困,则脉象沉而有力;若阳气虚陷,不能升举,则脉沉而无力。

3. 迟脉

【脉　象】脉来迟慢,一息不足四至(相当于每分钟脉搏60次以下)。

【主　病】寒证。有力为寒实,无力为虚寒。

【临床意义】寒邪凝滞,或阳失温运,气血运行缓慢,故脉见迟缓。迟而有力,多为冷积实证;迟而无力,多属虚寒。但邪热结聚,阻滞血脉流行,也可见迟脉,但迟而有力,按之必实。

4. 数脉

【脉　象】一息脉来五至以上(相当于每分钟脉搏在90次以上)。

【主　病】热证。有力为实热,无力为虚热。

【临床意义】邪热亢盛,气血运行加速,故见数象。实热内盛,正气不衰,邪正相争,则数而有力。久病阴虚,虚热内生,则数而无力。若虚阳外越而见数脉,必数大无力,按之豁然而空。

5. 虚脉

【脉　象】三部脉举之无力,按之空虚。

【主　病】虚证。

【临床意义】气不足以运其血,故脉来无力,血不足以充于脉,则按之空虚,故虚脉包括气血两虚及脏腑诸虚。

6. 实脉

【脉　象】三部脉举寻按皆有力。

【主　病】实证。

【临床意义】邪气亢盛而正气不虚,正邪相搏,气血壅盛,脉道坚满,故应指有力。

(曹艳杰)

第二节　辨　　证

> **素养目标**:具有对中医知识的认同感,培养爱国情操。
> **知识目标**:掌握八纲的概念,表里、寒热、虚实、阴阳的辨证要点及各脏腑病变的临床表现、病证特点;熟悉鉴别要点;了解证候分析。
> **技能目标**:具有初步辨证的能力,能为典型病例进行辨证分析。
> **思政元素**:《"十四五"中医药人才发展规划》(以下简称《规划》)要求到2025年全国医疗卫生机构中医药人员总数突破100万人,实现100%的社区卫生服务站和80%以上的村卫生室能够提供中医药服务。这就要求我们必须学好中医辨证。

辨证是在望、闻、问、切四诊所得的基础上进行诊断的辨证思维,这个思维的过程是在人体的整体观念、人与天地相应等理论的指导下,把四诊所得的资料,在八纲初步分析的基础上,再做进一步的分析综合,抓住疾病的本质,判断出其证候名称和疾病名称,为论治提供可靠的依据。祖国医学常用的辨证方法有:病因辨证、经络辨证、气血津液辨证、脏腑辨证、六经辨证、卫气营血辨证与三焦辨证等。本书仅就八纲辨证进行讲解。

表、里、寒、热、虚、实、阴、阳八个辨证的纲领,称为"八纲"。通过对四诊所取得的材料进行综合分析,运用表、里、寒、热、虚、实、阴、阳进行辨证,以探求病位深浅、疾病性质、邪正盛衰、证候类别,归纳为八类证候,即"八纲辨证"。

八纲辨证把千变万化的病证,归纳为表或里、寒或热、虚或实、阴或阳四对纲领性证候,是中医各种辨证的总纲,适用于各科辨证,在诊断疾病过程中能起到执简驭繁,提纲挈领的作用。八纲辨证中,阴阳两纲又可以概括其他六纲,即表、热、实证属阳证;里、寒、虚证属阴证,所以,阴阳又是八纲中的总纲。八纲辨证具体可分为表里辨证、寒热辨证、虚实辨证和阴阳辨证。

(一) 表里辨证

表里是辨别病变部位内外、病势深浅、病情轻重的一对纲领。表里是相对而言,一般地说,皮毛、肌腠、经络属表;脏腑、血脉、骨髓属里,经络中,三阳经属表,三阴经属里。外有病,属表证,病位浅而病情轻;内有病,属里证,病位深而病情重。从病势论,病邪由表入里,提示病邪由浅入深,病情加重;病邪由里出表,病情减轻。表里辨证适用于外感病。

1. 表证　是指病变部位表浅的一类病证。一般指因六淫邪气侵犯人体皮毛、肌肤等浅表部位产生的证候。有起病急、病程短、病位浅的特点,常见于外感病的初期阶段。

【临床表现】发热恶寒(或恶风),舌苔薄,脉浮,可兼见头痛、四肢关节酸痛、鼻塞流涕、咳嗽等。

【证候分析】发热恶寒(或恶风),舌苔薄,脉浮为辨证要点。风、寒、暑、湿、燥、火等外邪侵袭体表,人体卫气抗邪,卫气被遏,温煦功能减弱则恶寒或恶风,卫气抗邪,邪正相争则发热。肺主皮毛,鼻为肺之窍,邪气从皮毛、口鼻而入肺,肺气失宣,故鼻塞、流涕、咳嗽。喷嚏、咽喉痒痛诸症常并见。邪气郁滞经络,则气血流行不畅,致头身疼痛。邪气在表,未伤及里,故舌苔可无变化,仍以薄白为主。正气奋起抗邪,脉气鼓动于外,故脉浮。"有一分恶寒便有一分表证",是表证辨证的关键。由于病邪及体质强弱的不同,表证又可分为表寒证、表热证、表虚证和表实证。

2. 里证　与表证相对而言,指病变部位深,累及脏腑、气血、骨髓的一类证候,多见于外感病的中、后期或内伤病。其范围较广,一般来讲,里证的形成有三种情况:一是表证不解,病邪内传入里,侵及脏腑;二是外邪直接伤及脏腑;三是因情志内伤,劳逸过度,饮食不当等引起脏腑、气血的功能失调所致。里证临床表现因病因病机的不同而有差异,以脏腑的证候为主。一般可分为里寒证、里热证、里虚证、里实证。

【临床表现】里证具有病因复杂、病位广泛、症状繁多的特点,各类里证的临床表现见寒热虚实辨证及脏腑辨证等章节。

3. 表证和里证的鉴别要点

(1) 发病及病程:新病、病程短者多属表证;久病、病程长者多属里证。

(2) 病候特点:发热兼有恶寒者为表证;发热不恶寒,或但寒不热者为里证。

(3) 主症:表证以头身疼痛,鼻塞或喷嚏等为常见症状,脏腑证候不明显;里证以脏腑证候为主,表现为咳喘、心悸、腹痛、呕泻等为主症。

(4) 舌、脉象:表证的舌象变化不明显;里证的舌质及舌苔变化较大。表证见浮脉,里证见沉脉。表证和里证的主要鉴别要点(表2-2-1)。

表2-2-1　表里证鉴别要点

鉴别点	表证	里证	半表半里
寒热	发热恶寒并见	发热不恶寒或但寒不热	寒热往来
内脏及其他症状	头身痛、鼻塞、喷嚏等,内脏症状不明显	内脏证候如咳喘心悸、腹痛、呕泻等表现为主症,鼻塞、头身痛等非其常见症状	胸胁苦满
舌苔变化	不明显	多有变化	不明显
脉	多浮脉	多沉脉或其他多种脉象	多弦脉

另外,辨表里证尚应参考起病的缓急、病情的轻重、病程的长短等。

(二) 寒热辨证

寒热是辨别疾病性质的纲领。疾病的性质不只是寒或热,但由于寒热较突出地反映了疾病中机体阴阳的偏盛偏衰,病邪的属阴属阳,而阴阳是决定疾病性质的根本,所以说寒热是辨别疾病性质的纲领。

1. 寒证　是指感受寒邪或阴盛阳虚所表现的证候。多因感受寒邪;或内伤久病,耗伤阳气;或过服生冷,阴寒内盛而引起,寒证包括表寒、里寒、虚寒、实寒等类型。

【临床表现】身寒肢冷,喜暖,口淡不渴,痰、涎、涕清稀,小便清长,大便溏薄,舌淡苔白润,脉紧或迟等。

【证候分析】阳气不足或外邪所伤,不能温煦形体,故见形寒肢冷、蜷卧、面色白;阴寒内盛,津液不伤,故口淡不渴;阳虚不能温化水液,则痰、涎、涕、尿等澄澈清冷;寒邪伤脾,或脾阳久虚,运化失司而见大便稀溏;阳虚不化,寒湿内生,则舌淡苔白而润滑;阳气虚弱,鼓动血脉运行之力虚弱,故脉迟;寒主收引,受寒则脉道收缩而拘急,故脉紧。

2. 热证　热邪偏盛或阳盛阴虚,机体功能活动亢进所表现的证候。外感火热之邪、寒邪入里化热、七情过激郁而化热、饮食不节积蓄化热,或房室过劳而劫夺阴精,而致阴虚阳亢,均可形成热证。

【临床表现】发热,恶热喜冷,口渴喜冷饮,面赤,烦躁不宁,痰、涕黄稠,小便短赤,大便秘结,舌红苔黄、干燥少津,脉数等。包括表热、里热、虚热、实热等类型。

【证候分析】因内伤久病,阴液耗损而阳偏胜者,多为虚热证,即"阴虚生内热"者为虚热证,表现为消瘦无力,五心烦热,潮热盗汗,口燥咽干,舌红少苔,脉细数。火热阳邪侵袭,或过食辛辣温热之品,或体内阳热之气过盛,病势急而形体壮者,多为实热证,即"阳盛则热"者为实热证,表现为壮热口渴,面红目赤,小便短赤,大便秘结,心烦躁热,舌红苔黄,脉洪大而数。风热之邪袭于肌表,多为表热证;热邪盛于脏腑,或因阴液亏虚而"阴虚内热"者,多为里热证。阳热偏盛,则恶热喜冷;热伤津,故小便短赤;津伤则需引水自救,所以口渴冷饮;火性上炎,则见面红目赤;热扰心神,则烦躁不宁;津液被阳热煎熬,则痰、涕等黄稠;火热灼伤血络,迫血妄行,则吐血衄血;肠热津亏,传导失司,则大便燥结。舌红苔黄为热象,舌干少津为伤阴;脉数为阳热亢盛之征。

3. 寒证和热证的鉴别　鉴别寒证和热证,须综合分析,主要区别点在于寒热的喜恶、口渴与否,四肢的温凉以及面色、二便、舌脉象等(表2-2-2)。

表2-2-2　寒证和热证的鉴别要点

分类	寒热	口渴	四肢	面色	二便	舌象	脉象
寒证	恶寒喜热	不渴	冷	白	小便清长 大便溏薄	舌淡苔白	紧或迟
热证	恶热喜冷	渴喜冷饮	热	红赤	小便短赤 大便干结	舌红苔黄	数

(三) 虚实辨证

虚实是辨别邪正盛衰的一对纲领,即虚与实主要是反映病变过程中人体正气的强弱和致病邪气的盛衰。实主要指邪气盛实,虚主要指正气不足。《素问·通评虚实论》说:"邪气盛则实,精气夺则虚。"所以实与虚是用以概括和辨别邪正盛衰的两个纲领。

1. 虚证　指因人体正气不足而产生的各种虚弱证候的一类病证。虚证的形成,有先天不足、后天失调两个方面,但主要是由后天失调和疾病耗损所致。平素体质虚弱(先天、后天不足),或因久病伤正,或因出血、大吐、大泻、大汗,或房劳过度伤精等原因,均可损伤正气,形成虚证。虚证包括阴、阳、气、血、精、津以及脏腑虚损。常见证型有气虚证、血虚证、气血两虚证、津液不足证、阴虚证、阳虚证、亡阴证,亡阳证等。下面仅以阴虚、阳虚为例说明虚证的临床表现。

【临床表现】各种虚证的表现不同,很难用几个症状全面概括,但以不足、松弛、衰退为基本特点,多见于慢性疾病或疾病的后期,病程较长。具体可分为气虚、阳虚、血虚与阴虚等类型。各种虚证的具体临床表现不同,在此,仅介绍虚证中两大常见证型的临床表现。

阳虚证:神疲乏力,少气懒言,形寒肢冷,口淡不渴,小便清长,大便溏薄,面白无华,舌淡胖嫩,脉虚或沉迟。

阴虚证:头晕目眩,心悸失眠,手足麻木,潮热盗汗,五心烦热,午后颧红,口燥咽干,形体消瘦,舌红少苔,脉细数。

【证候分析】虚证的病机主要表现在伤阴及伤阳两个方面。伤阳者,以阳气虚的表现为主。由于阳失温运,所以见面色淡白,形寒肢冷,神疲乏力,大便溏薄,小便清长等表现。阳虚则阴寒盛,故舌胖嫩,脉虚沉迟。阳虚可见于许多脏器组织的病变,临床常见者有心阳虚证、脾阳虚证、肾阳虚证、心肾阳虚证、脾肾阳虚证等,其表现有各自脏器的证候特点。伤阴者,以阴虚的表现为主。阴虚生内热,故见手足心热、心烦、颧红、潮热盗汗等症。阴虚则阳偏亢,故舌红干少苔,脉细数。阴虚证可见于多个脏器组织的病变,常见者有肺阴虚证、心阴虚证、胃阴虚证、肝阴虚证、肾阴虚证、肝肾阴虚证、心肾阴虚证、肺肾阴虚证等。虚证多见于病久体弱者,病势一般较缓。

知识链接

气虚、血虚、阴虚、阳虚鉴别:气虚和阳虚,属阳气不足,故临床表现相似而都有面色白,神疲乏力,自汗等症状,但二者又有区别,气虚是虚而无"寒象",阳虚是虚而有"寒象"——怕冷,形寒肢冷,脉迟等。血虚和阴虚属阴液不足,故临床表现相似而都有消瘦,头晕,心悸,失眠等症状,但二者又有区别,血虚是虚而无"热象",阴虚是阴液亏损不能约束阳气而导致阳亢,故为虚而有"热象"——低热或潮热,口干,咽燥等(表2-2-3)。

表2-2-3 气虚、血虚、阴虚、阳虚鉴别

分类	共同证候	不同证候
气虚	面色白或萎黄,精神萎靡,身疲乏力,声低懒言,自汗,纳少,舌淡胖,脉无力	气短,乏力,动则气喘,脉虚无力
阳虚		畏寒,形寒肢冷,小便清长,大便稀溏,下利清谷,脉迟
血虚	消瘦,头晕,目眩,失眠,心悸,脉细	面色苍白无华或萎黄,手足麻木,口唇指甲淡白,舌质淡,脉细弱无力
阴虚		低热或潮热,颧红,五心烦热,口干,咽燥,盗汗,舌红绛,质瘦或有裂纹,无苔或少苔,脉细数

2. 实证　指邪气过盛，或体内病理产物蓄积，所形成的各种临床证候的概括。实证以邪气盛、停积为主，但正气尚未虚衰，有充分的抗邪能力，故邪正斗争一般较为剧烈，而表现为有余、强烈、停聚的特点。

由于病因和所及脏腑的不同，实证的临床表现多种多样。如感受外邪，往往发病急，以发热恶寒、吐泻、疼痛、脉实有力为主症。如因内脏功能失常，致使痰饮、水湿、瘀血、食积、虫积等病邪结聚，其表现则各不相同。常见的有面赤、腹痛拒按、呼吸气粗、喘、痰涎壅盛、大便干结，或下痢、里急后重，小便不利或淋沥涩痛，舌苔厚腻，脉沉实有力等。

（四）阴阳辨证

根据阴阳学说中阴与阳的基本属性，由于阴阳是对各种病情从整体上作出最基本的概括，八纲中的阴阳两纲又可以概括其余六纲，所以说阴阳是八纲的总纲，是对表里、寒热、虚实的总概括，阴阳是辨证归类的最基本纲领。

1. 阴证　阴证是体内阳气虚衰，阴偏盛的证候，凡以抑制、沉静、衰退、晦暗等符合"阴"的一般属性的证候，称为阴证。里证、寒证、虚证等，归属为阴证。

【临床表现】不同的疾病，所表现的阴性证候不尽相同，各有侧重，一般常见为：面色暗淡，身重蜷卧，形寒肢冷，精神萎靡，倦怠无力，语声低怯，纳差，口淡不渴，或渴喜热饮，大便稀溏，小便清长。舌淡胖嫩，脉沉迟、或弱或细涩。

【证候分析】精神萎靡，倦怠无力，声低是虚证的表现。形寒肢冷，口淡不渴，大便溏，小便清长是里寒的表现。舌淡胖嫩，脉沉迟、弱细均为虚寒舌脉。

2. 阳证　阳证是体内阳气亢盛，正气未衰的证候，凡以兴奋、躁动、亢进、明亮、病势急迫、善变等符合"阳"的一般属性的证候，称为阳证。表证、热证、实证等，一般归属为阳证。

【临床表现】不同的疾病表现的阳性证候也不尽相同。一般常见的有：面色红赤，发热，肌肤灼热，神烦，躁动不安，语声粗浊或骂詈无常，喘促痰鸣，呼吸气粗，口干渴饮，大便秘结，奇臭，小便涩痛、短赤，舌质红绛，苔黄黑生芒刺，脉象浮数，洪大，滑实。

【证候分析】阳证是表证、热证、实证的归纳。恶寒发热并见为表证的特征。面色红赤，神烦躁动，肌肤灼热，口干渴饮为热证的表现。呼吸气粗，喘促痰鸣，语声粗浊，大便秘结等，又是实证的表现。舌质红绛，苔黄黑起刺，脉洪大数滑实均为实热之征。

阴阳是相对的，阳盛则阴衰，阴盛则阳衰。如诊得脉象洪大，舌红苔燥，兼见口渴、壮热等，便可知阳盛阴衰。如诊得脉象沉迟，舌白苔润，兼见腹痛、下利等证，便可知阴盛阳衰。此外，阴阳的变化，具体表现于表里、寒热、虚实六纲中，一般根据表里、寒热、虚实的辨证，再概括为阴证或阳证。

3. 亡阴与亡阳　亡阴证和亡阳证是疾病过程中，体内阴液或阳气大量丧失的危重症候。一般出现在高热大汗或发汗过多，或剧烈吐泻，或失血过多，或久病重病等情况下。亡阴与亡阳，转机在顷刻，若辨证错误或救治稍迟，立见死亡。

> **知识链接**
>
> 　　八纲辨证是分析疾病共性的辨证方法,有执简驭繁、提纲挈领的作用。应用八纲辨证可确定证候的类型,判断其趋势,为治疗指出方向。八纲辨证是其余各种辨证方法不可缺少的要素。
>
> 　　八纲辨证并不意味着把各种证候截然划分为八部分内容,它们是相互联系而不可分割的。如表里与寒热虚实相联系,寒热与虚实表里相联系,虚实又与寒热表里相联系。由于疾病的变化,往往不是单纯的,而是经常出现表里、寒热、虚实交织在一起的夹杂情况,如表里同病,虚实夹杂,寒热错杂。在一定的条件下,疾病还可出现不同程度的转化,如表邪入里,里邪出表,寒证化热,热证转寒,实证转虚,因虚致实等。在疾病发展到一定阶段时,还可以出现一些与疾病性质相反的假象,如真寒假热,真热假寒,真虚假实,真实假虚等。阴证、阳证也是如此,阴中有阳,阳中有阴,疾病可以由阳入阴,由阴出阳,也可以从阴转阳,从阳转阴,因此进行八纲辨证,不仅要熟练掌握各类证候的特点,还要注意它们之间的相兼、转化、夹杂、真假,才能正确而全面地认识疾病、诊断疾病。

（王福波）

【课后练习】

一、单项选择题

1. 下列何项对表证的诊断最有意义　　　　　　　　　　　　　　　　　（　）
　　A. 发热　　　B. 恶寒　　　C. 苔薄　　　D. 脉沉　　　E. 舌红
2. 冷汗淋漓见于　　　　　　　　　　　　　　　　　　　　　　　　　（　）
　　A. 气虚证　　B. 阳虚证　　C. 亡阳证　　D. 亡阴证　　E. 阴虚证

二、名词解释

1. 神
2. 假神
3. 自汗
4. 盗汗
5. 八纲
6. 八纲辨证

第三章　中药方剂基础

中药是中医防病治病、护理疾病最常使用的手段。因此,护理人员应掌握中药和方剂的基本知识、中药的煎煮法和服用方法,为正确实施临床用药护理打下基础。

第一节　中药基础知识

> **素养目标**:具有对中医药的认同感、传承的使命感和创新的责任感,增强文化自信和民族自豪感,培养爱国情操。
>
> **知识目标**:了解常用的中药;熟悉中药的应用;掌握中药的性能。
>
> **技能目标**:能运用中药知识护理中医常见病证。
>
> **思政元素**:2015年12月10日,诺贝尔委员会将生理学或医学奖的一半,授予我国药学家屠呦呦,以奖励她创制了新型抗疟药——青蒿素。青蒿素是从一味常见的中药青蒿中所提取,它显著降低了疟疾死亡率,赋予了上百万人新生。仅撒哈拉以南的非洲地区,就有约2.4亿人受益于青蒿素联合疗法,约150万人因此避免了疟疾导致的死亡。在瑞典卡罗林斯卡医学院的领奖台上,屠呦呦做了题为《青蒿素——中医药给世界的一份礼物》的演讲。这次演讲,让世界重新认识了来自我国的传统医学和传统药物。

中药是我国传统药物的总称,中药在我国的应用已有几千年的历史,我国的天然药材资源种类繁多、产量丰富,包括植物药、动物药和矿物药。因为中药的来源以植物药为多,使用也最普遍,所以古代医学著作中,大多把中药称为"本草"。几千年来,中药作为防病治病的重要武器,对于保障人民健康和民族繁衍起着不可忽视的作用。

一、中药的性能

中药的性能是对中药作用的性质和功能的高度概括,是依据用药后的机体反应归纳出来的,主要包括四气、五味、归经、升降浮沉、毒性等。

(一)四气

四气是指寒、热、温、凉四种不同的药性,反映药物在影响人体阴阳盛衰及寒热变化方面的作用倾向,是说明药物作用性质的重要概念之一。

能够减轻或消除热证的药物,一般多属寒性、凉性,称为寒凉药,如黄芩、板蓝根对于发热口渴、咽痛等热证有清热解毒的作用,表明这两种药物具有寒性。反之,能够减轻或消除寒证的药物,一般属于温性或热性,称为温热药,如附子、干姜对于腹中冷痛、四肢厥冷、脉沉无力等寒证具有温中散寒的作用,表明这两种药物具有热性。此外,还有一些药物,其寒热偏性不明显、作用平和,称为平性药,如山药、茯苓。

（二）五味

五味是指酸、苦、甘、辛、咸五种不同的药物滋味,既体现药物的真实滋味,又反映药物的主要作用。此外,还有淡味、涩味。前人认为淡味是甘味的余味,而附于甘味；涩味是酸味的变味,而附于酸味。因此,一般仍称"五味"。

辛味：能散、能行,有发散、行气、行血等作用。如麻黄、薄荷能发散表邪,木香行气止痛,红花、川芎活血化瘀。

甘味：能补、能和、能缓,有补益、和中、缓急止痛、调和药性等作用。如党参、饴糖、甘草等。

酸味：能收、能涩,有收敛、固涩的作用。如五味子、乌梅、山茱萸等。

苦味：能泄、能燥,有通泄、清泄、降泄、燥湿等作用。如大黄、杏仁、栀子、黄连等。

咸味：能软、能下,有软坚散结、泻下的作用。如海藻、昆布、鳖甲、芒硝等。

淡味：能渗、能利,有渗湿、利尿的作用。如泽泻、茯苓等。

涩味：能收敛固涩,与酸味作用相似。如莲子、乌贼骨等。

（三）升降浮沉

升降浮沉是指药物在体内作用的趋向性,其作用趋势与疾病的病势趋向相反。升是上升、升提,降是下降、降逆,浮是上浮、发散,沉是沉降、泄利。升浮属阳,沉降属阴。

升浮的药物能上行、向外,具有升阳发表、祛风散寒、涌吐、开窍等作用,适用于治疗病位在表、病势下陷的病证,如表证、腹泻、脱肛、宿食、神昏等；沉降的药物能下行、向内,具有泻下、清热、利水渗湿、重镇安神、潜阳息风、消导积滞、降逆止呕、收敛固涩、止咳平喘等作用,适用于治疗病位在里、病势上逆的病证,如里热证、实热便秘、咳喘、呕吐、肝阳上亢等。

升降浮沉与药物的性味、质地有关。凡味辛甘,性温热,质地为花、叶、枝、皮等质轻的药物,多具升浮之性；凡味酸苦咸,性寒凉,质地为种子、果实、矿物、贝壳等质重的药物,多具沉降之性。

炮制和配伍可以影响药物的升降浮沉。例如,酒炒则升,姜汁炒则散,醋炒则收敛,盐水炒则下行。在配伍中,升浮的药物同较多沉降药物配伍时,其升浮之性可受到一定的制约。反之,沉降的药物同较多升浮药物配伍时,其沉降之性亦可受到一定的制约。

（四）归经

归经是指药物对机体特定部位的选择性作用,是药物作用的定位概念。归是药物作用部位的归属,经是人体的脏腑、经络。

中药的归经是以脏腑经络理论为基础,以所治病证为依据而确定的。一般来说,归某经的中药善于治疗某经所属脏腑、经络的病证。例如治疗头痛的中药中,白芷归胃经,善治阳明经(前额)头痛；羌活归膀胱经,善治太阳经(后头及项部)头痛；柴胡归胆经,善治少阳经(两侧)头痛；吴茱萸归肝经,善治厥阴经(巅顶)头痛。

（五）毒性

古今对中药毒性概念的认识,有很大差异,归纳起来,有四个方面:一指药物的总称,二指药物的偏性,三指药物作用的强弱不同,四指药物的毒副作用。

现代所指的毒性多指中药对机体的损害性即毒副作用。临床安全用药,应尽量避免剂量过大、误服伪品、炮制不当、制剂服法不当、配伍不当等引起毒副反应的常见原因。对于有毒的中药,如生附子、生半夏等,应严格掌握其用法、用量和适应证,以确保中药的使用安全。

二、中药的应用

（一）中药的配伍

配伍是指根据病情需要和药物性能,选择性地将两种或者两种以上的中药配合应用。前人把单味药的应用及药与药之间的配伍关系称为药物的"七情",即单行、相须、相使、相畏、相杀、相恶、相反。单行指单用一味药物治疗疾病。如独参汤只用人参一味煎取浓汁,治疗气虚欲脱证。前人总结的"七情"中,除单行外,其余六个方面都是中药的配伍关系。分述如下:

1. 相须　指性能功效相似的药物配合使用,以增强疗效。如石膏配知母能增强清热泻火的作用。

2. 相使　指性能功效方面有某种共性的药物,或性能功效虽不相同,但治疗目的一致的药物配合应用,以一药为主,另一药为辅,以提高主药的疗效。如黄芪配茯苓,茯苓能提高黄芪补气利水的作用。

3. 相畏　指一种药物的毒副作用能被另一种药物减轻或消除。如生半夏和生南星的毒性可以被生姜减轻或消除,称为生半夏和生南星畏生姜。

4. 相杀　指一种药物能减轻或消除另一种药物的毒副作用。如生姜可以减轻或消除生半夏和生南星的毒性,称为生姜杀生半夏和生南星的毒。

相畏、相杀实际上是同一配伍关系的两种提法。

5. 相恶　指两药合用,一种药物会使另一种药物的功效降低,甚至丧失。如莱菔子能削弱人参的补气作用,称为人参恶莱菔子。

6. 相反　指两药合用后会产生或增强毒副作用。如"十八反""十九畏"中的药物。

中药的配伍关系中,相须、相使有协同作用,能增强疗效,临床用药时要充分利用;相畏、相杀能消除或减轻毒副作用,在应用毒性药或烈性药时须考虑选用;相恶有拮抗作用,能减弱或消除功效,相反能产生或增强毒副作用,均应避免配用。

（二）用药禁忌

中药用药禁忌,包括配伍禁忌、妊娠用药禁忌、服药时的饮食禁忌等。

1. 配伍禁忌　指药物配伍后会降低治疗效果或产生毒副作用,应避免配伍使用。中药配伍禁忌主要包括中药配伍中的相恶、相反两个方面,但相恶、相反导致的后果不一样。相恶配伍能减弱或消除药物功效,并非绝对禁忌。而相反配伍能产生或增强毒副作用,危害患者的健康,甚至危及生命,原则上应禁止配伍应用。目前比较公认和遵循的配伍禁忌主要是"十八反"和"十九畏"。

(1)"十八反":乌头反半夏、瓜蒌、贝母、白蔹、白及;甘草反海藻、大戟、甘遂、芫花;藜芦反人参、玄参、沙参、丹参、细辛、芍药。

(2)"十九畏":硫黄畏朴硝,水银畏砒霜,狼毒畏密陀僧,巴豆畏牵牛子,丁香畏郁金,牙硝畏三棱,草乌、川乌畏犀角,官桂畏赤石脂,人参畏五灵脂。

2. 妊娠用药禁忌　指在妇女妊娠期除中止妊娠外,禁止使用的药物。根据药物对妊娠的危害程度,分为慎用和禁用两类。禁用药多属剧毒药或作用峻猛之品或是堕胎作用较强的中药,此类药物对孕妇是绝对禁止使用的。慎用的多为活血、行气、攻下、辛热的中药,若无特别必要,应尽量避免使用。

(1)禁用药:水银、砒霜、雄黄、轻粉、斑蝥、马钱子、蟾蜍、川乌、草乌、藜芦、胆矾、瓜蒂、巴豆、甘遂、大戟、芫花、牵牛子、商陆、麝香、水蛭、三棱、莪术等。

(2)慎用药:牛膝、川芎、红花、桃仁、牡丹皮、枳实、枳壳、大黄、番泻叶、芦荟、芒硝、附子、肉桂等。

3. 服药时的饮食禁忌　指服药期间对某些食物的禁忌,就是通常说的"食忌""忌口"。患者在服药期间对某些食物不宜食用,若食用可能会加剧病情,或延长治愈时间。一般来说,服药期间应忌食生冷、油腻、辛辣、腥膻、有刺激性的食物。此外,病情不同,饮食禁忌也有区别,如热性病应忌食辛辣、油腻、煎炸类食物;寒性病应忌食生冷食物;胸痹者忌食肥甘厚味;疮疡及皮肤病患者忌食腥膻及辛辣刺激食物等。

(三)用药剂量

中药的剂量指每一味药的成人一日量。

常用的中药计量单位有斤、两、钱、分、厘、克、毫克。目前全国已统一用克表示。此外,有些中药用计数单位表示,如片、条、个、枚、只、对等。

中药用量使用得当,是保证用药安全、有效的重要因素之一。影响中药用量的主要因素有以下几方面:

药物性能与剂量关系:毒性药或作用峻烈的药物,用量宜小;质松量轻的药物如花、叶、皮、枝或干品药材等用量宜小。质坚体重的药物如矿物、介壳类用量宜大;鲜药含水分较多,用量宜大。

药物配伍与剂量关系:单味药使用时剂量宜大;复方中,主药比辅药剂量要大;入汤剂要比入丸、散剂量大。

患者情况与剂量关系:老年人、小儿、妇女产后及体质虚弱者用量宜小;成人及体质壮实者用量宜大。病情轻、病势缓、病程长者用量宜小;病情重、病势急、病程短者用量宜大。

三、常用中药介绍

常用中药性味、功效、适应证等介绍见表3-1-1。

表3-1-1　常用中药简介表

分　类	性　味	功　效	适应证	常用药物
解表药				
辛温解表	辛,温	发散风寒	风寒表证	麻黄、桂枝、荆芥、生姜
辛凉解表	辛,凉	发散风热	风热表证	薄荷、牛蒡子、桑叶、柴胡

续表 3-1-1

分类	性味	功效	适应证	常用药物
清热药				
清热泻火	苦、甘,寒	清热泻火	气分实热证	石膏、知母、芦根、栀子
清热燥湿	苦、甘,寒	清热燥湿	湿热证火热证	黄芩、黄连、黄柏、龙胆草
清热解毒	苦、甘,寒	清热解毒	热毒证	金银花、连翘、蒲公英、板蓝根
清热凉血	苦、甘,寒	清热凉血	营血分实热证	生地、玄参、丹皮、水牛角
清虚热	苦、甘,寒	清虚热退骨蒸	虚热证	地骨皮、青蒿、银柴胡
泻下药				
攻下	苦,寒	攻积导滞	热结便秘	大黄、芒硝
润下	甘,平	润肠通便	肠燥便秘	火麻仁、郁李仁
峻下逐水	苦,寒	泻下逐水	胸腹积水	甘遂、大戟、芫花
祛风湿药	辛、苦,温	祛风湿通络止痛	风湿痹证	独活、威灵仙、五加皮、桑寄生
化湿药	辛、苦,温	芳香化湿	湿阻中焦证	藿香、苍术、厚朴、砂仁
利水渗湿药	甘、淡,寒	通利水道渗泄水湿	小便不利、水肿、淋证、黄疸	茯苓、泽泻、薏苡仁、车前子、茵陈蒿、金钱草、虎杖
温里药	辛,热	温里祛寒	里寒证	附子、干姜、肉桂
理气药	辛、苦,温	疏理气机	气滞证	陈皮、枳实、木香、香附
消食药	甘,平	消积导滞	食滞证	山楂、神曲、鸡内金、麦芽
止血药	苦、涩、温、凉	收敛凉血化瘀温经	各种出血证	三七、地榆、白及、艾叶
活血化瘀药	辛、苦,温	活血祛瘀	各种血瘀证	川芎、延胡索、丹参、红花
化痰止咳平喘药				
温化寒痰	辛,温	燥湿化痰	寒痰、湿痰证	半夏、天南星、白附子
清化热痰	甘、苦,寒	清肺化痰	痰热证	桔梗、川贝母、瓜蒌
止咳平喘	甘、苦,温	止咳平喘	咳嗽或气喘	杏仁、苏子、百部、款冬花
安神药	甘、酸,平	宁心安神	心神不宁证	合欢皮、酸枣仁、夜交藤
平肝息风药	咸,寒	平肝潜阳息风止痉	肝阳上亢或肝风内动证	石决明、牡蛎、羚羊角、天麻
开窍药	辛,温	开窍醒神	神昏窍闭证	麝香、冰片、苏合香
补虚药				
补气	甘,平或温	补中益气	气虚证	人参、黄芪、白术、甘草
补阳	甘,温	温补肾阳	阳虚证	鹿茸、杜仲、肉苁蓉、虫草
补血	甘,温或平	补益血虚	血虚证	当归、熟地、阿胶、何首乌
补阴	甘,微寒	补阴滋液润燥	阴虚证	沙参、百合、枸杞子、麦冬
收涩药	酸、涩、温、平	收敛固涩	滑脱诸证	麻黄根、浮小麦、五味子、乌梅

> **知识链接**
>
> 炮制是指药物在应用前或制成各种剂型之前必要的加工过程。由于中药材大都是生药,在制备各种剂型之前,一般应根据医疗、配方、制剂的不同要求,并结合药材的自身特点进行一定的加工处理,才能使之既充分发挥疗效又避免或减轻不良反应,在最大程度上符合临床用药的目的。

(吴 卓)

第二节 方剂基础知识

> **素养目标**:培养整体观念、矛盾观念和辨证施护的中医思维;突出人文精神,表现出对病患关心、爱护和尊重的态度,树立全心全意为人民身心健康服务的思想。
> **知识目标**:了解方剂的常用剂型和常用方剂;熟悉方剂的组成变化;掌握方剂的组方原则。
> **技能目标**:能运用方剂知识护理中医常见病证。
> **思政元素**:在新冠病毒感染疫情期间,中医药专家对新冠病毒感染患者进行辨证分析之后,将新冠病毒感染分为医学观察期和临床治疗期,其中临床治疗期又分为轻型、普通型、重型、危重型和恢复期治疗,每个阶段均有具体的辨证分型和通用方推荐。

方剂是由药物组成的,是在辨证审因、决定治法之后,选择适宜的药物,按照组方原则,酌定用量、用法,妥善配伍而成。药物组成方剂后,能加强药效,减少某些药物的毒副作用,体现了中医药治疗疾病的特色。

一、方剂的组成与变化

（一）组方原则

方剂不是药物简单的堆砌,而是根据病情的需要,严格地遵循组方原则,选择适当的药物配伍而成。这种组方原则,可以用"君、臣、佐、使"来概括。

君,即君药,是指针对主病或主证起主要治疗作用的药物。

臣,即臣药,一是辅助君药加强治疗主病或主证的药物;二是对兼病或兼证起主要治疗作用的药物。

佐,即佐药,意义有三:一是佐助药,即协助君、臣药以加强疗效,或直接治疗次要症状的药物;二是佐制药,即消除或减弱君、臣药的毒性与烈性;三是反佐药,即根据病情需要,用与君药性味相反而又能在治疗中起相成作用的药物。

使,即使药,意义有二:一是调和药,即在方中起调和诸药作用的药物;二是引经药,即引导诸药直达病所的药物。

一般来说,君药量重而味少,必不可缺;臣、佐、使药量轻不一定都具备,是否需要以及其药味的多少,通常要根据病情、治疗要求、药物功能等来决定,从而发挥药物通过配伍组成方剂的优势和疗效。

(二) 组成变化

方剂的组成既有原则性,又有极大的灵活性。临证选方用药时,须结合患者的年龄、体质、病情、性别、季节、地域等方面的具体情况,灵活化裁,加减运用,以达到预期效果。方剂的变化规律,归纳起来有以下三种形式:

1. 药味加减的变化 也称为"随证加减",是指在主证、君药不变的情况下,随着次要症状或兼证的不同,增减方剂中的其他药物,以适应新病情的需要。例如,麻黄汤由麻黄、桂枝、杏仁、甘草四味药物组成,主治外感风寒表实证,症见恶寒发热、头疼身痛、无汗而喘、舌苔薄白、脉浮紧等。如出现烦躁、发热,则可去桂枝加石膏,组成麻杏甘石汤,清泻里热;如咳喘明显表寒轻者,则可去桂枝以减轻解表发汗之力。

2. 药量增减的变化 是指组成方剂的药味不变,只增减其药量,致使方剂中药物的主次关系更换,功效、主治亦随之改变。如小承气汤与厚朴三物汤虽均由大黄、厚朴、枳实组成,但小承气汤中大黄四两为君,枳实三枚为臣,厚朴二两为佐,能泻热通便,主治热结便秘,而厚朴三物汤中厚朴八两为君,枳实五枚为臣,大黄四两为佐,能行气消滞,主治气滞便秘。两方药味相同,但因药量不同,药物主次关系、功效及主治亦随之发生变化。

3. 剂型更换的变化 是指同一方剂,药味、药量不变,如果剂型发生改变,其作用也会相应发生改变。如治疗脾胃虚寒证的理中丸,如改成汤剂内服,则作用快而力峻。反之,若患者服用汤剂后诸症好转,为巩固疗效,可改汤剂为丸剂,因为丸剂作用缓和,而且便于储存与携带。

二、方剂的常用剂型

方剂的剂型是指根据病情需要和药物特点,把原药材加工制成一定的形态。方剂的剂型历史悠久,早在《黄帝内经》中就有汤、丸、散、膏、酒、丹等剂型,到明代《本草纲目》中剂型已有40余种。新中国成立以来,又研制了许多新剂型,如片剂、冲剂、注射剂等。现将常用剂型介绍如下:

(一) 传统剂型

1. 汤剂 是指把药物饮片加水浸泡,再煎煮一定时间,去渣取汁,制成的液体剂型。汤剂是中医临床使用最广的一种剂型,主要供内服,如桂枝汤、小承气汤等,也可外用洗浴、熏洗或含漱。汤剂的特点是吸收快、作用强、功效迅速、便于灵活加减。

2. 散剂 是指将药物粉碎,混合均匀,制成粉末状剂型,分为内服、外用两种。内服一般研成细末直接吞服或温水冲服,如七厘散;外用一般外敷,也可吹喉、点眼,如生肌散、冰硼散等。散剂的特点是制作简便、节省药材、吸收较快、便于服用和携带。

3. 丸剂 是指将药材细粉或药材提取物加适宜的赋形剂制成球形的固体剂型。常用的有蜜丸、水丸、糊丸、浓缩丸等。丸剂的特点是吸收缓慢、药效持久、体积小,携带、贮存和服用方便,适用于慢性、虚弱性疾病,如六味地黄丸等。但有些丸剂比较峻急,因其多含芳香类药物,不宜作汤剂煎煮而制成丸剂,如苏合香丸、安宫牛黄丸等。

4. 膏剂　是指药材用水或植物油煎熬去渣而制成的剂型,分内服和外用两种。内服膏剂有流浸膏、浸膏、煎膏三种,其中煎膏又称膏滋,以滋补为主,多用于慢性疾病,如益母草膏,其特点是药物浓度高、体积小、便于服用。外用膏剂有软膏剂、膏药、橡皮膏三种,常用于皮肤科与外科等,具有保护创面、润滑皮肤和局部治疗作用,也有的透过皮肤或黏膜起全身治疗作用,如三黄软膏、狗皮膏等,其特点是使用方便,药效较快。

5. 丹剂　分内服和外用两种。内服丹剂多以贵重药或药效明显而著称,如至宝丹等;外用丹剂是矿物药经高温炼制而成的不同结晶形状的制品,如红升丹、白降丹等,临床仅供外科使用。

6. 酒剂　把药物放入白酒或黄酒中浸泡或加温同煮后去渣取汁而制成的剂型。一般内服或外用。酒剂的特点是活血通络、易于发散、助长药性。

7. 茶剂　是指将药物制成固体状或粗末状,使用时以沸水泡汁代茶饮,如午时茶、感冒茶等。其特点是药量轻、服用简单、贮运方便。

8. 露剂　把药物用蒸馏法制成的透明水溶液,如金银花露。露剂的特点是气味清淡、便于口服,可当饮料及清凉解暑剂。

(二) 现代新剂型

1. 片剂　是指把药物细粉或药材提取物与辅料混合压制而成的片状剂型,如银翘解毒片、复方丹参片等。片剂的特点是用量准确、体积小、易于服用。

2. 冲剂　是指将药物的提取物加适量赋形剂或部分药材细粉制成的干燥颗粒状或块状剂型,用时以开水冲服,如感冒退热颗粒、板蓝根颗粒等。冲剂的特点是作用迅速、体积小、服用方便。

3. 糖浆剂　是指将药物煎煮去渣取汁浓缩后,加入适量浓蔗糖水溶液而制成的制剂,如止咳糖浆等。其特点是口味甘甜、服用方便、吸收较快,尤其适宜于儿童服用。

4. 口服液　是指将药物用水或其他溶剂提取,精制而成的内服液体制剂,如蓝芩口服液等。口服液的特点是剂量较少、吸收较快、服用方便、口感适宜等。

5. 注射剂　是药物经提取、精制、配制等步骤制成的灭菌溶液、无菌混悬液或供配制成液体的无菌粉末,如清开灵注射液等。注射剂的特点是剂量精确、药效迅速、不受消化系统影响,对于神志不清、难于口服用药的患者尤为适宜。

三、常用方剂介绍

常用方剂组成、功效、主治见表 3-2-1。

表 3-2-1　常用方剂简介表

分类	方名	组成	功效	主治
解表剂	麻黄汤	麻黄、桂枝、杏仁、甘草	发汗解表,宣肺平喘	外感风寒表实证
	银翘散	连翘、金银花、桔梗、薄荷、竹叶、甘草、荆芥、豆豉、牛蒡子	辛凉透表,清热解毒	温病初起
	败毒散	柴胡、前胡、川芎、枳壳、羌活、独活、茯苓、桔梗、人参、甘草	散寒祛湿,益气解表	气虚外感证

续表 3-2-1

分类	方名	组成	功效	主治
泻下剂	大承气汤	大黄、厚朴、枳实、芒硝	峻下热结	阳明腑实证
	麻子仁丸	麻子仁、芍药、枳实、大黄、厚朴、杏仁	润肠泻热，行气通便	肠胃燥热便秘
和解剂	小柴胡汤	柴胡、黄芩、人参、甘草、半夏、生姜、大枣	和解少阳	伤寒少阳证
清热剂	白虎汤	石膏、知母、甘草、粳米	清热生津	阳明气分热盛证
	黄连解毒汤	黄连、黄芩、黄柏、栀子	泻火解毒	三焦火毒热盛证
温里剂	理中丸	人参、干姜、甘草、白术	温中散寒，补气健脾	脾胃虚寒证
	四逆汤	附子、干姜、甘草	回阳救逆	心肾阳衰寒厥证
补益剂	四君子汤	人参、白术、茯苓、甘草	益气健脾	脾胃气虚证
	四物汤	熟地黄、当归、白芍药、川芎	补血和血	营血虚滞证
	六味地黄丸	熟地黄、山萸肉、山药、泽泻、牡丹皮、茯苓	滋阴补肾	肾阴虚证
	肾气丸	干地黄、山药、山茱萸、泽泻、茯苓、牡丹皮、桂枝、附子	补肾助阳	肾阳不足证
固涩剂	牡蛎散	黄芪、麻黄根、牡蛎	益气固表，敛阴止汗	自汗、盗汗
安神剂	朱砂安神丸	朱砂、黄连、炙甘草、生地黄、当归	重镇安神，清心泻火	心火亢盛证
	酸枣仁汤	酸枣仁、茯苓、知母、川芎、甘草	养血安神，清热除烦	虚烦不眠证
理气剂	柴胡疏肝散	陈皮、柴胡、川芎、香附、枳壳、芍药、甘草	疏肝解郁，行气止痛	肝气郁滞证
理血剂	血府逐瘀汤	桃仁、红花、当归、生地黄、川芎、赤芍、牛膝、桔梗、柴胡、枳壳、甘草	活血祛瘀，行气止痛	胸中血瘀证
治风剂	天麻钩藤饮	天麻、钩藤、石决明、栀子、黄芩、牛膝、杜仲、益母草、桑寄生、夜交藤、茯神	平肝熄风，清热活血，补益肝肾	肝阳偏亢肝风上扰证
祛湿剂	茵陈蒿汤	茵陈、栀子、大黄	清热利湿退黄	湿热黄疸
	五苓散	猪苓、泽泻、白术、茯苓、桂枝	利水渗湿，温阳化气	水湿内停、痰饮
祛痰剂	二陈汤	半夏、橘红、白茯苓、甘草	燥湿化痰，理气和中	湿痰咳嗽
消食剂	保和丸	山楂、神曲、半夏、茯苓、陈皮、连翘、莱菔子	消食和胃	食积
	健脾丸	白术、木香、黄连、甘草、白茯苓、人参、神曲、陈皮、砂仁、麦芽、山楂、山药、肉豆蔻	健脾和胃，消食止泻	脾虚停食证
驱虫剂	乌梅丸	乌梅、细辛、干姜、黄连、当归、附子、蜀椒、桂枝、人参、黄柏	温脏安蛔	蛔厥证

> **知识链接**
>
> **方剂歌诀**
>
> 中医将方剂的组成、功效及主治编成歌诀,朗朗上口,便于记忆,方便临床实用和中医药爱好者研读。例如:"麻黄汤中用桂枝,杏仁甘草四般施,发热、恶寒、头项痛,喘而无汗服之宜"。

(吴 卓)

第三节 中药煎煮方法

> **素养目标**:具有对中医药的认同感,弘扬中医药匠心精神,传承中医药传统文化。
>
> **知识目标**:了解中药汤剂的基本概念;熟悉中药汤剂的煎煮;掌握中药汤剂的服法。
>
> **技能目标**:能正确运用中药汤剂的煎煮方法。
>
> **思政元素**:中药煎煮对药物的疗效有重要的影响,直接关系到临床效果。历代医家对中药的煎煮非常重视。明代李时珍曰:"凡服汤药,虽品物专精,修治如法,而煎药者鲁莽造次,水火不良,火候失度,则药亦无功也"。清代徐灵胎《医学源流论》讲:"煎药之法,最宜深讲,药之效不效,全在乎此。"煎药的环节,要求严格,"一人一方、一方一煎;武火煎沸、文火慢炖",各类煎煮方法视具体药物而定,不可大意。

汤剂是我国应用最早和最广泛的一种中药剂型,汤剂的制作是将药物饮片放入容器内加热煎煮,而煎煮及服用的方法是否得当可直接影响疗效的发挥与用药安全。

一、中药汤剂的煎煮

(一)煎煮器具

煎药器具以砂锅为最佳,因其化学性质稳定,不易与药物有效成分发生化学反应,且导热均匀,保暖性能好。其次为白色搪瓷或不锈钢器皿代替,忌用铁、铜、锡、铝等金属器具。

(二)煎药用水

除处方有特殊规定用水外,一般以水质纯净为原则,如新鲜洁净的自来水、河水、井水、泉水等凡能生活饮用的水或者蒸馏水均可用作煎药用水。煎药的用水量与治疗效果密切相关,应根据药量、药物质地和煎煮时间而定,一般用水量为将饮片适当加压后,液面淹没过饮片约2cm为宜,需久煎的药物加水量可略多,而煎煮时间较短的药物,则加水量可略少,液面淹没药物即可。水应一次性加足,不要中途加水。

（三）煎前浸泡

煎煮前浸泡有利于药物有效成分的充分溶出,且可缩短煎煮时间,避免因煎煮时间过长,导致部分有效成分耗损、破坏过多。一般浸泡时间以20～30分钟为宜,种子、果实类药物可浸泡1小时。夏季气温高,浸泡时间宜短;冬季气温低,浸泡时间宜长。浸泡药材的水温以常温或温水(25～50 ℃)为宜,忌用沸开水浸泡。有些活血化瘀类药物还可在煎泡前浸入适量白酒,以促进药物有效成分的溶出而提高疗效。

（四）火候及时间

煎煮火候的控制,主要取决于药物的性质和质地。一般药物,宜先武火后文火,以免药汁溢出或水分迅速蒸发,影响有效成分物的煎出。药物煮沸后,第一煎文火煎30分钟,第二煎文火煎20分钟。解表药及芳香类药物,煮沸后文火略煮15分钟即可;有效成分不易煎出的矿物类、骨角类、贝壳类及甲壳类药,一般煮沸后必须至少再煎60分钟以上,使有效成分充分溶出。

（五）煎煮次数及取药

一剂药一般至少应煎两次。第一次煎煮完毕后,将药液滤出,再加水至液面淹没药物,煎煮第二次,这样可使有效成分充分煎出。质地厚重或性味滋腻的补益药可煎三次或多次。每剂药煎好后,应用纱布将药液过滤或绞渣取汁,总取汁量为250 ml左右,儿童减半。

（六）特殊煎煮法

一般药物可同时入煎,但部分药物由于性质、性能及临床用途、所需煎煮时间不同,所以入药煎煮的方法也不同。

1. 先煎　矿物、贝壳类药物,如龟甲、鳖甲、生龙骨、生牡蛎、磁石等,因质地坚硬,有效成分难以煎出,宜打碎先煎,待煮沸30分钟以后再下其他药;附子、乌头等有毒药物也应先煎30分钟以上,以降低其毒性。

2. 后下　有效成分煎煮时容易挥发或破坏而不耐久煎的药物,如薄荷、木香、白豆蔻、大黄、番泻叶、钩藤等,宜在一般药物煎好前4～5分钟时下。

3. 包煎　蒲黄、海金沙等药材质地较轻,煎煮时易飘浮在药液面上,或成糊状,不便于煎煮及服用;车前子、葶苈子等较细药材,以及其他含淀粉、黏液质较多的药物,煎煮时容易黏锅、糊化、焦化;辛夷、旋覆花等药材有毛,对咽喉有刺激性。这几类药入药时宜用纱布包裹入煎。

4. 另煎　某些贵重药物,如人参、西洋参等,应另煎,取汁兑服。若与他药同煎,其有效成分易被其他药渣吸附,造成浪费。

5. 烊化　一些胶质类药物,如阿胶、饴糖、鹿角胶等,因易黏附于其他药渣及锅底,既浪费药材,又容易熬焦,应另行溶化后,再与其他药汁兑服。

6. 冲服　某些不耐高温的药、入水即化的药、汁液性的药,如芒硝、竹沥等,宜用煎好的其他药液或开水冲服;某些贵重药、细料药,如牛黄、三七、琥珀等,应研细末,用汤液冲服。

二、服药方法

（一）服药时间

服药应顺应阴阳消长的规律和人体的生理病理规律，选择最佳的时间，以提高疗效。

饭前服药：饭前胃中空虚，服药后可避免与胃中食物混合，能迅速入肠中，被人体充分吸收。驱虫药、攻下药、滋补药、制酸和开胃等治疗胃肠道疾病的药宜饭前服。

饭后服药：饭后胃中存有较多食物，此时服药可减少对胃的刺激，故对胃肠道有刺激的药物如抗风湿药宜饭后服；消食药宜饭后及时服用。

睡前服药：安神药宜在睡前30分钟至1小时服，以助安眠；涩精止遗药宜在临睡时服，以便治疗梦遗滑精；缓下剂宜在睡前服，以便翌日清晨排便。

此外，涌吐药宜清晨或午前服；止泻药应及早服，泻止停服；截疟药应在疟疾发作前2小时服药，急性病则不拘时服；治咽喉病药，宜少量而频频含服。

一般药物，无论饭前服或饭后服，服药与进食都应间隔1小时左右，这样既可使食物充分消化，又可使药物充分吸收，以利药效的发挥。

（二）服药量

一般病证服药量多为每日一剂，每剂分早、晚两次服或早、中、晚三次服。病情危急者，可每隔2~4小时服药一次，昼夜不停，使药力持续。服用药力较强的药物如发汗药、泻下药，应中病即止，不可损伤正气。呕吐病人服药应少量频服。

（三）服药温度

汤剂一般应温服。治疗寒证的热性药物，尤应热服，特别是辛温解表药治疗外感风寒表实证时，不仅宜热服，服药后还应温覆取汗。治热证的寒性药物，如热在胃肠，患者欲冷饮者可凉服；如热在其他脏腑，患者不欲冷饮者，仍宜温服。

（四）其他服药方法

中药剂型多种多样，病人情况也千差万别，因此，除汤剂外的其他剂型应根据不同剂型特点和病人的具体情况采取不同的给药方法。一般丸剂、片剂、胶囊、滴丸等用白开水送服；散剂、丹剂、细丸、膏剂以及某些贵重细料药，可用白开水或汤药汁冲服或含服；呕吐病人在服药前可先服少量姜汁，也可嚼少许生姜片或橘皮，以防呕吐；温里祛寒药可用姜汤送服；祛风胜湿药可用黄酒送服，以助药力；对婴幼儿、危重病人可将药化开后喂服；对神志不清、昏迷、牙关紧闭等不能正常进食的病人，可鼻饲给药。

> **知识链接**
>
> 值得注意的是，汤剂放凉后，要温服时，应先加热煮沸，使汤剂中沉淀的有效成分重新溶解后，再放温服用，而不应只加到温热不凉就服用。因为汤剂放冷后许多有效成分因溶解小而析出沉淀，如果只服用上面的清液而舍去沉淀部分，必然影响疗效。

（胡大胜　张何璐）

第四节　中药内服法的护理

> **素养目标**：遵守职业道德，尊重生命，心系患者，具备良好的护患沟通能力，具备高尚的医德素养，传承中医"大医精诚"精神。
> **知识目标**：了解中药内服法护理的分类；熟悉各类汤剂的内服法与护理；掌握中药内服法注意事项。
> **技能目标**：能正确并熟练运用中药内服法的护理。
> **思政元素**：《伤寒论》中关于桂枝汤的煎服法有着非常详细的叙述："……，适寒温，服一升。服已须臾，啜热稀粥一升余，以助药力。温覆令一时许，遍身漐漐微似有汗者益佳，不可令如水流漓，病者必不除。若一服汗出病瘥，停后服，不必尽剂；若不汗，更服依前法，又不汗，后服小促其间，半日许令三服尽。若病重者，一日一夜服，周时观之。服一剂尽，病证犹在者，更作服；若汗不出，乃服至二三剂。禁生冷、黏滑、肉面、五辛、酒酪、臭恶等物。"中药的服用方法与护理关乎治疗效果，依据患者的病情、开具方药的特点，服用及护理的方法也不同，需进行"辨证施护"，为中医药治病特色之一。

一、解表类药物的服法与护理

汤剂应温服，服药后静卧，温覆取汗或啜热粥以助汗达邪。

发汗要因人因时而异，如暑天炎热，汗之宜轻；冬季寒冷，汗之宜重。体虚者，汗之宜缓；体实者，汗之宜峻等。

注意观察有汗、无汗、出汗时间、部位及体温、脉搏。在一般情况下，汗出热退即应停药，以遍身微微持续汗出最佳。若汗出不彻，则表邪不解，需继续用药；而汗出过多，会伤津耗液、损伤正气，可给患者口服糖盐水或输液；若大汗不止，易导致伤阴亡阳，应立即通知医师，及时采取措施。

汗出热退时，应及时用干毛巾或热毛巾擦干，忌用冷毛巾擦拭，以防毛孔郁闭，不利于表邪外达；大汗淋漓者，暂时不要更衣，可在胸前、背后铺上干毛巾，汗止时再更换衣被。注意避风寒，防止复感。

服药期间应保持室内温度恒定。寒冷季节室温控制在10~15 ℃，室温过低不利于发汗；气候炎热时室温不宜高于25 ℃，既要保持室内空气通畅新鲜，又要防止汗出当风，复感外邪。

服药期间饮食宜清淡，易于消化，不宜食生冷、黏腻、荤腥、辛辣、酒酪等食物，忌食酸性食物。

服发汗解表药时，禁用或慎用解热镇痛西药，如阿司匹林等，防止汗出太过；服用含有麻黄的药物后，要注意观察患者的血压及心率变化。

二、泻下类药物的服法与护理

寒下剂适用于里热积滞实证,但表里无实热者及孕妇忌服。服药期间,不能同时服用辛燥及滋补药。

逐水剂适用于水饮壅盛于里的实证,但有恶寒表证者忌服。

润下剂适用于肠燥津亏,大便秘结之证,宜在饭前空腹或睡前服用。

攻补兼施剂适用于里实正虚,而大便秘结之证,阴虚阳亢及孕妇忌服,服药时宜空腹温服。

泻下剂一般应空腹服用,因其苦寒,易伤胃气,故应以邪去为度,得效即止,慎勿过剂。

观察生命体征及病情变化,注意排泄物的色、量、质地等,如果泻下太过,出现虚脱,应及时报告医师,配合抢救。

服药期间,饮食宜清淡、易消化,多食水果和蔬菜,忌食油腻、辛辣、烟酒等刺激性食物。

三、清热类药物的服法与护理

宜饭后服药,服药后应注意休息,调畅情志,以助药力顺达。

服药后需观察病情变化,如服白虎汤后,患者体温渐降,汗止渴减,神清脉静,为病情好转。若患者服药后壮热烦渴不减,并出现神昏谵语,舌质红绛,为病由气分转入营分或气营两燔;若药后壮热不退而出现四肢抽搐或惊厥者,为热盛动风,应立即报告医师采取救治措施。对疮疡肿毒之证,在服药过程中若肿消热退,为病退之象。若已成脓,则应切开排脓;对热入营血者,要观察神志、出血及动风之兆,一旦发现,立即处理。高热不退者,可同时配合物理降温。

清热药适用于热证,故饮食、室温、衣被、服药等均宜偏凉,病房要有良好的通风或降温设备,并根据病人发热程度调节室温,保持病房空气新鲜,光线柔和,环境安静。汗出较多者,及时更换衣被。

热病患者心情烦躁,情绪易于激动,应做好精神安慰工作,消除忧虑与恐惧,使病人心情愉快。

疫疠患者要隔离消毒,特别是病室及病人餐具、衣被等,防止相互感染。

饮食上应给予寒凉性食品以助清除内热,多食蔬菜水果类及富含维生素食物,如苦瓜、黄瓜、绿豆、藕、梨、莴苣等。鼓励患者多饮水、西瓜汁、梨汁,多吃柑橘等生津止渴之品。

苦寒滋阴药久服伤胃或内伤中阳,必要时配伍醒脾、和胃药;年老、体弱、孕妇、脾胃虚寒者慎用,或减量服用。

四、祛湿类药物的服法与护理

痹证多属慢性疾病,病情变化较少,为服用方便,祛风湿药可制成酒剂、丸剂、散剂、片剂或膏剂长期服用。酒还能增强祛风湿药的功效。也可制成外敷剂型,直接用于患处。

祛风湿药辛温性燥易伤阴耗津，阴津亏虚者应慎用。大多祛风湿药对胃肠道有刺激，故宜饭后服用。

长期服用抗风湿药酒时，要严密观察病情，谨防药物蓄积中毒，如发现病人有唇舌麻木、头晕、心悸等症状时，为中毒反应，应立即停药。同时严格控制每次服用量，以防急性中毒。

芳香化湿药多气味芳香，富含挥发油，入汤剂不宜久煎，一般煎煮10~15分钟即可，以免影响药效。应用本类药物时护理着眼点是舌苔变化，舌苔渐退为向愈之征。

利水渗湿药能使小便通畅，尿量增多，服药后要注意观察小便排出是否通畅、尿量变化、水肿消退情况等。

病室要注意通风，保持室内干燥，温度适宜，阳光充足，防止复感湿邪而加重病情。

饮食护理因病而异，一般忌生冷油腻之物；服淡渗利湿之品饮食宜清淡，可多食白菜、芹菜、马齿苋等有利尿作用的食物。

五、温里类药物的服法与护理

服用温里药，应辨清寒热真假。温里药必须针对里寒证，若辨证有误妄用温热护法，可致病势逆变。真寒假热，阴寒太盛，温药入口即吐者，宜采用冷服，或加反佐药如少佐苦寒、咸寒之品，以免格拒不纳。

使用温里药要注意因人、因时、因地制宜。平素火旺之人，或阴虚失血之体，或火热季节，或南方温热之地，剂量宜轻，不可久服；若冬季气候寒冷，或素体阳虚之人，剂量可适当增加。

回阳救逆药主治阳气衰微、内外俱寒、阳气将亡之危证。昏迷患者可鼻饲给药，服药期间应密切观察患者神志、面色、体温、血压、脉象及四肢回暖的病情变化。如服药后患者汗出不止、厥冷加重、烦躁不安、脉细散无根等，为病情恶化，应及时与医生联系，并积极配合医生抢救。药中有附子需久煎。

生活起居、饮食、服药等护理均以"温"法护之，宜保暖，进热饮，尤其温中散寒药服药后要饮热粥，有微汗时温覆取汗，不要减衣服。饮食忌生冷寒凉，宜吃性温的狗肉、羊肉、桂圆等，配合姜、葱、蒜、胡椒等，以增强药物的温中散寒、振奋阳气之功效。里寒病人易感外寒，故在应用温里药同时，要采取防寒保暖措施，以防风寒侵袭。

温里药多属辛燥之品，易耗阴血，故热证、阴虚证、孕妇慎用或忌用。

六、理气类药物的服法与护理

本类药辛温芳香，宜散剂冲服或丸剂为宜，入汤剂沉香、降香、檀香等宜后下。运用宣痹通阳理气之药，可加入少量白酒，以助药力；调理肝气的药物，可醋制以引药入经，并加强此痛之力。

饮食宜温通类的膳食，以助药力，忌食生冷瓜果之品，以免影响药效的发挥，或损伤肠胃。

理气类药物辛温香燥，易耗气伤阴，故服理气药须中病即止，不宜过剂。凡气虚、津亏、阴虚火旺者慎用。若属辛香走窜破气之品，孕妇慎用。

七、消导类药物的服法与护理

根据消导方药的气味清淡、重厚之别，采用不同的煎药法。如药味清淡，临床取其气者，煎药时间宜短；如药味重厚，取其质者，煎药时间宜延长。

消导类方药多用于慢性有形积滞，对于积聚痞块，宜渐消缓散，制剂以丸剂为佳，并根据有形实邪的性质，灵活配伍。因病情多属虚实夹杂，故护理上要密切配合医疗，辨证施护。

服药时饮食宜清淡，宜用平补而易于消化的半流质或软食，常用食物如山楂、白萝卜、醋等。婴幼儿应注意减少乳食量，必要时可暂停喂乳。忌食生冷、硬物、肥腻，要求病人少食多餐，勿过饱。

加强病情观察。应用消食导滞剂，应观察患者大便的性状、次数、量、气味、腹胀、腹痛及呕吐情况等。如变生他证，立即报告医生，并给予吸氧，做好输液、输血、手术准备工作。

消导类方药虽多药性缓和，但毕竟属克削之剂，故纯虚无实者，不宜使用，兼有泻下或通导功效者，只作暂用，不可久服，中病即止，以免戕伐正气。

凡消导类药物，均宜在饭后服用。一般不与补益药和收敛药同用，以免降低药效。与西药同服时，应注意配伍禁忌，如山楂丸味酸，忌与复方氢氧化铝、碳酸氢钠等碱性药物同服，以免酸碱中和，降低药效。

积滞的原因多为气机不畅，忧思不解会加重病情，所以要注意情志调护。

本类药对于年老、体弱者慎用；脾胃虚弱或无食积者及孕妇禁用。

八、止血类药物的服法与护理

出血的原因有寒热虚实之分，病势有轻重缓急之别，病位有上下之不同。因此服用止血类方药，要根据出血的不同原因，辨证服药。护理上要依据导致出血的疾病和部位的不同，辨证施护。

服用止血类方药应以止血而不留瘀，血止而不复出为原则。因此使用凉血止血药、收敛止血药应中病即止，不可多服久服，以免敛邪留瘀。

许多止血药炒炭后止血效果更好，也有少数以生品止血效果更佳，注意合理应用。

服药期间要注意观察出血的部位、数量、颜色、次数，定时测量记录血压、脉搏、呼吸等，如有变化，应及时报告。大出血时，要及时采取急救措施。

加强情志护理，解除病人紧张和恐惧心理，保持病室安静，放松身心。

食用富含营养、易于消化的食物，忌辛辣刺激性食物和饮料，禁烟酒。呕血患者应禁食8～24小时。

九、活血化瘀类药物的服法与护理

活血化瘀类药物行散力强，易耗血动血，忌用于有出血证而无瘀血征象者，妇女月经过多及孕妇应慎用或忌用。

宜饭后服用，或适当配伍消食健胃药，以助药物吸收。

破血逐瘀及活血疗伤类药物，特别是虫类药物，宜用丸散剂，或配合散剂外用，可提高消肿止痛效果。活血止痛类部分药物宜酒或醋制以增强活血止痛功效。

破血逐瘀的虫类药物,如虻虫、斑蝥等大多有毒,内服应严格掌握剂量,中病即止。用于治疗癌肿时,可长期间断用药,并定期检查肝肾功能,防止损伤。

注意观察病人疼痛的程度及肿块的大小、软硬度,肿瘤及疼痛较重的病人,要做好精神安抚。服药期间宜食温通类食物,忌用滋腻之品。

十、化痰止咳平喘类药物的服法与护理

祛痰药宜饭后温服,平喘药宜在哮喘发作前 1~2 小时服用,治疗咽喉疾患,药宜多次频服,缓缓咽下,使药液与病变部位充分接触,迅速反射性引起支气管分泌物增加,从而稀释痰液,便于排痰。

服药后观察咳喘的变化及痰的质、量、色、味及咳痰是否通畅。痰多咳出无力病人,可给予翻身拍背,必要时吸痰;痰稠者,可让病人吸入水蒸气或雾化吸入,使痰液易于咳出。

攻下逐痰药的作用峻猛,非痰积而体格壮实者,不可轻投。

某些温燥之性强烈的刺激性化痰药,慎用于痰中带血等有出血倾向的病人。温肺化痰及祛风化痰药如半夏、南星、白芥子、皂荚等大多有毒,内服剂量不宜过大,阴虚有热者忌用。

麻疹初起有表邪之咳嗽,不宜单投止咳药,当以疏解清宣为主,以免恋邪而致久喘不已及影响麻疹之透发。

病人宜进食清淡易消化食物,少食油腻生冷及过甜、过咸、辛辣刺激食物。可多饮水,以补充消耗的水分。

咳喘频繁、烦躁不安者,应给予安慰,稳定情绪,或转移注意力,以减轻咳嗽。

十一、平肝息风类药物的服法与护理

平肝息风类药有性偏寒或性偏温燥之不同,应区别服用。若脾虚慢惊者,不宜用寒凉之品,阴虚血亏者,当忌温燥之品。

本类药多为介类、矿石、昆虫等矿物药或动物药,介类及矿物药宜打碎先煎,昆虫类药物宜研末冲服。熄风止痉类方药多为有毒之品,药性峻猛,服用不宜过量,且制剂以散剂为佳。

本类药宜饭后服用,并注意顾护胃气。对破伤风等痉厥患者不能服药者,可鼻饲给药。

注意生活护理,眩晕病人服药后要静卧调养,保证充足睡眠,避免情绪波动。

注意观察病人血压、脉搏、神志、瞳孔等变化,出现异常反应立即通知医生,做好急救准备。

十二、开窍类药物的服法与护理

本类药物性质辛香,其有效成分易于挥发,故只入丸剂、散剂服用,可用温开水化服,神昏者宜鼻饲,不宜加热煎服。

开窍药辛香走窜,为救急、治标之品,且能耗伤正气,故只宜暂服,不可久服,宜少量频服。

要密切注意体温、脉搏、呼吸、血压等变化。

昏迷病人要保持呼吸道通畅,鼻饲给药后,要注意口腔护理。元气大脱者,纵见神志昏糊,也不宜使用开窍药。

搐鼻取嚏之通关开窍之法,忌用于高血压、脑血管意外、颅脑外伤等所致昏厥病人。

十三、安神类药物的服法与护理

安神类药物以矿石、贝壳或植物种子为主,入煎剂时,应打碎先煎、久煎。部分药物有毒性,更须慎用,以防中毒。

本类药物多属对症治标之品,特别是矿石类重镇安神药及有毒药物,只宜暂用,不可久服,应中病即止。

矿石类安神药如作丸散服时,易伤脾胃,须配伍养胃健脾之品,以助药物吸收。

十四、补益类药物的服法与护理

补益药大多质重味厚,煎药时宜文火久煎才能药味尽出。阿胶需烊化。贵重药品应另煎兑服或冲服,空腹或饭前服下。

虚羸不足之证,多病程较长,需指导患者坚持用药,宜采用蜜丸、膏滋、口服液等剂型,以便于保存和服用。

凡丸剂、膏剂药品宜密封、干燥保存,防止虫蚀、霉变影响药物疗效。

偶遇外感,应停服补药,以防"闭门留寇"。

引导患者注意生活规律,做到起居有常,保持充足睡眠,适当锻炼身体,提高抗病能力,避免劳累。

虚证有阴虚、阳虚、气虚、血虚之别,饮食上应对证进补,阳虚者,可选用牛、羊肉和桂圆等温补之品,忌生冷瓜果和凉性食品;阴虚者,可选用银耳、木耳、甲鱼等清补之物,忌烟、酒、辛温香燥、耗津伤液之品;气虚者,可选用山药、母鸡人参汤、黄芪粥等健脾、补肺、益气之品,忌生冷饮食;血虚者可选用动物血、猪肝、大枣、菠菜等补血养心之品。冬季宜温补,夏季宜清补。

虚证患者大多为大病初愈或久病不愈,易产生紧张、悲观、焦虑等不安情绪,护理人员应做好患者的心理疏导工作。

补气助阳药品,性多温燥,肝阳上亢、阴虚内热患者应慎用;滋阴养血药品性多滋腻,脾胃虚弱者应配伍健脾益胃药。

十五、收涩类药物服法与护理

收涩类方药,本为滑脱病证而设,滑脱的根本原因是正虚不摄,故收涩药物为应急治标之品,只可暂用以救急,滑脱病势一旦控制,应立即针对正气亏损,服用补虚药,促进病愈。

本类药物酸涩收敛,有闭门留寇之弊,故表邪未解、热病汗出、痰多咳喘、火动遗精、食滞泻痢、血热崩中、瘀血漏下、热淋尿频等,均非收涩药物所宜。

膳食宜平补,忌食生冷寒凉。

> **知识链接**
>
> 值得注意的是：服安神药时，一般应在睡前半小时服用。饮食以清淡、可口、少刺激为原则，忌辛辣肥甘、烈酒、浓茶、咖啡等，进食勿饱。

（胡大胜　张何璐）

【课后练习】

一、单项选择题

1. 具有沉降趋向的药物，性味多为　　　　　　　　　　　　　　　　　　　　　　（　　）
   A. 辛甘凉　　　B. 辛苦温　　　C. 辛甘温　　　D. 酸苦寒　　　E. 酸甘温
2. 确定归经的主要理论基础是　　　　　　　　　　　　　　　　　　　　　　　　（　　）
   A. 阴阳学说　　B. 五行学说　　C. 脏腑经络学说　　D. 病因学说　　E. 病机学说
3. 下列哪项属于臣药的含义　　　　　　　　　　　　　　　　　　　　　　　　　（　　）
   A. 针对主病或主证起主要治疗作用的药物
   B. 对兼病或兼证起主要治疗作用的药物
   C. 消除或减弱君、臣药的毒性与烈性的药物
   D. 能引领方中药物至特定病所的药物
   E. 在方中起调和诸药作用的药物
4. 小承气汤变化为厚朴三物汤是属于　　　　　　　　　　　　　　　　　　　　　（　　）
   A. 药味增减的变化　　　　　　　　　B. 药量增减的变化
   C. 剂型更换的变化　　　　　　　　　D. 药味、药量均有变化
   E. 药味、药量、剂型均有改变

二、名词解释

1. 归经
2. 七情
3. 方剂
4. 君药
5. 烊化
6. 冲服
7. 寒下剂
8. 芳香化湿药

三、填空题

1. 四气是指_____、_____、_____、_____四种不同的药性。
2. 五味是指_____、_____、_____、_____、_____五种不同的药物滋味。
3. 使药的意义有二，一是_____，二是_____。
4. 方剂的组成变化主要有_____、_____、_____三种形式。
5. 煎药以_____为原则，如新鲜洁净的_____、_____、_____等凡能生活饮用的水或者蒸馏水均可用作煎药用水。
6. 煎药用水以_____器皿为佳，忌用_____容器，以免发生化学反应而使药效发生变化。

7. 煎煮火候的控制,主要取决于药物的性质和质地。一般药物宜先_____后_____为原则,以免药汁溢出或水分迅速蒸发,影响有效成分物的煎出。
8. 解表药分为_____、_____两种,其中发汗要因人因时而异,如暑天炎热,汗之以_____;冬季寒冷,汗之宜_____。体虚者,汗之宜_____;体实者汗之宜_____等。
9. 理气类药用水辛温芳香,宜_____冲服或_____为宜,入汤剂_____、_____、_____等宜后下。
10. 服用止血类方药应以_____,_____为原则。因此使用_____、_____应中病即止,不可_____,以免敛邪留瘀。

四、简答题

1. 中药的性能包括哪些方面?
2. 简述中药的配伍禁忌。
3. 方剂的组方原则是什么?
4. 什么是汤剂?有何特点?
5. 简述煎药加水的注意事项。
6. 服药方法中的服药时间包括哪些?
7. 使用平肝熄风药有哪些注意事项?
8. 补益药分为哪几种?

第四章 中医护理常用方法

第一节 毫针刺法

> **素养目标**：树立全心全意为患者服务的思想，培养出关心、爱护、尊重患者和认真、严谨、热情的工作作风，具备良好的护患沟通能力，传承中医"大医精诚"精神。
> **知识目标**：知道毫针结构、针具消毒及针法的操作方法和注意事项。
> **技能目标**：能做好针刺异常情况的预防和护理。
> **思政元素**：在进行毫针刺法练习时，因为要与血液接触，所以一定要做到严格无菌操作，消毒严格彻底，单人单针防止交叉感染，保护患者也是保护医生自己；在练习针刺时，要注意一些危险部位的针刺深度和角度，要求学生们掌握好解剖知识，防止刺伤重要脏器造成生命危险，这些都是医疗安全意识的职业素养和职业习惯形成的具体体现。

一、相关概念

针法：即刺法，指采用针具，运用手法，刺激人体一定部位（一般是腧穴），以疏通经络，调和气血，从而防治疾病的方法。

毫针刺法：泛指毫针的持针法、进针法、行针法、补泻法、留针法、出针法等完整的针刺方法。毫针刺法是针刺疗法的主体，临床应用最广。

二、针法的起源和发展

（一）针法的起源

针法起源最早可以追溯到石器时代，据推测应该与原始人的治病经验有关。
"砭石"是一种经过磨砺而成的锥形或楔形的小石器——这是最原始的"针"。原始人用这种石针来叩击皮肤、揉按肌肉，或浅刺放血，经过漫长的摸索和经验积累，逐步发展成为针灸治疗的工具。

用途：划破痈肿、排脓放血的外科工具。

形状：为了适合穿刺和切割的需要，砭石的形状亦趋于多样化，有锋者称为"针石"，有刃者称为"镵石"。

大约在距今 18 000 年的山顶洞人文化时期，我国古人已能使用石刀等工具制作较为精美的骨针。另外,古代的"针"字也写成"箴",据字形推求,说明当时的针具除砭石、骨针之外,极可能使用过竹针治病。到了仰韶文化时期(公元前 5 000 年—前 3 000 年),黄河流域发展了彩陶文化,当时就有可能利用破碎的陶片代替砭石作为刺病工具,如陶针疗法,至今在某些少数民族地区还有人使用着。

(二)九针的应用和发展

殷商时期,中国进入了青铜器时代。随着青铜器的广泛应用,为针具的改进提供了物质条件,于是出现了青铜针具。春秋时期,铁器出现,随着冶铁术的发展和冶炼技术提高,从战国迄于秦汉,砭石才逐渐被九针所取代。

在《灵枢·九针十二原》中详细介绍了九针的形状、大小、治疗范围和操作方法。九种不同形状的针具用途各有不同,随着生产工具和技术的进步,针具的制造渐趋精巧,操作手法也更为细致。现将九针的形状(图 4-1-1)和用途(表 4-1-1)分述如下:

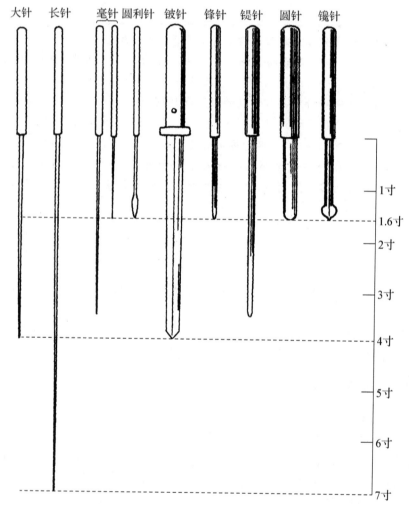

图 4-1-1 九针的形状

表 4-1-1 九针应用分类表

名 称	形 状	用 途
(1) 镵针	头大,末端尖锐	浅刺皮肤,泻阳分邪气,泻热
(2) 圆针	针身圆柱形,针头卵圆	按摩肌肉
(3) 鍉针	针头如黍粟状,圆而微尖	按压经脉外部(按脉勿陷),补正祛邪
(4) 锋针	针头锋利,呈三棱锥形	主痈瘤痼疾,泻热出血
(5) 铍针	形如剑	切开排脓,治痈肿已成脓
(6) 圆利针	针头微大,针身反小,圆而且利	用于深刺,主痈症、痹气暴发者
(7) 毫针	针身细如毫(豪)毛	应用最广,通调经络,治寒热痛痹
(8) 长针	针身细长而锋利	深刺,用于肌肉肥厚处,治深邪远痹
(9) 大针	针身粗圆	针刺放水,治关节积液

其后随着生产的发展,陆续出现了金针、银针、马衔针、合金针等针具。1968年,我国考古工作者在河北满城西汉刘胜墓中发掘出医用金针四根、银针五根(残缺),形状与《内经》九针的锋针、圆针、圆利针等针具相符合,证明了早在两千年前我们古人已经采用金、银制作针具了。采用贵重金属制作针具一直沿袭到近代。目前的针具多用不锈钢制成,针身坚韧,不易生锈,且富于弹性,优于其他金属,为针灸临床所广泛采用。

三、毫针

(一)毫针的结构

目前使用最普遍的是不锈钢针,不锈钢制作的毫针,具有较高的弹性和韧性,针身挺直光滑,能耐高热和防锈,不易被化学物品腐蚀(图4-1-2)。

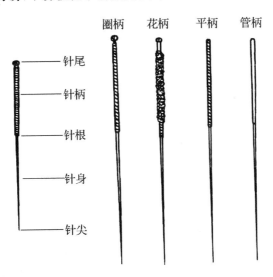

图 4-1-2 毫针的结构

针尖:针身的尖端锋锐部分,又称针芒。
针身:针尖与针根之间的部分,又称针体。

针根:针身与针柄连接处。
针柄:是手指持针处,用金属丝将针的一端呈螺旋形的紧密缠绕而成。
针尾:针柄的末端部分,用金属丝缠绕呈圆筒状。

(二)毫针的规格

毫针的不同规格,主要以针身的长短和粗细来区分(表4-1-2、表4-1-3)。

表4-1-2 毫针长度规格表

旧规格(寸)	0.5	1	1.5	2	2.5	3	4	4.5	5	6
新规格(mm)	15	25	40	50	65	75	100	115	125	150

表4-1-3 毫针粗细规格表

号数	26	27	28	29	30	31	32	33	34	35
直径(mm)	0.45	0.42	0.38	0.34	0.32	0.30	0.28	0.26	0.24	0.22

一般临床以25～75 mm(1～3寸)长和直径为0.32～0.38 mm(30～28号)粗细者最为常用。

四、针刺方法

毫针刺法,具有很高的技术要求和严格的操作规程,医生必须熟练地掌握针刺从进针到出针这一系列的操作技术。

(一)进针法

定义:进针法是毫针刺法的首要操作技术,是运用各种手法将针刺入腧穴皮下的操作方法。

要求:在进针时要注意刺手与押手密切配合,指力与腕力协调一致,要求做到轻巧、敏捷、无痛或微痛。

1. 刺手与押手

刺手:持针施术的手,多为右手。作用是掌握针具,实行操作。

押手:按压腧穴局部,辅助进针的手。作用主要是固定穴位皮肤,使毫针能准确地刺入腧穴,减少进针时的疼痛,并使长针针身有所依靠,不致摇晃和弯曲,协助刺手调节和控制针感。

2. 持针姿势 刺手持针的姿势,一般以拇、食两指夹持针柄,中指抵住针身,进针时帮助着力,防止针身弯曲。

3. 常用进针法

(1)单手进针法:用右手拇、食指持针,中指抵住腧穴,指腹紧靠针身下端,当拇、食指向下用力按压时,中指随之屈曲,将针迅速刺入,直刺至所要求的深度(图4-1-3)。此法多用于短针的进针。

(2)双手进针法:即双手配合,协同进针。又分以下四种。

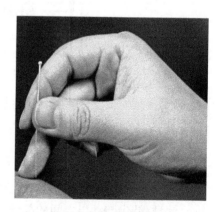

图4-1-3 单手进针法

指切进针法：又称爪切法，用左手拇指或食指指甲切按在腧穴皮肤上，右手持针，将针紧靠左手指甲缘将针刺入皮下(图4-1-4)。多用于短针的进针。

夹持进针法：用左手拇、食两指持捏消毒干棉球，夹住针身下端，露出针尖，将针尖固定在腧穴的皮肤表面，右手持针，双手协同用力用插入法或捻入法将针刺入皮下，直至所要求的深度(图4-1-5)。此法多用于长针的进针。

舒张进针法：用左手拇、食两指或食、中两指将针刺部位的皮肤向两侧撑开，使之绷紧，右手持针刺入(图4-1-6)。此法主要适宜皮肤松弛或有皱纹部位的腧穴进针，特别是腹部腧穴。

提捏进针法：用左手拇、食两指将腧穴局部的皮肤肌肉捏起，右手持针从捏起部的上端刺入(图4-1-7)。此法适用于皮肉浅薄的穴位，特别是面部腧穴的进针。

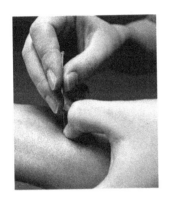

图4-1-4 指切进针法

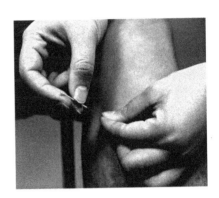

图4-1-5 夹持进针法

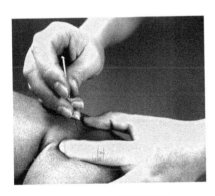

图4-1-6 舒张进针法

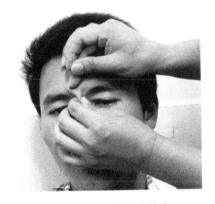

图4-1-7 提捏进针法

(3) 器具进针法：分管针进针法和进针器进针法。

器具进针法因进针不痛，多用于小儿以及惧怕针刺者。

(二) 针刺的角度、方向和深度

在针刺过程中，正确掌握针刺的角度、方向和深度，是增强针感、提高疗效、防止意外事故发生的重要环节。

1. 针刺角度　针刺角度是指进针时针身与皮肤表面所构成的夹角。

(1) 直刺:直刺是指针身与皮肤表面呈90°角垂直刺入(图4-1-8)。

适用范围:全身大部分腧穴,尤其是肌肉丰厚处的穴位。

(2) 斜刺:斜刺是指针身与皮肤表面呈45°角左右倾斜刺入(图4-1-9)。

适用范围:肌肉较浅薄处或内有重要脏器,或不宜直刺深刺的腧穴,如胸背部、关节处等部位的腧穴。在施用某些行气、调气手法时,亦常用斜刺法。

(3) 平刺:又称横刺、沿皮刺。是指针身与皮肤表面呈15°角左右沿皮刺入。适用范围:肌肉特别浅薄处,如头面部。有时在施行透穴刺法时也用平刺(图4-1-10)。

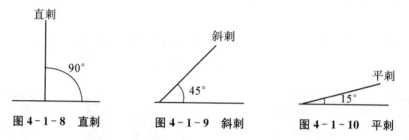

图4-1-8 直刺　　图4-1-9 斜刺　　图4-1-10 平刺

2. 针刺方向　针刺方向是指进针时和进针后针尖所朝的方向,分:①依循行定方向;②依腧穴定方向;③依病情定方向。

3. 针刺深度　针刺深度是指针身刺入腧穴的深浅度。

原则:一般以既有针感而又不伤及组织器官为原则。在临床应用时,还应根据病人具体情况决定(表4-1-4)。

表4-1-4　针刺深浅的选择

项　目	浅刺	深刺
年龄	老人、小儿	青壮年
体质	体弱	体壮
体形	瘦	胖
部位	肌肉浅薄处	肌肉丰厚处
病情	病在表、热证、虚证	病在里、寒证、实证
时令	春夏	秋冬

五、行针手法

进针后为了取得针感或进一步调节针感,以及使针感向某一方向扩散、传导而采取的操作方法,称为"行针",亦称"运针"。行针手法包括基本手法和辅助手法两类。

行针的基本手法,是针刺的基本动作,常用的有以下两种:

1. 提插法　针刺达到一定深度后,将针由深层提至浅层,再由浅层插至深层,如此反复地上提下插。这种纵向的行针手法,称为提插法。

要求:提插幅度相等,指力均匀,防止针身弯曲。一般提插幅度以3～5分、频率以每分钟60～90次为宜。

刺激量:提插幅度大、频率快、时间长,刺激量就大;提插幅度小、频率慢、时间短,刺激量就小。

2. 捻转法　将针刺入腧穴一定深度后,拇指与食指夹持针柄做一前一后、左右交替旋转捻动的动作。这种使针反复来回旋转的行针手法,称为捻转法。

要求:捻转的角度一般掌握在180°～360°,指力要均匀,有连续性,不能单向捻转,否则针身易被肌纤维等缠绕,引起局部疼痛和导致出针困难。

刺激量:捻转角度大、频率快、时间长,刺激量就大;捻转角度小、频率慢、时间短,刺激量就小。

六、得气

1. 概念　得气古称"气至",近称"针感",是指将针刺入腧穴一定深度后,施以一定的行针手法,使针刺部位获得"经气"感应。也就是说,针刺入腧穴后,产生的特殊的感觉和反应。

2. 临床表现　患者在针刺部位感到酸、麻、胀、重,有时出现热、凉、痒、痛、抽搐、蚁行等感觉,还可出现不同程度的感应扩散和传导;医者则有针下沉重、紧涩等感觉。

3. 意义　得气与否以及"气至"的快慢,不仅直接关系到针刺疗效,而且可以借此判断患者经气盛衰,窥测疾病的预后。"气至"说明针与"经气"已经沟通,起到了激发经气、疏通经络、调和气血的作用。临床上一般是得气迅速,疗效较好;得气较迟或不得气,疗效较差,甚至没有疗效,预后也差。得气还是施行行气法和针刺补泻手法的前提与基础。

4. 影响得气的因素和处理方法　如属于取穴不准,针刺角度、深度不当,或刺激量不足,就要重新调整针刺穴位的位置、角度、深度和刺激量;如患者病程较长,正气虚弱至经气不足,或其他病理因素致局部感觉迟钝者,可采取行针催气或留针候气的方法,促使针下得气。也可以加用灸法,以助经气来复。

七、治神与守神

（一）治神

治神,是指要求医者在针刺过程中,必须全神贯注,聚精会神,不可分心。

（二）守神

在治神的基础上,进一步要守神。守神是指要求医者在进针后所持的专心态度。一是要专心体察针下是否得气以及得气的强弱快慢,注意患者神的变化和反应,并及时施以补泻手法;二是要求患者心定神凝,把思想集中在针感上,意守病所,使经气畅达,促使气至。

治神与守神贯穿于针刺治疗的整个过程,只有心不二用、聚精会神,才能刺穴准确,进针顺利,手法对证,得气明显,运针自如。

八、针刺补泻

针刺补泻是根据《灵枢·经脉》中"盛则泻之,虚则补之"的理论而确立的两种不同的治疗原则和方法。补法:能鼓舞人体正气,使低下的功能恢复旺盛的针刺方法。泻法:能疏泄病邪,使某些亢进的机能恢复正常的针刺方法。针刺补泻就是通过针刺腧穴,运用适当的针刺手法,激发经气以补虚泻实,从而调整人体脏腑经络功能,促使阴阳平衡协调而恢复健康。

决定补泻效果的产生的因素:

(一) 机能状态

针刺对人体在病理情况下不同的机能状态,具有一定的整体性、双向性和良性的调整作用,从而产生补和泻的不同效果。当机体虚弱而呈虚证时,针刺可起到补虚作用;若机体处于邪盛而表现为实证的情况下,针刺又可泻实。

(二) 腧穴特性

很多腧穴的主治作用还有一定的相对特异性,有的能够补虚,有的可以泻实。如足三里、气海、关元、膏肓俞等具有强壮补虚作用,多用于虚证;而十宣、少商、曲泽、委中等具有泄热祛邪作用,多用于实证。

(三) 针刺手法

针刺手法是产生补泻作用,促使机体内在因素转化的主要手段。我国古代针灸医家在长期的医疗实践中,总结和创造了很多针刺补泻手法。临床常用的单式补泻手法如下:

1. **徐疾补泻** 是指按进针、出针过程的快(疾)慢(徐)为基础的一种补泻方法。

(1) 补法:先在浅部候气,得气后,将针分步缓慢向内推入到一定深度,退针时可快速一次提至皮下。

(2) 泻法:进针快,一次就进到应刺的深度候气,气至后,引气向外,将针缓慢分步退至皮下。

2. **提插补泻** 指针刺得气后,在提插时,以针的上下用力轻重不同来进行补泻的一种方法。

(1) 补法:针刺得气后,先浅后深,重插轻提,反复多次。

(2) 泻法:针刺得气后,先深后浅,轻插重提,反复多次。

3. **捻转补泻** 指针刺得气后,以针身左右旋转方向和用力强度不同来进行补泻的一种方法。

(1) 补法:针刺得气后,左转为主(大指向前用力重,向后用力轻),反复多次。

(2) 泻法:针刺得气后,右转为主(大指向后用力重,向前用力轻),反复多次。

4. **迎随补泻** 以针刺方向与经脉循行顺逆来区分补泻的一种方法。对迎随补泻历代医家有多种解释,有人认为迎随是补泻法的总称,是所有针刺补泻法必须遵守的原则;有人认为只是一种针刺补泻法,针向补泻是其中之一:

(1) 补法:进针时针尖随着经脉循行去的方向刺入。

(2) 泻法:进针时针尖迎着经脉循行来的方向刺入。

5. **呼吸补泻** 是以进针、出针时,结合病人的呼吸来区分补泻的一种方法。

(1) 补法:当病人呼气时进针,吸气时出针。

(2) 泻法:当病人吸气时进针,呼气时出针。

6. **开阖补泻** 是根据出针后,是否揉按针孔来区分补泻的一种方法。

(1) 补法:出针后,迅速按压针孔。

(2) 泻法:出针时,不按压针孔或摇大针孔。

7. **平补平泻** 是指进针得气后,均匀地提插、捻转即可出针,是一种不分补泻而仅以达到得气为目的的针刺法。主要适用于临床虚实不明显的一般病证。

上述几种补泻手法可以单独使用,也可配合使用,特别是徐疾补泻、迎随补泻、呼吸补泻、开阖补泻一般很少单独运用,大多与其他补泻手法配合使用。

九、留针与出针

（一）留针

1. 定义　将针刺入腧穴行针施术后使针留置穴内,称为留针。

2. 目的　为了加强针刺的作用和便于继续行针施术。对针感较差的患者,留针还有候气的作用。

3. 方法　留针过程中不再行针,称之为"静留针";留针期间间歇行针,称之为"动留针"。

4. 时间　15~30分钟。但对于一些慢性、顽固性、疼痛性、痉挛性疾病,可适当增加留针时间,或在留针过程中作间歇运针,待病情好转后方可出针。如对急性腹痛、破伤风角弓反张者,必要时留针可达数小时。而对老人、小儿和昏厥、虚脱者,不宜久留,重要脏器附近的腧穴也要慎用留针或过长时间留针。

（二）出针

1. 定义　出针是整个毫针刺法过程中的最后一个操作程序,是指针刺操作完毕后或留针后,达到一定的治疗要求时,将针拔除的操作方法。

2. 方法　出针时,一般左手持消毒棉球按压在针孔周围皮肤上,右手将针轻轻捻转,慢慢提至皮下,然后将针提出,并用干棉球按压针孔,防止出血。出针动作要求缓慢轻巧,如果针孔出血时,用干棉球按压片刻,其血可止。若用徐疾、开阖补泻时,则应按各自的具体操作要求,将针起出。出针后应嘱患者休息片刻,不宜激烈运动,同时必须保持针孔清洁防止感染。医生最后要核对针数,防止漏拔。

十、针刺宜忌

（一）部位宜忌

1. 在重要脏器组织的部位,如后项、胸腹、腰背等部位的腧穴,在针刺时应严格掌握针刺的深度、角度和方向,防止刺伤延脑、心肺、肝脾等脏器,发生不良后果。

2. 除了以刺血络、刺筋骨为目的的刺法外,一般均须避开血管和筋骨。对于重要血管附近的穴位,要注意针刺方向与深度,避免大幅度捻转、提插,以防刺伤血管引起大出血。

3. 乳中、神阙禁针。小儿出生18个月内囟门未合时,其所在部位不可针刺。

4. 妇女怀孕3个月以内者,下腹部腧穴禁针;怀孕3个月以上者,腹部及腰骶部腧穴也不宜针刺。至于三阴交、合谷、昆仑、至阴等一些具有通经活血作用的腧穴,孕妇更应禁针。

5. 此外,皮肤有感染、溃疡、瘢痕或肿瘤的部位,以及深部脓疡的局部,均不宜针刺。

（二）体质宜忌

对强壮者,可适当深刺,留针时间较长,刺激量较大;对瘦弱者,宜浅刺,留针时间较短,刺激量较小;对小儿,则浅刺,不留针。对孕妇有习惯性流产史者慎用针刺。

常有自发性出血或损伤后出血不止的患者,不宜针刺。

（三）病情宜忌

1. **疾病性质** 表证者宜浅刺,表寒者可用温针,表热者应疾出针;里证者宜深刺,里寒者可用补法,里热者应行泻法。虚证者用补法,虚寒者宜少针多灸,虚热者可多针少灸;实证者用泻法,表实证宜浅刺,里实证可深刺。寒证者宜深刺,久留针,用灸法;热证者宜浅刺,疾出,并可刺出血。

2. **危重证候** 《内经》中还提出"五夺"和"五逆"。"五夺"皆属元气耗伤、气血大亏的病候,均不可泻;"五逆"都是脉与证不符的危重病证,皆不宜针刺。

3. **暂时现象** 对暂时的劳累、饥饿、大渴、大饱、醉酒、情绪激动紧张、气血不定等情况,必须经过处理后方可针刺。在正常情况下,针刺后也不宜马上进行剧烈活动,需适当休息,以使气血调和,才有助于治疗。

（四）时间宜忌

留针时间,包括留针的久暂和施术时间或时令,后者为按时取穴法所运用。

1. **留针的久暂** 对表证和热证,留针时间宜短;对里证和虚寒证,留针时间宜长。
2. **施术时间或时令** 分候时辰而刺和候时令而刺。

十一、针刺异常情况的预防和处理

针刺治病是一种安全、有效的疗法,但由于种种原因,有时也可能会发生一些异常情况,如晕针、滞针、弯针等,必须进行有效处理。

（一）晕针

晕针是在针刺过程中患者发生的晕厥现象。

1. **原因** 患者在施针时精神过度紧张,或体质虚弱、过度劳累、饥饿、大汗出、大泻后、大失血后、体位不适以及医生在针刺操作时手法过重等,而致脑暂时性缺血。

2. **现象** 患者在针刺过程中,突然出现面色苍白、头晕目眩、心慌气短、出冷汗、精神疲乏、胸闷泛恶、脉象沉细。严重者会发生四肢厥冷、神志昏迷、血压下降、脉微欲绝。

3. **处理** 要立即停止针刺,并迅速出针,使患者平卧,头部稍低,松解衣带,注意保暖。轻者静卧片刻,给予温开水或糖水之后即可恢复。重者在上述处理的基础上,可针刺水沟、内关、涌泉、足三里等穴,并可温灸百会、气海、关元等穴,必要时可配用现代急救措施。晕针缓解后,仍需适当休息方能离去。

4. **预防** 对晕针要重视预防,如初次接受针刺治疗和精神紧张者,要做好解释工作,解除恐惧心理。选择舒适持久的体位,尽量采取卧位。选穴宜少,手法要轻。对饥饿、劳累的病人,应嘱其进食、休息后再予针刺。针刺过程中应随时注意观察患者的神态,询问病人的感觉,以便尽早发现晕针先兆,及时处理。

（二）滞针

滞针是指在行针时或留针后,医者感到针下滞涩、行针困难的现象。

1. **原因** 患者精神紧张或疼痛所致肌肉痉挛或因行针时捻转角度过大和持续单向捻转等,而致肌纤维缠绕针身所致。

2. **现象** 针在穴内,提插、捻转、出针均感滞涩、困难。若勉强捻转、提插时,则患者感到疼痛。

3. **处理** 嘱患者消除紧张,使局部肌肉放松;或延长留针时间,用循、摄、按、弹等手法;或在滞针附近加刺一针,以缓解肌肉紧张。如因单向捻转而致者,可向相反方向将针捻回。

4. 预防　对精神紧张者,应先做好解释,消除顾虑。同时针刺手法要轻巧,捻转角度不要太大,更不宜连续单向捻转。

(沈爱明)

第二节　推拿疗法

> **素养目标**:具有对中医推拿的认同感、严谨求实的工作态度,善于与患者沟通,对患者充满爱心,有较强的工作责任心和勤于实践的精神。
> **知识目标**:了解推拿治疗的基本概念;熟悉常用推拿手法操作;掌握推拿治疗操作流程及注意事项。
> **技能目标**:能运用推拿方法处理常见疾病。
> **思政元素**:推拿学的发展经历了一个漫长的时期,与人类的生存和发展密切相关,随着人类社会的不断发展而日臻完善。萌芽阶段(远古时期):远古时期,人们便逐渐地认识了按摩的作用,经过长期的实践及总结便形成了最古老的按摩疗法。形成阶段(先秦两汉时期):先秦两汉时期,按摩作为一门学科已经形成,在中医学体系中占有极其重要的地位。此时我国现存最早的医学巨著《黄帝内经》中记载了按摩可以治疗痹证、痿证、口眼歪斜、胃痛、心痛等,并描述有关按摩的工具。我国第一部按摩专著《黄帝岐伯按摩十卷》也是在秦汉时期成书。在《金匮要略》中首次记载了"膏摩"方法。当时神医扁鹊用按摩、针灸成功抢救尸厥患者。鼎盛阶段(魏晋隋唐时期):这一时期是按摩发展史上的鼎盛阶段,太医署或太医院专门设置按摩专科,而且还开始有组织的教学工作,教按摩生"导引之法以除疾,损伤折跌者正之",这是我国最早的有组织的医学教育之一,按摩也陆续地传入朝鲜、日本、印度等国。经过宋金元后发展阶段、明清转折阶段、民国危机阶段,直到中华人民共和国成立,党和政府大力提倡发展中医事业,推拿疗法也随之获得了新生,推拿医学进入了一个全面发展的新时期,推拿在临床、教学及科研上都得到了全面发展。

推拿疗法是一门古老的非药物疗法,源于人类的本能,当人体受冻或外伤疼痛时,人会本能地用摩擦或抚摸的方式进行取暖或止痛治疗,后经过不断的实践和总结,由原来下意识及本能的动作发展成为祖国医学中的一种具有医疗和保健功能的特色疗法。

一、推拿疗法的基本概念

推拿又称按摩或乔摩,是指在中医基本理论(尤其是经络腧穴学说)指导下,通过在人体体表一定的部位施以各种手法,或配合某些特定的肢体活动来防治疾病的一种方法。

推拿疗法具有疏通经络、行气活血、滑利关节、理筋散结、正骨复位、调节脏腑气血功能,增强人体抗病能力等综合效应。

推拿疗法应用范围广泛,不仅涉及骨伤、内、外、妇、儿等各种疾病,同时还在美容、减肥、保健强身、预防疾病、祛病延年等方面发挥着重要作用。

二、推拿疗法基本分类

(一)根据推拿治疗的目的,操作方法分类

1. 医疗推拿　是指由医护人员根据病人的病情,在辨证施护原则指导下择用合适的推拿方法来治疗各种疾病的总称。

2. 保健推拿　是指以强身,保健和防治疾病为目的,通过日常坚持不懈的按摩推拿,或配合以某些肢体活动的疗法,属于保健推拿的范围。

3. 被动推拿　是指由医护人员对病人进行推拿或施以屈伸内收外展,旋转牵引等被动性活动的各种疗法。

4. 自我按摩　是指病人以双手在自己身上按摩,以强健身体,防病祛疾的方法。

(二)根据手法的应用对象分类

1. 小儿推拿疗法　亦称"小儿按摩术"是在长期临床实践中形成的一种专用于防治小儿疾病自成体系的推拿疗法。

2. 成人推拿疗法　是指有别于小儿推拿的,运用于成人的一类推拿疗法。

此外,还有其他分类方法,如根据手法命名分类;根据手法的动作形态特点分类;根据手法的主要作用部位和功能特点分类;根据手法作用力的方向分类等。

三、推拿疗法操作流程

(一)推拿前准备流程

1. 护理评估　对病人发病部位、症状、相关因素、心理状态及推拿治疗部位皮肤等情况进行评估。

2. 物品准备　洁净按摩巾,舒适的按摩椅或者按摩床,必要时可准备滑石粉、红花油、葱姜水等介质。

3. 选择体位　取较为舒适体位,嘱患者松开衣物,将按摩巾铺在需要按摩的人体部位;注意保暖。

(二)推拿操作流程

1. 推拿定位　护理操作人员,根据推拿前护理评估,确定推拿部位及推拿手法。

2. 常用推拿手法　推拿手法即用手或肢体其他部位,按照各种特定的规范动作,在体表操作的方法。在操作过程中对手法的运用要正确,操作时对压力、频率、摆动幅度、动作灵活性、时间都要符合要求。其基本动作要求是:持久、有力、均匀、柔和、深透。推拿手法种类繁多,根据施术时手法的动作形态命名的有:推法、拿法、按法、摩法、揉法、摇法、接法、掐法、搓法、抖法等。

(1)推法:用指、掌部着力于一定的部位上进行单方向的直线移动,称推法。用指称指推法,用掌称掌推法。操作时指、掌要紧贴体束,用力要稳,速度缓慢而均匀推法能提高肌肉的兴奋性,促进血液循环,并有舒筋活络的作用(图4-2-1)。常用于治疗肌肉损伤、颈椎病、肌腰劳损、肩周围炎等。可在人体各部位使用。

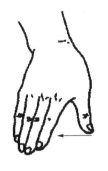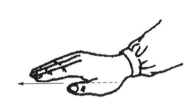

图 4-2-1　推法示意图

(2) 拿法：用大拇指和食、中两指，或用大拇指及其余四指作相对用力，在一定的部位和穴位上进行一紧一松的节律性提捏，称拿法。操作时，用劲要由轻而重，忌突然用力，动作要缓和而有连贯性(图 4-2-2)。拿法具有祛风散寒、开窍止痛、舒筋通络等作用。常用于头痛、项强、四肢肌肉酸痛等。临床上多配合其他手法使用于颈项、肩部和四肢等部位。

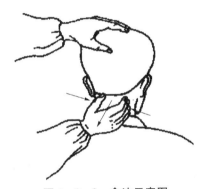

图 4-2-2　拿法示意图

(3) 按法：用指、掌或肢体其他部位着力，按在病人体表一定部位或穴位上，逐渐用力下压，按而留之，称按法。常用有指按法和掌按法两种，用拇指端或指腹按压体表，称指按法。用单掌或双掌(双掌重叠)按压体表，称掌按法。

操作时着力部位要紧贴体表，垂直用力，不可移动；用力要由轻而重，不可用暴力猛然按压(图 4-2-3)。按法具有舒筋活络、开通闭塞、活血止痛等作用。常用于胃脘痛、头痛、急慢性腰痛、肢体酸痛麻木等病证的治疗。指按法适用于全身各部穴位，掌按法常用于腰背和腹部。

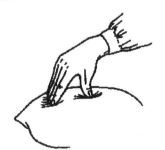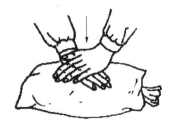

图 4-2-3　按法示意图

(4) 摩法：用手掌掌面或食、中、无名三指相并指面附着于穴位或部位上，腕关节做主动环形有节律的抚摩运动。操作时肩、肘关节及手臂放松，肘关节微屈，腕关节放松，指掌关节自然伸直、并拢，指面或掌面要紧贴体表治疗部位，可做顺时针或逆时针方向转动，频率为每分钟120次（图4-2-4）。摩法刺激轻柔缓和，属于轻刺激手法，适用于全身各部位。以胸腹以及胁肋部为常用，具有和中理气功效。用于下腹部有调畅气机，通调水道之功效。在腰背四肢应用，具有行气活血、散瘀消肿之效。

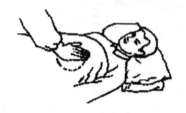 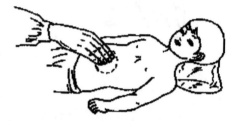

图4-2-4 摩法示意图

(5) 揉法：用手指螺纹面，掌根和手掌大鱼际着力吸定于一定治疗部位或某一穴位上，做轻柔缓和的环旋运动，并带动该处的皮下组织一起揉动（图4-2-5）。操作时要协调有节律，频率为每分钟120～160次，皮肤表面不能有摩擦。根据着力部位的不同可分为：指揉法、掌根揉法、大鱼际揉法。揉法具有宽胸理气、消积导滞、活血祛瘀、消肿止痛的作用。常用于脘腹痛、胸闷胁胀、便秘、泄泻以及外伤引起的红肿疼痛，适用于全身各部。

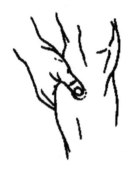 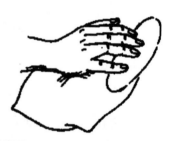

图4-2-5 揉法示意图

(6) 摇法：使关节做被动性的环转运动，称摇法。根据关节部位不同，又分为颈项部摇法、肩关节摇法、膝关节摇法、踝关节摇法四种。操作时动作要缓和，用力要稳，摇动方向及幅度应在患者生理许可范围内进行，摇动力度与幅度应由小到大（图4-2-6）。临床常用于颈椎病落枕、肩周炎、四肢关节扭伤等各种关节僵硬、屈伸不利等病证。摇法具有滑利关节、改善和增强关节活动功能的作用。临床常用于颈椎病、落枕、肩周炎、四肢关节扭伤等各种关节僵硬、屈伸不利等病证。

(7) 滚法：手指自然弯曲，用手背第五掌指关节背侧吸定于治疗部位或穴位，肩关节放松，以肘关节为支点，前臂主动摆动，带动腕关节的屈伸以及前臂的旋转运动，以三、四、五掌指关节为轴，以手掌小鱼际侧为轴，两轴相交形成的手掌背三角区，使之在治疗部位上做持续不断的来回滚动。频率为每分钟120～160次（图4-2-7）。滚法具有舒筋活血、滑利关节、缓解肌肉与韧带痉挛等作用，适用于肩背、腰臀、四肢等肌肉较丰厚的部位。

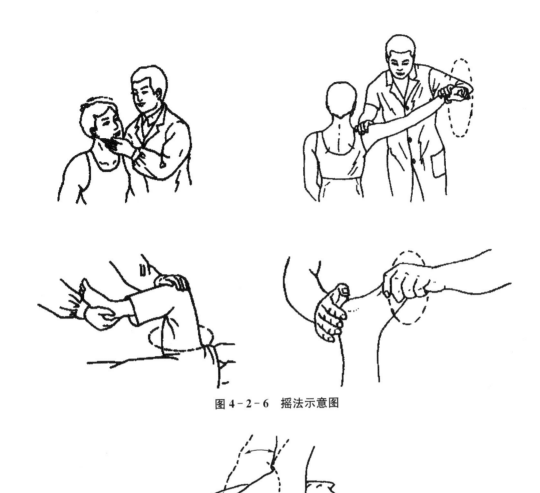

图 4-2-6 摇法示意图

图 4-2-7 滚法示意图

(8) 掐法：用拇指爪甲部着力，切取一定部位和穴位，用力垂直按压，称掐法。操作时，用力要垂直平稳，逐渐加重，所掐穴位得气后再持续 30 秒至 1 分钟（图 4-2-8）。掐法具有开窍醒脑、提神解痉、行气通络的作用。本法于穴位上进行强刺量操作时，可用于昏迷、惊厥、休克、中暑等急救处理。一般用于治疗感冒、头痛等，适宜于面部与四肢。

3. 推拿观察反应　护理操作人员随时询问患者对手法治疗的反应，及时调整或停止操作。

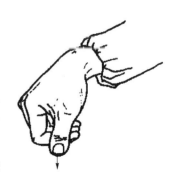

图 4-2-8 掐法示意图

（三）推拿其他操作

1. 整理　推拿结束后，协助病人整理衣着，安排舒适体位，整理床铺，洗手等。
2. 评价　对选穴及手法与症状是否对应，取穴是否精准，体位是否合理，病人的满意度及预期目标达到的程度进行评价。
3. 记录。

四、护理及注意事项

（1）施术前应修剪指甲，洗手，避免损伤患者皮肤；寒冷季节要注意操作者手的温度。

（2）在腰、腹部施术前，嘱患者排空小便。

（3）施术中要随时遮蔽不需要暴露的部位，防止受凉。

（4）施术中动作要柔和、均匀、持久、有力、深透，禁止使用暴力；随时观察患者的反应，根据患者具体情况调整手法。若有不适，应当停止操作。

（5）急性传染病、各类感染性疾病、皮肤损伤部位、癌症、严重心脏病、精神病、出血性疾病、骨折等部位禁止推拿；孕妇腰部、臀部、腹部禁止推拿；空腹、情绪过于激动时不宜推拿。

知识链接

推拿时，为了减少对皮肤的摩擦损害可以选用介质。根据药物性质不同，介质作用有所不同：①药散：将药物曝干、研末、细箩筛为散，如手蘸头风摩散药物摩头顶，可治头风病，有祛风清脑、散寒止痛的作用。②药丸：临用前取药丸用生姜汁融化，手蘸药摩患处，如用定惊丸擦胸治肝风惊搐，有祛风解表、息风解痉的作用。③药酒：将中药浸泡于白酒中，取浸出液擦摩患处，如虎骨酒治疗寒湿痹证，有祛寒除湿、活血止痛的作用。④药油：将药物提炼成油，如麻油摩腹治疗虚寒腹痛，有补虚和血、祛风止痛的作用。⑤水：多用井水、凉水摩体，治小儿发热，有清热凉血的作用。用温水、热水擦体，治小儿发痧、胎惊、无汗等，有散寒通络的作用。⑥滑石粉：主要起润滑作用，多用于夏季，以防汗护肤，减少手法阻力。

（张　伟）

第三节 艾灸疗法

> **素养目标**：精练中医艾灸技能，提升职业素养，求真务实，爱护患者，具备良好的护患沟通能力，传承中医"大医精诚"精神。
> **知识目标**：了解艾灸的基本概念；熟悉艾灸的基本作用、适用范围；掌握艾灸的操作方法以及禁忌证。
> **技能目标**：能熟练应用艾灸方法对患者进行护理。
> **思政元素**：艾灸疗法流传了几千年，是我国古代最早采用的治病方法之一，在很多古书上都有记载。《黄帝内经》指出："针所不为，灸之所宜"。《孟子·离娄篇》说："七年之病，求三年之艾"。《扁鹊心书》云："人于无病时常灸，虽未得长生，亦可保百余年寿矣"。在几千年的历史长河中，艾灸在运用中发展、沉淀、绽放，是中医药治病养生的特色方法，成为中医药文化的标志之一，是中华民族智慧的结晶。当下，科技赋能于传统艾灸，艾灸贴、暖宫贴等创新产品改变了艾灸烟熏火燎的旧貌，拓宽了艾灸的应用范围，创新了艾灸养生新理念。

艾灸疗法简称灸法，是运用艾绒或其他药物在体表的穴位上烧灼、温熨，借灸火的热力以及药物的作用，通过经络的传导，以起到温通气血、扶正祛邪，达到防治疾病的一种治法。

一、艾灸的作用

（一）温经散寒

气行则血行，气止则血止，人体的正常生命活动有赖于气血的作用，血气在经脉中流行，完全是由于"气"的推送。各种原因如"寒则气收，热则气疾"等，都可影响血气的流行，变生百病。而气温则血滑、气寒则血涩，也就是说，气血的运行有遇温则散、遇寒则凝的特点。灸法正是应用其温热刺激，起到温经通痹的作用。通过热灸对经络穴位的温热性刺激，可以温经散寒，加强机体气血运行，达到临床治疗目的。

（二）扶阳固脱

灸关元、神阙等穴，由于艾叶有纯阳的性质，再加上火本属阳，两阳相得，往往可以起到扶阳固脱，回阳救逆，挽救垂危之疾的作用，在临床上常用于中风脱症、急性腹痛吐泻、痢疾等急症的急救。人生赖阳气为根本，故阳病则阴盛，阴盛则为寒、为厥，或元气虚陷，脉微欲脱，当此之时，正如《素问·厥论》所云："阳气衰于下，则为寒厥"。阳气衰微则阴气独盛，阳气不通于手足，则手足逆冷。凡大病危疾，阳气衰微，阴阳离决等症，用大炷重灸，能祛除阴寒，回阳救脱。此为其他穴位刺激疗法所不及。宋代《针灸资生经》也提道："凡溺死，一宿尚可救，解死人衣，灸脐中即活。"

（三）升阳举陷

由于阳气虚弱不固等原因可致上虚下实，气虚下陷，出现脱肛、阴挺、久泄久痢、崩漏、滑胎等，《灵枢·经脉》篇云："陷下则灸之"，故气虚下陷，脏器下垂之症多用灸疗。因此，灸疗不仅可以起到益气温阳，升阳举陷，安胎固经等作用，对卫阳不固、腠理疏松者，亦有效果，使机体功能恢复正常。如脱肛、阴挺、久泄等病，可用灸百会穴来提升阳气，以"推而上之"，又如《类经图翼》云："洞泄寒中脱肛者，灸水分百壮"。总之，这也是灸法的独特作用之一。

（四）防病保健

常灸足三里、关元、大椎等穴，能激发人体正气，提高抗病能力，起到保健强身作用。艾灸疗法能健身、防病、治病，在我国已有数千年历史。早在春秋战国时期，人们已经开始广泛使用艾灸法，如《庄子》中有"越人熏之以艾"，《孟子》中也有"七年之病求三年之艾"的记载，历代医学著作中更比比皆是。艾灸能激发、提高机体的免疫功能，增强机体的抗病能力。

二、灸法的种类

（一）艾炷灸

这是将艾炷置于施灸部位点燃而治病的方法。艾炷是用艾绒制成的圆锥形艾团，制作时将纯净的艾绒放在平板上，用手搓捏成大小不等的艾炷，一般小如麦粒、中如半截枣核、大如半截橄榄等。每燃烧一个艾炷称为一壮。

1. 直接灸　是直接将艾炷放置在皮肤上的施灸的方法，又分为瘢痕灸和无瘢痕灸。

（1）无瘢痕灸：施灸时先在所灸部位涂以少量的凡士林，以使艾炷便于黏附，然后将艾炷置于施灸部位点燃施灸，当艾炷燃剩2/5或1/4而患者感到微有灼痛时，即可易炷再灸，待将规定壮数灸完为止。以局部皮肤出现红晕而不起泡为度。因其皮肤无灼伤，故灸后不化脓，不留瘢痕。一般虚寒性疾患，均可采用此法。

（2）瘢痕灸：又名化脓灸：施灸时先将所灸腧穴部位，涂以少量的大蒜汁，以增加黏附和刺激作用，然后将大小适宜的艾炷置于腧穴上，用火点燃艾炷施灸。每壮艾炷必须燃尽，除去灰烬后，方可继续易炷再灸，待规定壮数灸完为止。施灸时由于火烧灼皮肤，因此可产生剧痛，此时可用手在施灸腧穴周围轻轻拍打，借以缓解疼痛。在正常情况下，灸后1周左右，施灸部位化脓形成灸疮，5～6周，灸疮自行痊愈，结痂脱落后而留下瘢痕。

2. 间接灸

（1）隔姜灸：是用鲜姜切成直径2～3 cm、厚0.2～0.3 cm的薄片，中间以针刺数孔，然后将姜片置于应灸的腧穴部位或患处，再将艾炷放在姜片上点燃施灸。当艾炷燃尽，再易炷施灸。灸完所规定的壮数，以使皮肤红润而不起泡为度。常用于因寒而到的呕吐、腹痛、腹泻及风寒痹痛等。

（2）隔蒜灸：用鲜大蒜头，切成厚0.2～0.3 cm的薄片，中间以针刺数孔，然后置于应灸腧穴或患处，然后将艾炷放在蒜片上，点燃施灸。待艾炷燃尽，易炷再灸，直至灸完规定的壮数。此法多用于治疗瘰疬、肺结核及初起的肿疡等症。

（3）隔盐灸：用纯净的食盐填敷于脐部，或于盐上再置一薄姜片，上置大艾炷施灸。多用于治疗伤寒阴证或吐泻并作，中风脱证等。

（4）隔附子饼灸：将附子研成粉末，用酒调和做成直径约3 cm、厚约0.8 cm的附子饼，中间以针刺数孔，放在应灸腧穴或患处，上面再放艾炷施灸，直到灸完所规定壮数为止。

（二）艾条灸

取纯净细软的艾绒平铺在细草纸上,将其卷成直径约1.5 cm圆柱形的艾卷,要求卷紧,外裹以质地柔软疏松而又坚韧的桑皮纸,用胶水或糨糊封口而成。也有每条艾绒中加入中药,则成为药条。

1. 温和灸　施灸时将艾条的一端点燃,对准应灸的腧穴部位或患处,距皮肤2~3 cm,进行熏烤。熏烤使患者局部有温热感而无灼痛为宜,一般每处灸5~7分钟,至皮肤红晕为度。对于昏厥、局部知觉迟钝的患者,医者可将中、食二指分开,置于施灸部位的两侧,这样可以通过医者手指的感觉来测知患者局部的受热程度,以便随时调节施灸的距离和防止烫伤。

2. 雀啄灸　施灸时,将艾条点燃的一端与施灸部位的皮肤并不固定在一定距离,而是像鸟雀啄食一样,一上一下活动地施灸。另外也可均匀地上、下或向左右方向移动或作反复地旋转施灸。

3. 回旋灸　距皮肤1.5~3 cm,艾灸条在皮肤上做顺时针或逆时针转动。

（三）温针灸

针刺与艾灸相结合的一种方法,又称针柄灸,即在留针过程中,将艾绒搓团捻裹于针柄上点燃,通过针体将热力传入穴位。本法具有温通经脉、行气活血的作用,适用于寒盛湿重、经络壅滞之证,如关节痹痛、肌肤不仁等。

三、灸法的注意事项

（一）灸法的顺序

通常来说应先灸阳经,后灸阴经,先灸上部,后灸下部;灸的数量来说,先少后多;就艾炷的大小而言先小后大。

（二）灸法的禁忌证

1. 禁灸部位　在头面部或重要脏器、大血管附近的穴位,则应尽量避免施灸或选择适宜的灸疗,特别不宜用艾炷直接灸。另外,孕妇少腹部亦禁灸。

2. 禁忌病证　凡高热、大量吐血、中风闭证及肝阳头痛等症,一般不适宜用灸疗。

3. 其他禁忌　对于过饱、过劳、过饥、醉酒、大渴、大惊、大恐、大怒者,慎用灸疗。

（三）灸后处理

施灸过量或时间过长,局部出现水泡,只要不擦破,可以任其自然吸收,如水泡较大,可以用消毒毫针刺破水泡,放出水液,再涂甲紫。瘢痕灸者,在化脓期间1个月内慎做重体力劳动,保持清洁,防止感染。

> **知识链接**
>
> 《伤寒论》指出:"少阴病吐利,手足逆冷……脉不至者,灸少阴七壮"。"下利,手足厥冷,烦躁,灸厥阴,无脉者,灸之"。

（陈世龙　张何璐）

第四节 火罐疗法

素养目标：具有对中医传统技法的认同感、严谨求实的工作态度，善于与患者沟通，对患者充满爱心，有较强的工作责任心和严谨的安全意识。

知识目标：熟悉火罐疗法中医护理方法和操作流程。

技能目标：能根据具体情况运用火罐疗法，对异常情况进行预防和护理。

思政元素：几千年的历史长河里，拔罐器具的制作材料在不断地更新，拔罐器具的制作工艺也在不断进步，随之而来的就是拔罐方法的丰富与完善，还有拔罐功效的显著提高。翻阅拔罐器具发展的篇章，兽角罐、石罐、陶瓷罐、竹罐、玻璃罐、橡胶罐、塑料罐及金属罐等罐具带着各自的历史文化和拔罐疗法扑面而来，我们一边吮吸着这些历史营养，一边谋划着拔罐术的继承与发扬。

火罐疗法是我国传统的中医疗法与针灸一样是一种物理疗法，因为其操作简单、方便易行，被老百姓当作是重要的家庭日常救治手法，在民间得到广泛应用。

一、火罐法的基本概念

火罐法又名"火罐气""吸筒疗法"，古称"角法"。这是以杯罐作为工具，借助热力排去其中的空气产生负压，使吸着于皮肤，造成淤血现象的一种疗法。

火罐法具有温经通络、祛风散寒、消肿止痛、吸毒排脓的作用，临床常用于风湿痹而致的腰背酸痛、关节疼痛、虚寒咳喘，以及疮疡和蛇毒咬伤的急性排毒。

二、火罐法操作流程

（一）拔罐前准备

1. 护理评估　对病人发病部位、症状、相关因素、心理状态及拔罐治疗部位等情况进行评估。

2. 物品准备　治疗盘、火罐、止血钳、火柴、95%乙醇棉球、小口瓶，必要时可准备毛毯、屏风等。

3. 选择罐具　根据不同部位，选择不同口径的火罐，同时检查罐口边缘是否光滑，有无裂痕。

4. 患者准备　核对姓名，解释，患者取较为舒适体位，暴露施罐部位，注意保暖。

（二）拔罐操作

1. 拔罐定位　护理操作人员再次核对部位及拔罐方法。

2. 操作方法

（1）拔罐

① 投火法：将95%乙醇棉球或纸片燃烧后，投入罐内，然后迅速将火罐罩在施术部

位。此法适用于侧面横拔，否则会使燃烧物落下而烧伤皮肤。

② 闪火法：用镊子或止血钳挟住燃烧的乙醇棉球，在火罐的内壁中绕 2～3 圈后，迅速退出，再迅速将罐罩在施术部位。一般留罐时间为 10 分钟，待局部皮肤充血淤血，呈紫色时即可取罐。

③ 架火法：用不宜燃烧或传热的物体，如小瓶盖等，放在施术的部位上，在盖上放置一小块乙醇棉球，点燃后迅速将罐子扣上，这种方法吸附力较强。

(2) 留罐：又称坐罐，即拔罐后留置 10～15 分钟。罐大、吸拔力强的应减少留罐时间，以免起泡。单罐、多罐皆可应用。

(3) 走罐：又称推罐，一般用于肌肉丰厚的部位，须选口径较大的玻璃罐，先在罐口或所拔部位的皮肤上，涂一些凡士林等润滑油脂，再将罐拔住。然后用右手握住罐子，上下反复推移，至所拔皮肤潮红充血甚或瘀血时为止。

(4) 闪罐：此法是将罐拔住后，又立即取下，再迅速拔住，如此反复多次地拔上取下，取下拔上，直至皮肤潮红为度。

3. 操作巡视　护理操作人员随时检查罐口吸附情况，观察患者局部皮肤颜色，以紫色为度，其疗效最佳。询问患者疼痛，过紧时应及时起罐。

4. 起罐　留罐 10～15 分钟，待局部皮肤充血、出现皮下瘀血呈现紫红色即可起罐。起罐时，一只手扶住罐体，另一只手的拇指或食指按压罐口皮肤，使空气进入罐内，即可取下。如果罐吸附过强，不可强行上提或旋转提拔，以轻缓为宜。

(三) 拔罐后处理

1. 整理　护理操作人员协助患者整理衣着，安排舒适体位，整理床铺，清理物品，归还原处，洗手。

2. 评估记录　对体位安排是否合适，操作熟练度及局部吸附力，操作后的吸附情况，患者的满意度及预期目标达成度进行评估并记录签名。

三、护理及注意事项

(1) 拔罐时，要选择适当体位和肌肉丰满的部位。体位不当、移动或骨骼凹凸不平、毛发较多的部位均不适宜。

(2) 拔罐时要根据所拔部位的面积大小而选择大小适宜的罐。操作时必须迅速，才能使罐拔紧，吸附有力。

(3) 用火罐时应注意勿灼伤或烫伤皮肤。若烫伤或留罐时间太长而皮肤起水泡时，小泡无须处理，仅敷以消毒纱布，防止擦破即可。水泡较大时，用消毒针将水放出，涂以甲紫药水，或用消毒纱布包敷，以防感染。

(4) 皮肤有过敏、溃疡、水肿和大血管分布部位，不宜拔罐。

(5) 高热抽搐者和孕妇的腹部不宜拔罐。

> **知识链接**
>
> **火罐疗法常用罐型有**
>
> （1）竹罐：取直径3～5 cm，长5～10 cm一端有底、无破损的竹筒，用刀刮去外皮与内膜制成腰鼓形状，用砂纸磨光，使罐口光滑平整。竹罐的优点是取材容易，经济易制，轻巧、不易摔破；缺点是容易燥裂漏气，吸附力不大。
>
> （2）陶罐：南陶土烧制而成，罐的两端较小，中间略向外展，形如腰鼓，大小不一，罐口要求光滑平整。其优点是吸附力大，缺点是易破损、不易制作。
>
> （3）玻璃罐：是由玻璃加工而成的，形如球状，罐口平滑，分大、中、小三种型号。也有就便取材以玻璃罐头瓶代替者，但瓶口必须光滑而瓶无损伤。玻璃罐的优点是透明，使用时才能观察到拔罐部位皮肤充血、瘀血或在针后拔罐时针的情况。玻璃罐是目前临床应用最广泛的一种工具。

（张 伟）

第五节 刮痧疗法

> **素养目标**：精练中医刮痧技能，提升职业素养，求真务实，爱护患者，具备良好的护患沟通能力，传承中医"大医精诚"精神。
>
> **知识目标**：了解刮痧的基本概念；熟悉刮痧的基本作用、适用范围；掌握刮痧的操作方法以及禁忌证。
>
> **技能目标**：能熟练应用刮痧方法对患者进行护理。
>
> **思政元素**：刮痧是中医非药物治疗方法之一，有着十分悠久的历史，简单易学而效果灵验。远古时期，人们用砭石火烤后刺破脓肿治病，人们发现用石头可以治愈一些疾病，刮痧治病的雏形就形成了。后来随着冶金技术的发展，人们开始使用铜钱、汤勺、玉器等器具在相关经络部位刮动，出现痧斑以达到祛邪外出的作用。清代郭志邃撰写的第一部刮痧专著《痧胀玉衡》，从痧的病原、表现、分类、刮痧方法、刮痧工具等做了详细介绍。刮痧成为中医外治法，能被广泛接受。

刮痧是用边缘光滑的汤匙、铜钱、硬币或较专业牛角骨刮痧板，在病人身体的施治部位上顺序重复刮动的治疗方法，因其简、便、廉、效的特点，临床应用广泛，适合医疗及家庭保健。还可配合针灸、拔罐、刺络放血等疗法使用，加强活血化瘀、驱邪排毒的效果。

一、刮痧用具

刮痧工具包括刮痧板和润滑剂。工具的选择直接关系到刮痧治病保健的效果。古代用汤勺、铜钱、嫩竹板等作为刮痧工具,用麻油、水、酒作为润滑剂。这些工具取材方便,但目前已较少应用。现多选用经过加工的有药物治疗作用、没有副作用的工具,可以明显提高刮痧的疗效。

1. 刮痧板　刮痧板是刮痧的主要工具。刮痧板一般加工为长方形,边缘光滑,四角钝圆。刮板的两长边,一边稍厚,一边稍薄。薄面用于人体平坦部位的治疗刮痧,凹陷的厚面适合于按摩保健刮痧,刮板的角适合于人体凹陷部位刮拭。还有适合经络全息刮拭方法的刮痧板,一侧短边为对称的圆角,其两角除适用于人体凹陷部位刮拭外,更适合作脊椎部位及头部全息穴区的刮拭。目前各种形状的刮痧板、多功能刮痧梳很多,有水牛角制品,也有玉制品。水牛角质地坚韧,光滑耐用,加工简便。具有发散行气、清热解毒、活血化瘀的作用。《本草纲目》认为,玉具有清音哑、止烦渴、定虚喘、安神明、滋养五脏六腑的作用。古人常将玉质品佩戴在手腕、颈部及胸部。水牛角及玉质刮痧板均有助于行气活血、疏通经络的作用。

水牛角和玉制品的刮痧板,刮拭完毕可用肥皂水洗净擦干或以乙醇擦拭消毒。为避免交叉感染,最好固定专人专板使用。水牛角刮板如长时间置于潮湿之地,或浸泡在水里,或长时间暴露在干燥的空气中,会发生裂纹,影响使用寿命。因此刮毕洗净后应立即擦干,最好放在塑料袋或皮套内保存。玉质板在保存时要避免磕碰。

2. 润滑剂　刮痧介质作为刮痧工具与人体表面之间的润滑剂,可减少刮痧时的介质阻力,方便刮拭,保护皮肤免受擦伤。介质中添加某些药品还可增强治疗效果。常见的介质有以下几种:

(1) 水剂:常用凉开水,如病人在发热时可用温开水或白酒。

(2) 油剂:常用香油或其他植物油。

二、刮痧部位及顺序

1. 刮痧的部位

(1) 项背部:后项发际下至骶部脊柱的两侧,由上往下顺刮;背部肋间,由内往外斜刮。这是刮痧最重要,最常用的部位。

(2) 肩颈部:颈部后外侧至肩峰,由内上往外下斜刮,颈前部气管两侧,由上往下顺刮。

(3) 胸腹部:天突至歧骨(胸骨部),剑突下至脐上;均由上往下顺刮。胸胁部肋间,由内往外斜刮。

(4) 肘腘窝:由上往下顺刮。

刮痧时,一般先刮肩颈部,项背部,背部,然后再刮胸腹部及肘腘窝。

2. 刮痧的角度　刮痧板与刮拭方向保持 $45°\sim90°$ 进行。

三、刮痧护理以及注意事项

1. 保持室内空气流通,注意保暖。

2. 刮痧过程中要注意观察患者的反应，及时调整力量。如出现头晕目眩、心慌、心悸、出冷汗、面色苍白等症状，应立即停止，并报告医师。

3. 刮痧结束后，嘱咐患者饮用一杯温开水，避风稍作休息，30分钟之内禁忌洗澡，饮食上禁食生冷、油腻之品。

4. 皮肤溃烂和有皮肤病的患者不适宜进行刮痧。

（陈世龙　张何璐）

第六节　耳压疗法

> **素养目标**：具有对耳压疗法的认同感，具备严谨求实的工作态度，善于与患者沟通，对患者充满爱心，有较强的工作责任心和勤于实践的精神。
>
> **知识目标**：了解耳穴的基本概念；熟悉耳压疗法的基本作用、适用范围；掌握耳压疗法的操作方法以及禁忌证。
>
> **技能目标**：能运用耳压疗法处理常见疾病。
>
> **思政元素**：运用耳穴诊治疾病，早在《灵枢·五邪》中就有记载："邪在肝，则两胁中痛……取耳间青脉，以去其掣。"《灵枢·厥病》记载："耳聋无闻，取耳中。"唐代《备急千金要方》有取耳中穴治疗黄疸、寒暑疫毒等病的记载。历代医学文献也有用针、灸、熨、按摩、耳道塞药、吹药等方法刺激耳郭以防治疾病，以望、触耳郭诊断疾病的论述，这些为耳压疗法的形成奠定了理论基础，并一直为很多医家所应用，成为中医药特色养生与治疗方法之一。为了便于国际间的交流和研究，我国制定了中华人民共和国国家标准GB/T 13734—2008《耳穴名称与定位》，本书中耳穴的名称和定位以此标准为依据。

耳压疗法是指用一定方法刺激耳穴以防治疾病的一类方法。其治疗范围较广，操作方便，对疾病的诊断也有一定的参考意义。

一、耳压疗法的原理

（一）耳穴与经络

早在2000多年前《阴阳十一脉灸经》中就提到了"耳脉"，《黄帝内经》详细地阐述了耳与经脉、经别、经筋的关联。手太阳、手足少阳、手阳明等经脉、经别都入耳中，足阳明、足太阳的经脉则分别上耳前，至耳上角。六阴经虽不直接入耳，但都通过经别与阳经相合而与耳联系。所以十二经脉都直接或间接上达于耳。奇经八脉中的阴、阳跷脉并入耳后，阳维脉循头入耳。故《灵枢·口问》曰："耳者，宗脉之所聚也"。

（二）耳穴与脏腑

耳与脏腑的生理、病理有着密切的联系。《灵枢·脉度》曰："肾气通于耳，肾和则耳能闻五音矣。"《难经·四十难》曰："肺主声,令耳闻声。"《证治准绳·杂病》曰："肾为耳窍之主,心为耳窍之客。"《厘正按摩要术》提出："耳珠属肾,耳轮属脾,耳上轮属心,耳皮肉属肺,耳背玉楼属肝。"将耳郭分为心、肝、脾、肺、肾五部。观察耳的形态、色泽等改变,可"视其外应,以知其内脏"的病变。《证治准绳》曰："凡耳轮红润者生,或黄或黑或青而枯燥者死,薄而白、薄而黑者皆为肾败。"人体内脏或躯体发病时,往往在耳郭的相应部位出现压痛敏感、变形、变色及皮肤电阻特异性改变等反应。临床中可参考这些现象来诊断疾病,并通过刺激这些部位来防治疾病。

二、耳郭表面解剖

耳郭分为凹面的耳前和凸面的耳背,其体表解剖名称如图4-6-1、图4-6-2所示。

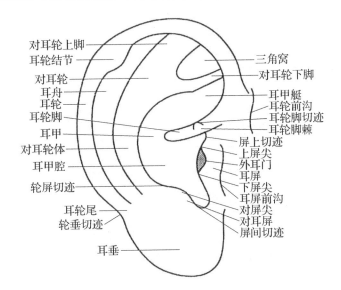

图4-6-1　耳郭解剖名称示意图(正面)

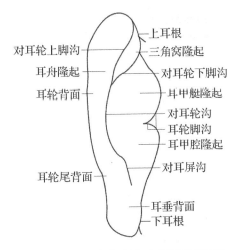

图4-6-2　耳郭解剖名称示意图(背面)

（一）耳郭正面

耳轮：耳郭外侧边缘的卷曲部分。

耳轮脚：耳轮深入耳甲的部分。

耳轮脚棘：耳轮脚和耳轮之间的隆起。

耳轮脚切迹：耳轮脚棘前方的凹陷处。

耳轮结节：耳轮外上方的膨大部分。

耳轮尾：耳轮向下移行于耳垂的部分。

耳轮前沟：耳轮与面部之间的凹沟。

轮垂切迹：耳轮和耳垂后缘之间的凹陷处。

对耳轮：与耳轮相对呈"Y"字形的隆起部，由对耳轮体、对耳轮上脚和对耳轮下脚三部分组成。

对耳轮体：对耳轮下部呈上下走向的主体部分。

对耳轮上脚：对耳轮向上分支的部分。

对耳轮下脚：对耳轮向前分支的部分。

三角窝：对耳轮上、下脚与相应耳轮之间的三角形凹窝。

耳舟：耳轮与对耳轮之间的凹沟。

上屏尖：耳屏游离缘上隆起部。

下屏尖：耳屏游离缘下隆起部。

耳屏：耳郭前方呈瓣状的隆起。

屏上切迹：耳屏与耳轮之间的凹陷处。

对耳屏：耳垂上方、与耳屏相对的瓣状隆起。

对屏尖：对耳屏游离缘隆起的顶端。

屏间切迹：耳屏和对耳屏之间的凹陷处。

轮屏切迹：对耳轮与对耳屏之间的凹陷处。

耳垂：耳郭下部无软骨的部分。

耳屏前沟：耳垂与面部之间的凹沟。

耳甲：部分耳轮和对耳轮、对耳屏、耳屏及外耳门之间的凹窝。由耳甲艇、耳甲腔两部分组成。

耳甲艇：耳轮脚以上的耳甲部。

耳甲腔：耳轮脚以下的耳甲部。

外耳门：耳甲腔前方的孔窍。

（二）耳郭背面

耳轮背面：耳轮背部的平坦部分。

耳轮尾背面：耳轮尾背部的平坦部分。

耳垂背面：耳垂背部的平坦部分。

耳舟隆起：耳舟在耳背呈现的隆起。

三角窝隆起：三角窝在耳背呈现的隆起。

耳甲艇隆起：耳甲艇在耳背呈现的隆起。

耳甲腔隆起：耳甲腔在耳背呈现的隆起。
对耳轮上脚沟：对耳轮上脚在耳背呈现的凹沟。
对耳轮下脚沟：对耳轮下脚在耳背呈现的凹沟。
对耳轮沟：对耳轮体在耳背呈现的凹沟。
耳轮脚沟：耳轮脚在耳背呈现的凹沟。
对耳屏沟：对耳屏在耳背呈现的凹沟。

（三）耳根

上耳根：耳郭与头部相连的最上处。
下耳根：耳郭与头部相连的最下处。

三、耳穴的分布

耳穴在耳郭上的分布犹如一个倒置在子宫内的胎儿，头部朝下臀部朝上。一般与头面相应的耳穴在对耳屏与耳垂；与上肢相应的耳穴在耳舟；与躯干和下肢相应的耳穴在对耳轮体和对耳轮上、下脚；与内脏相应的耳穴集中在耳甲，与消化道相应的耳穴多在耳轮脚周围（图4-6-3）。

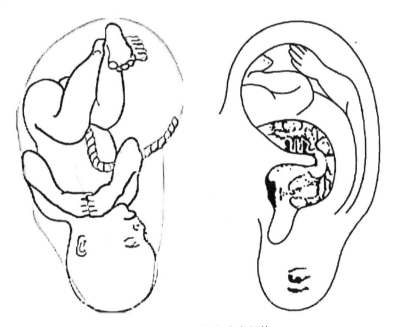

图4-6-3 耳穴分布规律

四、耳穴的定位及主治

为了方便准确取穴，按耳郭的解剖将其分区定位，共计93个穴位，见图4-6-4、图4-6-5。

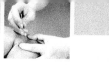

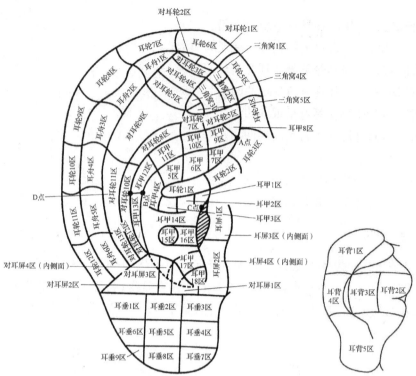

图 4-6-4 耳郭分区示意图

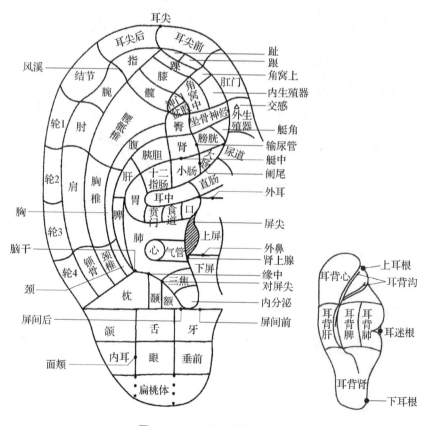

图 4-6-5 耳穴定位示意图

（一）耳轮穴位

耳轮分为12个区。耳轮脚为耳轮1区。耳轮脚切迹到对耳轮下脚上缘之间的耳轮分为3等份，自下而上依次为耳轮2区、3区、4区；对耳轮下脚上缘到对耳轮上脚前缘之间的耳轮为耳轮5区；对耳轮上脚前缘到耳尖之间的耳轮为耳轮6区；耳尖到耳轮结节上缘为耳轮7区；耳轮结节上缘到耳轮结节下缘为耳轮8区。耳轮结节下缘到轮垂切迹之间的耳轮分为4等份，自上而下依次为耳轮9区、10区、11区和12区。

耳轮的穴位名称、定位及主治见表4-6-1。

表4-6-1 耳轮的穴位名称、定位及主治

穴位名称	部位	主治
耳中	在耳轮脚处，即耳轮1区	呃逆、荨麻疹、皮肤瘙痒症、小儿遗尿、咯血、出血性疾病
直肠	在耳轮脚棘前上方的耳轮处，即耳轮2区	便秘、腹泻、脱肛、痔疮
尿道	在直肠上方的耳轮处，即耳轮3区	尿频、尿急、尿痛、尿潴留
外生殖器	在对耳轮下脚前方的耳轮处，即耳轮4区	睾丸炎、附睾炎、外阴瘙痒症
肛门	在三角窝前方的耳轮处，即耳轮5区	痔疾、肛裂
耳尖前	在耳郭向前对折上部尖端的前部，即耳轮6区	发热、感冒、头痛、痔疮、肛裂、急性结膜炎、麦粒肿
耳尖	在耳郭向前对折的上部尖端处，即耳轮6、7区交界处	发热、高血压、急性结膜炎、麦粒肿、牙痛、失眠
耳尖后	在耳郭向前对折上部尖端的后部，即耳轮7区	发热、扁桃体炎、高血压、急性结膜炎、上呼吸道感染
结节	在耳轮结节处，即耳轮8区	头晕、头痛、高血压
轮1	在耳轮结节下方的耳轮处，即耳轮9区	发热、扁桃体炎、上呼吸道感染
轮2	在轮1区下方的耳轮处，即耳轮10区	发热、扁桃体炎、上呼吸道感染
轮3	在轮2区下方的耳轮处，即耳轮11区	发热、扁桃体炎、上呼吸道感染
轮4	在轮3区下方的耳轮处，即耳轮12区	发热、扁桃体炎、上呼吸道感染

（二）耳舟穴位

耳舟自上而下等分为6个区。耳舟的穴位名称、定位及主治见表4-6-2。

表4-6-2 耳舟的穴位名称、定位及主治

穴位名称	部位	主治
指	在耳舟上方处，即耳舟1区	甲沟炎、手指麻木和疼痛
腕	在指区的下方处，即耳舟2区	腕部疼痛
风溪	在耳轮结节前方，指区与腕区之间，即耳舟1、2区交界处	荨麻疹、皮肤瘙痒症、过敏性鼻炎、哮喘
肘	在腕区的下方处，即耳舟3区	肱骨外上髁炎、肘部疼痛
肩	在肘区的下方处，即耳舟4区、5区	肩关节周围炎、肩部疼痛
锁骨	在肩区的下方处，即耳舟6区	肩关节周围炎

(三)对耳轮穴位

对耳轮分为13个区。对耳轮上脚分为上、中、下3等份,下1/3为对耳轮5区,中1/3为对耳轮4区;再将上1/3分为上、下两等份,下1/2为对耳轮3区,再将上1/2分为前后两等份,后1/2为对耳轮2区,前1/2为对耳轮1区。对耳轮下脚分为前、中、后3等份,中、前2/3为对耳轮6区,后1/3为对耳轮7区。将对耳轮体从对耳轮上、下脚分叉处至轮屏切迹分为5等份,再沿对耳轮耳甲缘将对耳轮体分为前1/4和后3/4两部分,前上2/5为对耳轮8区,后上2/5为对耳轮9区,前中2/5为对耳轮10区,后中2/5为对耳轮11区,前下1/5为对耳轮12区,后下1/5为对耳轮13区。

对耳轮的穴位名称、定位及主治见表4-6-3。

表4-6-3 对耳轮的穴位名称、定位及主治

穴位名称	部位	主治
跟	在对耳轮上脚前上部,即对耳轮1区	足跟痛
趾	在耳尖下方的对耳轮上脚后上部,即对耳轮2区	甲沟炎、趾部疼痛
踝	在趾、跟区下方处,即对耳轮3区	踝关节扭伤
膝	在对耳轮上脚中1/3处,即对耳轮4区	膝关节疼痛、坐骨神经痛
髋	在对耳轮上脚的下1/3处,即对耳轮5区	髋关节疼痛、坐骨神经痛、腰骶部疼痛
坐骨神经	在对耳轮下脚的前2/3处,即对耳轮6区	坐骨神经痛、下肢瘫痪
交感	在对耳轮下脚前端与耳轮内缘交界处,即对耳轮6区前端	胃肠痉挛、心绞痛、胆绞痛、输尿管结石、自主神经功能紊乱
臀	在对耳轮下脚的后1/3处,即对耳轮7区	坐骨神经痛、臀筋膜炎
腹	在对耳轮体前部上2/5处,即对耳轮8区	腹痛、腹胀、腹泻、急性腰扭伤、痛经、产后宫缩痛
腰骶椎	在腹区后方,即对耳轮9区	腰骶部疼痛
胸	在对耳轮体前部中2/5处,即对耳轮10区	胸胁疼痛、肋间神经痛、胸闷、乳腺炎
胸椎	在胸区后方,即对耳轮11区	胸痛、经前乳房胀痛、乳腺炎、产后泌乳不足
颈	在对耳轮体前部下1/5处,即对耳轮12区	落枕、颈椎疼痛
颈椎	在颈区后方,即对耳轮13区	落枕、颈椎综合征

(四)三角窝穴位

三角窝分为5个区。耳轮内缘至对耳轮上、下脚分叉处分为前、中、后3等份,中1/3为三角窝3区;再将前1/3分为上、中、下3等份,上1/3为三角窝1区,中、下2/3为三角窝2区;再将后1/3分为上、下两等份,上1/2为三角窝4区,下1/2为三角窝5区。

三角窝的穴位名称、定位及主治见表4-6-4。

表 4-6-4 三角窝的穴位名称、定位及主治

穴位名称	部位	主治
角窝上	在三角窝前 1/3 的上部,即三角窝 1 区	高血压
内生殖器	在三角窝前 1/3 的下部,即三角窝 2 区	痛经、月经不调、白带过多、功能性子宫出血、阳痿、遗精、早泄
角窝中	在三角窝中 1/3 处,即三角窝 3 区	哮喘
神门	在三角窝后 1/3 的上部,即三角窝 4 区	失眠、多梦、戒断综合征、癫痫、高血压、神经衰弱
盆腔	在三角窝后 1/3 的下部,即三角窝 5 区	盆腔炎、附件炎

（五）耳屏穴位

耳屏穴位分为 4 个区。耳屏外侧面分为上、下两等份,上部为耳屏 1 区,下部为耳屏 2 区。将耳屏内侧面分为上、下两等份,上部为耳屏 3 区,下部为耳屏 4 区。

耳屏的穴位名称、定位及主治见表 4-6-5。

表 4-6-5 耳屏的穴位名称、定位及主治

穴位名称	部位	主治
上屏	在耳屏外侧面上 1/2 处,即耳屏 1 区	咽炎、鼻炎
下屏	在耳屏外侧面下 1/2 处,即耳屏 2 区	鼻炎、鼻塞
外耳	在屏上切迹前方近耳轮部,即耳屏 1 区上缘处	外耳道炎、中耳炎、耳鸣
屏尖	在耳屏游离缘上部尖端,即耳屏 1 区后缘处	发热、牙痛、斜视
外鼻	在耳屏外侧面中部,即耳屏 1、2 区之间	鼻前庭炎、鼻炎
肾上腺	在耳屏游离缘下部尖端,即耳屏 2 区后缘处	低血压、风湿性关节炎、腮腺炎、链霉素中毒、眩晕、哮喘、休克
咽喉	在耳屏内侧面上 1/2 处,即耳屏 3 区	声音嘶哑、咽炎、扁桃体炎、失语、哮喘
内鼻	在耳屏内侧面下 1/2 处,即耳屏 4 区	鼻炎、上颌窦炎、鼻衄
屏间前	在屏间切迹前方耳屏最下部,即耳屏 2 区下缘处	咽炎、口腔炎

（六）对耳屏穴位

对耳屏分为 4 个区。由对屏尖及对屏尖至轮屏切迹连线之中点,分别向耳垂上线作两条垂线,将对耳屏外侧面及其后部分为前、中、后 3 个区,前为对耳屏 1 区,中为对耳屏 2 区,后为对耳屏 3 区。对耳屏内侧面为对耳屏 4 区。

对耳屏的穴位名称、定位及主治见表 4-6-6。

表 4-6-6　对耳屏的穴位名称、定位及主治

穴位名称	部位	主治
额	在对耳屏外侧面的前部,即对耳屏 1 区	前额痛、偏头痛、头晕、失眠、多梦
屏间后	在屏间切迹后方对耳屏前下部,即对耳屏 1 区下缘处	额窦炎
颞	在对耳屏外侧面的中部,即对耳屏 2 区	偏头痛、头晕
枕	在对耳屏外侧面的后部,即对耳屏 3 区	头晕、头痛、癫痫、哮喘、神经衰弱
皮质下	在对耳屏内侧面,即对耳屏 4 区	痛证、间日疟、神经衰弱、假性近视、失眠
对屏尖	在对耳屏游离缘的尖端.即对耳屏 1 区、2 区、4 区交点处	哮喘、腮腺炎、睾丸炎、附睾炎、神经性皮炎
缘中	在对耳屏游离缘上,对屏尖与轮屏切迹之中点处,即对耳屏 2、3、4 区交点处	遗尿、内耳眩晕症、尿崩症、功能性子宫出血
脑干	在轮屏切迹处,即对耳屏 3、4 区之间	眩晕、后头痛、假性近视

(七) 耳甲穴位

将耳甲用标志点、线分为 18 个区(图 4-6-4)。在耳轮的内缘上,设耳轮脚切迹至对耳轮下脚间中、上 1/3 交界处 A 点;在耳甲内,由耳轮脚消失处向后作一水平线与对耳轮耳甲缘相交,设交点为 D 点;设耳轮脚消失处至 D 点连线中、后 1/3 交界处为 B 点;设外耳道口后缘上 1/4 与下 3/4 交界处为 C 点;从 A 点向 B 点作一条与对耳轮耳甲艇弧度大体相仿的曲线;从 B 点向 C 点作一条与耳轮脚下缘弧度大体相仿的曲线。

将 BC 线前段与耳轮脚下缘间分成 3 等份,前 1/3 为耳甲 1 区,中 1/3 为耳甲 2 区,后 1/3 为耳甲 3 区。ABC 线前方,耳轮脚消失处为耳甲 4 区。将 AB 线前段与耳轮脚上缘及部分耳轮内缘分成 3 等份,后 1/3 为 5 区,中 1/3 为 6 区,前 1/3 为 7 区。将对耳轮下脚下缘前、中 1/3 交界处与 A 点连线,该线前方的耳甲艇部为耳甲 8 区。将 AB 线前段与对耳轮下脚下缘间耳甲 8 区以后的部分,分为前、后两等份,前 1/2 为耳甲 9 区、后 1/2 为耳甲 10 区。在 AB 线后段上方的耳甲艇部,将耳甲 10 区后缘与 BD 线之间分成上、下两等份,上 1/2 为耳甲 11 区,下 1/2 为耳甲 12 区。由轮屏切迹至 B 点作连线,该线后方、BD 线下方的耳甲腔部为耳甲 13 区。以耳甲腔中央为圆心,圆心与 BC 线间距离的 1/2 为半径作圆,该圆形区域为耳甲 15 区。过 15 区最高点及最低点分别向外耳门后壁作两条切线,切线间为耳甲 16 区。15、16 区周围为耳甲 14 区。将外耳门的最低点与对耳屏耳甲缘中点相连,再将该线以下的耳甲腔部分分为上、下两等份,上 1/2 为耳甲 17 区,下 1/2 为耳甲 18 区。

耳甲的穴位名称、定位及主治见表 4-6-7。

表 4-6-7　耳甲的穴位名称、定位及主治

穴位名称	部位	主治
口	在耳轮脚下方前 1/3 处,即耳甲 1 区	面瘫、口腔炎、胆囊炎、胆石症、戒断综合征、牙周炎、舌炎
食道	在耳轮脚下方中 1/3 处,即耳甲 2 区	食管炎、食管痉挛

表 4-6-7

穴位名称	部位	主治
贲门	在耳轮脚下方后 1/3 处,即耳甲 3 区	贲门痉挛、神经性呕吐
胃	在耳轮脚消失处,即耳甲 4 区	胃痉挛、胃炎、胃溃疡、消化不良、恶心呕吐、前额痛、失眠、牙痛
十二指肠	在耳轮脚及部分耳轮与 AB 线之间的后 1/3 处,即耳甲 5 区	十二指肠溃疡、胆囊炎、胆石症、幽门痉挛、腹胀、腹泻、腹痛
小肠	在耳轮脚及部分耳轮与 AB 线之间的中 1/3 处,即耳甲 6 区	消化不良、腹痛、腹胀、心动过速
大肠	在耳轮脚及部分耳轮与 AB 线之间的前 1/3 处,即耳甲 7 区	腹泻、便秘、咳嗽、牙痛、痤疮
阑尾	在小肠区与大肠区之间,即耳甲 6 区、7 区交界处	单纯性阑尾炎、腹泻
艇角	在对耳轮下脚下方前部,即耳甲 8 区	前列腺炎、尿道炎
膀胱	在对耳轮下脚下方中部,即耳甲 9 区	膀胱炎、遗尿、尿潴留、腰痛、坐骨神经痛、后头痛
肾	在对耳轮下脚下方后部,即耳甲 10 区	腰痛、耳鸣、神经衰弱、肾盂肾炎、遗尿、哮喘、月经不调、阳痿、遗精、早泄
输尿管	在肾区与膀胱区之间,即耳甲 9 区、10 区交界处	输尿管结石绞痛
胰胆	在耳甲艇的后上部,即耳甲 11 区	胆囊炎、胆石症、胆道蛔虫症、偏头痛、带状疱疹、中耳炎、耳鸣、急性胰腺炎
肝	在耳甲艇的后下部,即耳甲 12 区	胁痛、眩晕、经前期紧张症、月经不调、更年期综合征、高血压、近视、单纯性青光眼
艇中	在小肠区与肾区之间,即耳甲 6 区、10 区交界处	腹痛、腹胀、胆道蛔虫症
脾	在 BD 线下方,耳甲腔的后上部,即耳甲 13 区	腹胀、腹泻、便秘、食欲不振、功能性子宫出血、白带过多、内耳眩晕症
心	在耳甲腔正中凹陷处,即耳甲 15 区	心动过速、心律不齐、心绞痛、无脉症、神经衰弱、癔症、口舌生疮
气管	在心区与外耳门之间,即耳甲 16 区	哮喘、支气管炎
肺	在心、气管区周围处,即耳甲 14 区	咳嗽、胸闷、声音嘶哑、皮肤瘙痒症、荨麻疹、便秘、戒断综合征
三焦	在外耳门后下,肺与内分泌区之间,即耳甲 17 区	便秘、腹胀、上肢外侧疼痛、水肿、耳鸣、耳聋、糖尿病
内分泌	在屏间切迹内,耳甲腔的底部,即耳甲 18 区	痛经、月经不调、更年期综合征、痤疮、间日疟、甲状腺功能减退或亢进症

(八)耳垂穴位

耳垂分为9个区。在耳垂上线至耳垂下缘最低点之间画两条等距离平行线,于上平行线上引两条垂直等分线,上部由前到后依次为耳垂1区、2区、3区;中部由前到后依次为耳垂4区、5区、6区;下部由前到后依次为耳垂7区、8区、9区。

耳垂的穴位名称、定位及主治见表4-6-8。

表4-6-8 耳垂的穴位名称、定位及主治

穴位名称	部位	主治
牙	在耳垂正面前上部,即耳垂1区	牙痛、牙周炎、低血压
舌	在耳垂正面中上部,即耳垂2区	舌炎、口腔炎
颌	在耳垂正面后上部,即耳垂3区	牙痛、颞颌关节功能紊乱症
垂前	在耳垂正面前中部,即耳垂4区	神经衰弱、牙痛
眼	在耳垂正面中央部,即耳垂5区	急性结膜炎、电光性眼炎、麦粒肿、假性近视、睑腺炎
内耳	在耳垂正面后中部,即耳垂6区	内耳性眩晕症、耳鸣、听力减退、中耳炎
面颊	在耳垂正面眼区与内耳区之间,即耳垂5区、6区交界处	周围性面瘫、三叉神经痛、痤疮、扁平疣、面肌痉挛、腮腺炎
扁桃体	在耳垂正面下部,即耳垂7区、8区、9区	扁桃体炎、咽炎

(九)耳背穴位

耳背分为5个区。分别过对耳轮上、下脚分叉处耳背对应点和轮屏切迹耳背对应点作两条水平线,将耳背分为上、中、下三部,上部为耳背1区,下部为耳背5区;再将中部分为内、中、外3等份,内1/3为耳背2区,中1/3为耳背3区,外1/3为耳背4区。

耳背的穴位名称、定位及主治见表4-6-9。

表4-6-9 耳背的穴位名称、定位及主治

穴位名称	部位	主治
耳背心	在耳背上部,即耳背1区	心悸、失眠、多梦
耳背肺	在耳背中内部,即耳背2区	哮喘、皮肤瘙痒症
耳背脾	在耳背中央部,即耳背3区	胃痛、消化不良、食欲不振
耳背肝	在耳背中外部,即耳背4区	胆囊炎、胆石症、胁痛
耳背肾	在耳背下部,即耳背5区	头晕、头痛、神经衰弱
耳背沟	在对耳轮沟和对耳轮上、下脚沟处	高血压、皮肤瘙痒症

(十)耳根穴位

耳根的穴位名称、定位及主治见表4-6-10。

表4-6-10 耳根的穴位名称、定位及主治

穴位名称	部位	主治
耳迷根	在耳轮脚沟的耳根处	胆囊炎、胆石症、胆道蛔虫症、腹痛、腹泻、鼻塞、心动过速
下耳根	在耳郭与头部相连的最下处	低血压、下肢瘫痪、小儿麻痹后遗症

五、操作方法

（一）毫针法

（1）选穴和消毒：根据病情选择耳穴，用探棒或耳穴探测仪在穴区内寻找阳性反应点，针前以0.5%～1%碘酊严格消毒。

（2）体位和进针：选择患者舒适、医者便于操作的体位。针具选用26～30号0.3～0.5寸毫针。进针时，医生一手固定耳郭，另一手拇、食、中指持针刺入耳穴，针刺深度0.1～0.3 cm，可刺入皮下或软骨浅层，以不穿透对侧皮肤为度。如局部针感强烈，患者症状有即可减轻感，如无针感，应调整进针方向、深度，或捻转行针，刺激强度应根据患者的病情、体质、证型及耐受度综合考虑。

（3）留针和出针：留针时间一般为15～30分钟，慢性病、疼痛性疾病可适当延长。留针期间，宜间断行针1～2次。出针时，医者一手固定耳郭，另一手将针拔出，再用无菌干棉球或棉签按压针孔，以防出血。扭伤或肢体功能障碍患者，在耳针留针期间，应进行适量的肢体活动和功能锻炼，以提高疗效。

（二）耳穴埋针法

指使用掀针埋入耳穴以防治疾病的一种方法。适用于疼痛性疾病和慢性疾病，起到持续刺激、巩固疗效和防止复发的作用。

操作方法：严格消毒后，医者一手固定耳郭，另一手用镊子或止血钳夹住掀针针柄刺入耳穴，用医用胶布固定并适度按压（图4-6-6），根据病情嘱患者每日定时按压3～5次。一般取患侧耳郭，必要时也可取两耳进行治疗。一般留置1～3天后取出掀针，并消毒埋针部位。

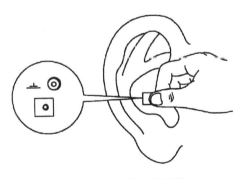

图4-6-6 耳穴埋针法

（三）耳穴压丸法

是使用丸状物贴压耳穴以防治疾病的方法，能起到持续刺激的作用，疼痛轻微，是目

前最常用的方法。压丸所用材料可选用表面光滑、大小和硬度适宜的物体,如王不留行、油菜籽、莱菔子、六神丸、小米、白芥子及磁珠等。目前,临床广泛使用的是王不留行和磁珠。

操作方法:将材料清洗消毒后黏附在 0.6 cm×0.6 cm 大小的医用脱敏胶布中央,医者一手固定耳郭,用镊子将其贴敷于穴位上,并适度按揉,使耳郭有发热、酸痛感。根据病情嘱患者每日定时按揉 3～5 次,3～5 日更换一次,两耳交替进行。

（四）耳穴刺血法

指使用针具点刺耳穴出血以防治疾病的方法。有镇静开窍、泄热解毒、消肿止痛、去瘀生新等作用,用于实热、阳闭、瘀血、热毒等病证。

操作方法:先按摩耳郭使其充血。常规消毒后,医者一手固定耳郭,另一手持针点刺耳穴,挤压使之适量出血。施术后以无菌干棉球或棉签按压止血并消毒刺血部位。一般隔日 1 次,急性病可 1 天治疗 2 次。

六、注意事项

1. 操作前后严格消毒,防止感染。耳穴局部有湿疹、溃疡、冻疮时,该耳穴禁用。
2. 耳穴压丸、埋针留置时间不宜过长,夏季宜 1～3 天,冬季宜 3～7 天。
3. 紧张、疲劳、虚弱患者宜卧位针刺以防晕针,严重高血压、心脏病者,不宜强刺激。
4. 有习惯性流产史的孕妇禁用耳针;
5. 凝血机制障碍患者禁用耳穴刺血法。

> **知识链接**
>
> 中医认为,人体是一个有机整体,内在的五脏六腑和外在的四肢五体九窍,都通过经络的联通和气血津液流布,密切地联系成一个统一的整体。任何局部的器官的生理功能和病理变化,对整体的生理活动和病理反应都会产生影响,而整体功能的失调,也必然波及所有局部器官。从中医整体观念引申出中医全息理论,生物体局部包含着整体全部信息的现象,是一种普遍的规律。古人所总结并传承至今的头针、耳针、足疗、腕踝针、手针等即是最好的佐证。

（王巧珍）

第七节 电 针

> **素养目标**：精练中医电针技能，提升职业素养，求真务实，细心负责，建立安全意识，爱护患者，传承中医"大医精诚"，创新发展中医药事业。
> **知识目标**：了解电针疗法的基本概念；熟悉电针的适应证；掌握电针的操作方法。
> **技能目标**：能运用电针方法对疾病施护。
> **思政元素**：电针是现代针刺研究的产物，将电和针两种刺激结合起来，这样可以有效地控制刺激。为了使针灸疗法得以精确量化，韩济生院士发明了韩式电针仪器，帮助研究针灸麻醉课题。经过一系列的研究，发现不同频率的电针能促进中枢不同部位释放不同种类内源性吗啡样物质。如今电针在中医领域已经有了相当广泛的运用。由于电子技术和半导体材料的快速发展，中医领域也引进了这些高科技的成果。发展到现在，电针已经有很多的种类，不只能进行单一的治疗，还能进行诊断。

用针刺入腧穴得气后，在针上通以（感应）人体生物电的微量电流波，电流波分为：连续波和断续波。电针可以提高治疗效果，而且可以代替人力进行捻转，能够比较客观地控制刺激量。目前应用广泛。

一、电针仪器

电针器的种类较多，目前较常见的有蜂鸣式电针器、电子管电针器、半导体电针器等数种。它采用振荡发生器，输出接近人体生物电的低频脉冲电流，既可做电针，又可用点状电极或板状电极直接放在穴位或患部进行治疗。临床常用的为调制脉冲式电疗仪，一般是交直流电源两用的，电针器以具有刺激量大，安全，可用于电池，不受电源限制，耗电省，体积小，携带方便，耐震，无噪声者为佳。电针仪能够输出三种不同的波形：连续波、疏密波、断续波。

二、操作方法

在使用电针机前，必须先把强度调节旋钮调至零位（无输出），再将电针机上每对输出的两个电极分别连接在两根毫针上。一般将同一对输出电极连接在身体的同侧，在胸、背部的穴位上使用电针时，不可将两个电极跨接在身体两侧，更不应让电流从心脏部位穿过。通电时调节电钮，使电量从无到有，由小到大。切忌由大到小，或忽有忽无、忽小忽大。电量的大小因人而异，一般以患者感到舒适为度。临床治疗，一般持续通电15～20分钟，从低频到中频，使病人出现酸、胀、热等感觉或局部肌肉作节律性的收缩。通电时要注意逐渐加大电流强度，以免给患者造成突然地刺激。各种不同的疾病的疗程不尽相同，一般5～10天为1个疗程，每日或隔日治疗1次，两个疗程之间可以间隔3～5天。

电针的穴位配方和毫针基本相同,但是一般要求选取成对的腧穴。一对穴位上进行电针时,两根毫针之间要以干棉球相隔,以免短路,影响疗效,损坏机器。

单穴不能回流,不能达到电刺激的目的,单穴使用电针时,可选取由主要神经干通过的穴位(如下肢的环跳穴等),将针刺入后接在电针机的一个电极上,另一极则接在用水浸湿的纱布上,作为无关电极固定在同侧经络的皮肤上。

治疗结束后,应先将电量降至零值,关闭电源,然后从针柄上除去电极夹,并将刺入组织的毫针拔出。术终还要注意清点针数,检查针刺部位,以免发生遗针或继发出血。

三、电针刺激参数选择

低频脉冲电流的波形、频率不同,其作用亦不同。频率有每分钟几十次至每秒钟几百次不等。频率快的叫密波(或叫高频),一般在50~100次/秒,频率慢的叫疏波(或叫低频),一般是2~5次/秒。有的电针机有连续波(亦叫可调波),可用频率旋钮任意选择疏密波形。有的电针机分别装置密波、疏波、疏密波、断续波等数种波形,临床使用时应据病情选择适当波形,可以提高疗效。

(1)密波:能降低神经应激功能。先对感觉神经起抑制作用,接着对运动神经也产生抑制作用。常用于止痛,镇静,缓解肌肉和血管痉挛,针刺麻醉等。

(2)疏波:其刺激强调作用较强,能引起肌肉收缩,提高肌肉韧带的张力。对感觉和运动神经的抑制发生较迟。常用于治疗痿证,各种肌肉、关节、韧带、肌腱的损伤等。

(3)疏密波:是疏波、密波自动交替出现的一种波形。疏、密交替持续的时间约各1.5秒,能克服单一波形易产生适应的缺点。动力作用较大,治疗时兴奋效应占优势。能促进代谢,促进气血循环,改善组织营养,消除炎性水肿。常用于止痛,扭挫伤,关节周围炎,气血运行障碍,坐骨神经痛,面瘫,肌无力,局部冻伤等。

(4)断续波:是有节律地时断、时续自动出现的一种疏波。断时,在1.5秒时间内无脉冲电输出,续时,是密波连续工作1.5秒。断续波形,机体不易产生适应,其动力作用颇强。能提高肌肉组织的兴奋性,对横纹肌有良好的刺激收缩作用。常用于治疗痿证、瘫痪,也可用作电肌体操训练。

(5)锯齿波:是脉冲波幅按锯齿形自动改变的起伏波,每分钟16~20次或20~25次,其频率接近人体的呼吸规律,故可用于刺激膈神经(相当于天鼎穴部)做人工电动呼吸,抢救呼吸衰竭(心脏尚有微弱跳动者),故又称呼吸波,并有提高神经肌肉兴奋性、调整经络功能、改善气血循环等作用。

四、电针的适应范围

电针的适应范围和毫针基本相同,可以广泛地应用于内、外、妇、儿等各种疾病,并可以用于针灸麻醉,临床常用于各种痛症。

五、注意事项

(1)每次治疗前,检查电针机输出是否正常。治疗后,须将输出调节电钮等全部退至零位,随后关闭电源,撤去导线。

(2) 电针感应强,通电后会产生肌收缩,须事先告诉病人,使其思想上有所准备,配合治疗。

(3) 对患有严重心脏病的病人,治疗时应严加注意,避免电流回路经过心脏;不宜在延髓、心前区附近的穴位施用电针,以免诱发癫痫和引起心跳、呼吸骤停。

(4) 曾作为温针使用过的毫针针柄表面往往氧化,而导电不良。这类毫针最好不用,如使用时,须将输出电极夹在针身上。

(5) 治疗时,如遇到输出电流时断时续,往往是电针机发生故障或导线断损,应修理后再用。

(6) 年老、体弱、醉酒、过饱、过劳等,不宜电针。

(陈世龙　张何璐)

第八节　中药外治法

素养目标:具有对中药外治法的认同感及严谨求实的工作态度,善于与患者沟通,对患者充满爱心,有较强的工作责任心和严谨的安全意识。

知识目标:了解中药外治法的基本概念,熟悉中药外治法的操作方法。

技能目标:能根据具体情况运用中药外治法,对患者进行预防和护理。

思政元素:祖国医学最早的养生治病之法是外治法,也就是现代人倡导的中医理疗,中药外治技术有数千年的历史。它的发展历史可以上溯至《黄帝内经》,内经记载的外治技术有砭石、九针、火芮、导引、按摩、灸、熨、渍、浴、蒸、涂、嚏等,并开创了膏药的先河。《伤寒论》还创用了塞鼻、灌耳、舌下含药、润导、粉身等法。《太平圣惠方》记载有淋渫、贴熁、膏摩等法。孙思邈《千金要方》所用外治技术,共有27种,"变汤药为外治,实开后人无限法门"。明清时外治技术趋于成熟也趋于泛化。清代吴师机著《理瀹骈文》,集《内经》至清外治技术之大成,做了一次划时代的实践总结,对外治方药进行了系统的整理和理论探讨,完善了外治理论,提出:"外治之理,亦即内治之理;内病外取,须分三焦论治,提出了三部应三法的外治体系。即'上用嚏,中用填,下用坐';凡汤丸之有效者,皆可熬膏;膏药用药,必得气味俱厚者方能得力。"申明了内治外治之义,为外治理论的系统化和完善作出了贡献。可以概括地说,中医外治法萌芽于原始社会,奠基于先秦,发展于汉唐,丰富于宋金元,成熟于明清,提高于现代。

中药外治法历史悠久、方法独特、简便安全、适应广泛、疗效稳定。其最大的优点是使用者认同度高、经济实惠、副作用小甚至没有副作用,具有简、便、廉、验的特点。

一、中药外治法的基本概念

中药外治法,指除口服药物以外、施于体表或从体外进行康复治疗的方法,是祖国医学宝库中的一颗璀璨明珠。临床常用外治方法包括:膏药疗法、熏蒸疗法、熨敷疗法、洗浴疗法、吹药疗法等。

二、常用中药外治法

（一）膏药疗法

膏药疗法是利用中药制成的膏药、敷药（糊膏）、药粉、膏剂等贴敷于人体外表一定部位或穴位以达到治疗疾病的一种疗法，主要是活血祛瘀、行气通经、消肿止痛、舒筋活络、强筋舒肌、接骨续损、益气养血等。

（1）凡贴药处先清洁皮肤，有毛发处先要除毛发后再清除污垢。

（2）根据病灶的范围，选择大小合适的膏药，剪去膏药四角，并在边缘剪些小裂口。

（3）使用的膏药，除目前通行的橡皮膏类外，中药油膏应用时当置文火加温，使之软化。

（4）贴好膏药后，用胶布固定。若在关节处，可用绷带固定。

（5）注意观察皮肤反应，若有局部有明显的瘙痒，可取下膏药。若出现皮疹等过敏反应，应立即取下膏药，改用油膏剂。

（6）膏药一般1日换1次。厚型膏药可3～5天换1次。

（7）取下膏药后，局部用松节油擦拭干净。

（二）熏蒸治疗

熏蒸治疗是以中医理论为指导，利用药物煎煮后所产生的蒸汽，熏蒸患者全身或局部，利用药性、水和蒸汽等刺激作用来达到防病治病的中药外治疗法，有改善局部营养和全身功能，以达到解毒消肿、活血止痛、除湿通痹等治疗目的。

（1）准备好治疗用品，消毒座椅及脚踏板，更换治疗床上的床单。

（2）熏法是用95%酒精浸透的药物置于热容器内，点燃后产生的烟雾直接熏患部；蒸法是将冷水浸泡20～60分钟的药物放在器具里（不锈钢、瓷的、瓷砂的）。然后加些水煮沸，找好合适的姿势，把要熏蒸的部位放在器具以上用蒸汽熏蒸，注意避免烫伤，熏蒸时间大约20分钟到半小时，最后关火。每日1～2次。

（3）治疗前让患者喝500 ml糖盐水，治疗过程中以皮肤微微出汗为宜。若出现心慌、气促、面赤、大汗淋漓等，应立即停止治疗。

（三）熨敷疗法

熨敷疗法是将药物或其他物体炒热热熨或冷敷患处，借助药性及温度等物理作用，使气血流通，达到治疗目的的一种方法，可分为冷敷法和热熨法两种方法。本法通过药性和温度作用，使腠理开阖、气血通调、散热（或散寒）止痛，祛风除湿，达到治疗效果。

（1）取合适体位，暴露药熨部位，必要时使用屏风遮挡病人。

（2）将药物置入锅内，用文火炒，炒时用竹铲或竹筷翻拌，至药物温度达60 ℃时将其装入双层纱布袋中，用大毛巾保温。

（3）局部皮肤先涂一层凡士林，然后将药熨袋放在患处或相应穴位用力来回推熨，用力要均匀，开始时速度稍快，待药熨袋内温度逐渐下降时用力可逐渐增大，速度可减慢。

（4）药熨时间一般为15～30分钟，每天1～2次。

（四）洗浴疗法

洗浴疗法是根据各种具体病症，在中医辨证或辨病的基础上选取适当的药物，组成药浴方剂，趁热将全身或局部皮肤浸泡在药物中浸洗、熏洗或淋洗的一种治疗方法。借浴水的温热之力及药物本身的功效，使周身或局部腠理疏通、毛窍开放，起到发汗退热、祛风散寒、疏通经络、消肿止痛、祛风杀虫、祛瘀生新等功效。

1. 全身洗浴　将中药浴液倒入清洁消毒后的浴盆或浴缸里，加入热水，然后把水调到适当的温度，即可洗浴。

2. 局部洗浴

（1）头面浴：将中药浴液倒入清洁消毒的脸盆中，待浴液温度适宜，进行沐发、洗头、洗面。该浴法在面部皮肤美容及护发美发方面具有显著的疗效，同时对头、面部疾病也有治疗作用。

（2）目浴：将煎剂滤清后淋洗患眼，洗眼时可用消毒纱布或棉球渍水，不断淋洗眼部，亦可用消毒眼杯盛药液半杯，先俯首，使眼杯与眼窝缘紧紧靠贴，然后仰首，并频频瞬目，进行眼浴，每日2~3次，每次20分钟。

（3）足浴：该疗法是临床经常使用的治病护肤的方法。洗浴足部要用温水，而不能使用冷水，洗完或泡好后要擦干，不要受凉。

（五）吹药疗法

吹药疗法是指将研制成极细粉末的药物，用喷吹的方法直接喷布于患处的一种治疗方法，主要用于口腔、咽喉、耳道、鼻腔等疾患，尤以咽喉疾病最为常用。吹药疗法具有清热解毒、消肿止痛、疏风除痰、祛腐生肌及通关开窍等作用。

（1）洗手、戴口罩、核对医嘱、备齐用物至患者床边。

（2）核对患者床号、姓名，向患者解释。

（3）根据吹药部位，帮助患者取合适体位，如口腔、咽喉喷药取仰卧位，耳、鼻喷药取坐位或半坐卧位。

（4）协助患者漱口，如有分泌物，应用棉签擦干净。鼻腔、耳道应用此疗法前，应进行常规清洗，棉球蘸干，确定无分泌物后再用药。

（5）再次核对所用药物，将药末装入喷药器内。

（6）口腔、咽喉喷药，令患者张口，左手用压舌板压低舌根部，嘱患者暂屏气，右手持喷药器迅速均匀喷药于患处。嘱其闭嘴半小时后再进食或饮水。

（7）耳道吹药时，将喷药器的长嘴轻轻插入外耳道，对准患处，以手指捏压粉器囊，用气流将药粉撒于患处。

（8）鼻腔吹药时，嘱患者暂时屏气，随即将药粉均匀喷撒于患处。

三、常用中药外治法护理及注意事项

（1）膏药疗法操作时，需烘烤膏药，以能揭开为度，防止过度烫伤皮肤及膏油流失，以免香气散失。皮肤起红疹、水泡和发痒等过敏者应取下膏药，停止贴用。油膏取下后，用松节油等擦净皮肤。

（2）熏蒸治疗操作时，注意药液的温度，防止皮肤烫伤。冬季注意保暖，除治疗患处外，露出部位尽可能包裹。治疗部位若有敷料，应揭去，熏洗完后重新更换敷料包扎。孕期及月经期禁用。

（3）熨敷疗法操作时，熨敷前向病人做好解释工作，嘱患者排空小便。冬季应注意病人保暖。注意室内温度要适宜、空气新鲜。熨敷过程中要随时观察皮肤变化，预防烫伤，熨敷袋内温度应保持在50～60℃，不宜超过70℃，老年人、婴幼儿不宜超过50℃。热熨时若病人反映局部疼痛或出现水泡，应停止操作，并进行适当处理。

（4）洗浴疗法操作时，先试试水温，温度要适中，不能过热，以免烫伤。洗浴时要注意保暖，浴室温度不宜低于20℃，避免受寒、吹风，洗浴完毕马上拭干皮肤。冬秋之季，尤其注意浴处宜暖而避风。洗浴时和出浴后，若感觉口渴，应喝1 000 ml左右的温水，及时补充水分。

（5）吹药疗法操作时，吹药部位应清洗干净，无分泌物，吹药时动作应敏捷轻快，药粉喷布应均匀，患处周围也应喷及。吹药时气流不宜过大，以防药末吹入气管引起咳呛。用通关散吹鼻取嚏时，药末不宜过多，以取嚏为度。喷粉器头每次用后均需清洁后灭菌处理，以防交叉感染。小儿吹药时禁用玻璃器具，以防咬碎伤及口腔。

> **知识链接**
>
> 中药外治法有些比较原始古老，但可给人以启迪；有些虽然方法基本相同，但在手法和使用上稍有差别，如抹、拭、揩法及浸、渍法等；大部分疗法，现在仍可根据条件，因人因时因地制宜继续运用，有一部分已经过改革、延伸，更适合现代医疗发展的需要，如中药穴位注射、中药离子导入、超声雾化、红外线、激光照射以及磁疗等，涉及内、外、妇、儿、五官等多种学科。中药外治法范围遍及内、外、妇、儿、骨伤、皮肤、五官、肛肠等科，与内治法相比，具有"殊途同归，异曲同工"之妙，对"不肯服药之人，不能服药之症"，尤其对危重病症，更能显示出其治疗之独特，故有"良丁（高明的医生）不废外治"之说。

（张　伟）

第九节 饮食护理法

> **素养目标**：遵守职业道德，寻求中医药认同，提升中医文化素养，传承中医"大医精诚"精神，创新发展中医药健康事业。
> **知识目标**：了解饮食护理的基本概念；熟悉饮食护理的基本原则；掌握饮食护理的基本方法。
> **技能目标**：能对不同类型的患者，进行饮食护理的辨证施护。
> **思政元素**：中国历代医家在饮食方面提供了丰富的医学指导建议，一定程度上促成了中国源远流长的饮食文化。饮食疗法也是一种辅助医疗手段，饮食是气血津液的来源，是五脏六腑、四肢百骸得以濡养的源泉，合理的饮食能够促进健康及预防疾病，体现了中医"天人相应"的理念。《黄帝内经》关于延年益寿、防治疾病方面就提及"美饮食""饮食有节""虚则补之、药以祛之、食以随之""谷肉果类，食养尽之"等。中医饮食养生文化强调"医食同源"，中国传统膳食结构提出"平衡膳食、辨证用膳"。

饮食护理是在中医理论的指导下，根据食物的性味、归经及其功能作用，合理调配及摄取食物，注意饮食宜忌，以保健强身、延年益寿、促进疾病康复的方法。

一、饮食护理的基本原则

饮食护理的基本原则主要包括饮食调和、饮食有节、饮食有方、饮食宜忌等四个方面。

（一）饮食调和

饮食物种类繁多，各种饮食物所含营养成分是不一样的，只有合理调配，才能给人体生长发育提供科学而全面的营养，符合健康长寿的需要。一般来说，首先要重视食物种类全面、荤素结合。也就是说，饮食以谷类为主食，肉类为副食品，再配以水果、蔬菜，可使人体所需的营养成分搭配合理，有益于人体健康。其次，应谨和五味。食物的酸、苦、甘、辛、咸滋味不同，对人体的营养作用也不一样，五味对人体的五脏有特定的亲和性，只有五味调和，才能对五脏起到全面的补益作用，使五脏之间的功能始终保持相对的平衡协调。五味调和，则五脏精气生成有源，有助于人体的消化吸收，使人体的脏腑得到合理的补益，有利于健康；若五味不和，食物太偏，则有损于人体健康。

（二）饮食有节

饮食有节是指饮食要有节制，定量、定时。定量就是饮食饥饱适度，既要考虑机体营养供应充足，以保证各种生理消耗的需要，又要顾及脾胃的承受力。过饥，营养来源不足；过饱，脾胃之气受损，两者都对人体健康不利。定时就是进食可以使脾胃的消化功能有节奏地进行活动，也使全身的营养供应形成有序的规律性活动，这对脏腑的保健、身体的健康是十分必要的。我国传统的进食时间为早、中、晚各进一餐，遵循"早吃好，午吃饱、晚吃少"的原则，若能养成良好的进餐习惯，则脾胃消化功能健旺。

（三）饮食有方

正确的饮食方法，是养生防病的重要内容。进食时宜细嚼慢咽，不可没有嚼烂就下咽或进食过快；食物应冷热适宜，软硬恰当；不要边进食边干其他的事情；不可食后即卧，应做散步等轻微活动，以助脾胃运化；临睡前不宜进食。饮食宜新鲜，应以熟食为主。不洁的饮食可导致胃肠疾病或使原有病情加重。

（四）饮食宜忌

合理选择饮食，对养生和护理疾病具有十分重要的意义。饮食宜忌应根据病人的体质、季节、气候、病情、服药等诸方面进行综合考虑，总的原则是要有利于健康和疾病的康复。

1. 饮食之宜　包括辨证施食、辨药施食、因人因时施食三个内容。

（1）辨证施食：是在辨证的基础上，结合食物的四气五味，给予病人补虚泻实、调整阴阳的饮食护理。如寒证宜温热，宜食温热性食物，忌寒凉、生冷之品；热证宜寒凉，宜食寒凉和平性食物，忌辛辣、温热之品；虚证宜补虚益损，食补益类食物，其中阳虚者宜温补，忌用寒凉；阴虚者宜清补，忌用温热；气血虚者可随病证的不同辨证施食；实证宜疏利，应根据病情之表里寒热和轻重缓急辨证施食，一般不宜施补。

（2）辨药施食：是根据病人的用药情况，选择与其所服药物的性味一致的食物进行饮食调护。药与食的性味相合，有利于提高药物疗效，加速病情的康复。反之，药物与食物的性味不相一致，则会造成药与食在性能上产生拮抗而降低药效，不利于疾病的康复。

（3）因人因时施食：是根据病人的年龄、体质、性别的差异和四时气候的变化合理选择相应的食物进行饮食调护的方法。人的禀赋体质不同，饮食之宜也有区别，如体胖者多痰湿，宜食清淡、化痰之品；体瘦者多阴虚，宜多食滋阴生津养血之品；老年人脾胃虚弱，食宜清淡、易消化食物等。四时季节的变化，饮食宜忌也有变化，春季食宜清润平淡；夏季食宜甘寒，秋季食宜滋润收敛；冬季食宜温补等。

2. 饮食之忌　又称"忌口"，是依据病证的寒热虚实、阴阳偏胜，并结合食物的四气五味、升降浮沉和归经等特性确定的。古代医家把患病期间"忌口"的食物大致概括为：脾胃虚寒腹泻患者忌食生冷；痰湿或脾湿患者忌食油腻；外感初起或脾虚纳呆患者忌食黏滑；内热证患者忌食辛辣；痰热证、风热证、斑疹疮疡患者忌食腥膻等。此外，还有一些特殊的食物，被认为是能引起旧病复发、新病加重的"发物"，如荞麦、豆芽、鸡头、鸭头、猪头、鹅肉、驴肉等，为哮喘、皮肤病、痛风患者所忌食。

二、饮食护理的基本方法

在长期与疾病做斗争的过程中，我国人民创造的用饮食治疗疾病和调养身体的方法有许多，常用的归纳为以下几种：

（一）汗法

汗法是用有发汗功效的饮食以疏散表邪，解除表证的方法，主要适用于外感表证。分为辛温解表和辛凉解表两种方法。辛温解表类食物适用于外感风寒表证，临床表现为恶寒发热、头痛、无汗、身痛、舌苔薄白、脉浮紧，常用食物有姜、葱等；辛凉解表类食物适用于外感风热表证，临床表现为身热、微恶风寒，有汗、咽痛、舌苔薄黄、脉浮数，常用食物有薄荷、西瓜、芦根等。

(二)下法

下法是用有通便功效的食物通泻大便或清除肠道积滞的方法,主要适用于年老体虚、病后产后、气血不足等虚证便秘。常用食物有蜂蜜、香蕉、植物果仁、含纤维素多的新鲜蔬菜等。

(三)清法

清法是用性质寒凉,有清泄里热、泻火解毒功效的食物清除内热的方法。主要适用于实热证、肝火偏旺及素体阳热亢盛者。临床表现为发热喜冷、烦渴、面红目赤、口舌生疮、小便短赤、舌红苔黄、脉数。常用食物有荸荠、竹笋、西瓜、黄瓜、芹菜、绿豆、绿茶等。

(四)温法

温法是用性质温热,有温里祛寒功效的食物温散内寒的方法。主要适用于里寒证及素体虚者。临床表现为脘腹冷痛、四肢不温、舌淡苔白、脉迟。常用食物有辣椒、花椒、肉桂、韭菜、栗子、大枣等。

(五)消食法

消食法是用消食化积,促进消化的食物开胃消食或兼健脾的方法。主要适用于食滞证及消化不良等病证。临床表现为脘腹胀满、厌食恶心、嗳腐吞酸、大便失常、舌苔厚腻、脉滑。常用食物有萝卜、大蒜、山楂、茶叶、麦芽、醋等。

(六)补法

补法是用有补益正气、增强体质功效的食物补身强体的方法。主要适用于气虚、血虚、阴虚、阳虚等病证。大致可分为平补、清补、温补几种。平补食物性质平和,不寒不热,适用于气虚、血虚证,常用食物有鸡蛋、鸽蛋、猪蹄、鸭肉、鲫鱼、榧子、牛奶等;清补食物偏寒凉,使用时无滋腻碍胃之弊,适用于阴虚证,常用食物有银耳、黑木耳、梨、葡萄、桑葚、甲鱼、猪皮等;温补食物性偏温热,适用于阳虚证或为普通人冬令进补之用,常用食物有核桃仁、豇豆、羊肉、狗肉、鳝鱼、海虾、淡菜等。

知识链接

中国居民膳食指南

《中国居民膳食指南》(2011年版)提出一般人群膳食指南:食物多样,谷类为主,粗细搭配;多吃蔬菜水果和薯类;每天吃奶类、大豆或其制品;常吃适量的鱼、禽、蛋、瘦肉;减少烹调油用量,吃清淡少盐膳食;食不过量,天天运动,保持健康体重;三餐分配要合理,零食要适当;每天足量饮水,合理选择饮料;如饮酒应限量;吃新鲜卫生的食物。

(胡大胜 张何璐)

第十节 心理护理法

> **素养目标**：遵守职业道德，爱护患者，能与患者共情，能体会患者疾苦，具有良好的护患沟通能力，传承中医"大医精诚"精神。
> **知识目标**：了解心理护理的基本概念；熟悉心理护理的基本原则；掌握心理护理的基本方法。
> **技能目标**：能对不同类型的患者进行心理护理的辨证施护。
> **思政元素**：《华佗神医秘传》提道："忧则宽之，怒则悦之，悲则和之，能通斯方，谓之良医"，意思是高明的医生能根据病人的不同心理情绪提供相应的心理治疗，中医学中称之"情志调气法"，能使人阴阳协调，气血和合，达到《黄帝内经》所提的"恬淡虚无，真气从之，精神内守，病安从来"。

心理护理法又称情志护理，是对患者的精神活动、思想变化、心理状态等因素，进行正确引导、积极调整，改善和消除不良情绪的护理过程。人的情志对健康有着极为重要的影响，中医护理非常重视人的情志调养，历代医家创造了许多情志调养的方法。古代医家有"善医者先医其心，而后医其身，而后医其未病"的说法。在情志护理中，护士通过自己的语言、表情、态度、姿势、行为、气质来影响、改善、消除病人的恐惧、紧张、焦虑、愤怒等情绪的刺激，帮助患者树立起战胜疾病的信心，这就是中医情志护理的主要任务。

一、心理护理的基本原则

（一）清静养神

清静是指思想清静，即精神情志淡泊、宁静。只有情志安定、排除杂念、心静神清，才能气血和调，有益于健康。而大量、过分地耗散精神，可以使气血损耗，从而导致衰老。历代医家十分重视清静养神对人体健康的重要作用，强调要心境淡泊，思想娴静，保持心理平稳，从而使人气血充足，以达到健康长寿的目的。

（二）情绪平和

少私寡欲是情绪平和的基础，而情绪平和是健康的重要保证。事实上，人的私欲是无止境的，如果追逐过度，必然会成为极大的思想包袱和沉重的精神枷锁，一旦愿望不能实现，便会产生失望、忧郁、苦闷、悲伤、幻想等不良情绪，扰乱心神，导致人体气血失调而患病。反之，从实际情况出发，减少贪求，则可以消除不必要的思想负担，使人情绪平和、心情愉快，有利于身体健康。

（三）乐观开朗

乐观开朗是胸襟宽阔、气量豁达的一种心理状态。情绪乐观、性格开朗是人的健康、日常生活的需要，也是调养精神、防衰抗老最好的食粮。医学研究已经证明，人的性格及情绪与健康疾病密切相关，开朗活泼、积极乐观的人，精神健康，不易患慢性病、重病、精神病，即使患病也容易康复、痊愈；反之，则容易患病或使病情加重。人的性格虽然与先天遗传因素有关，但可以因后天环境、时间的影响而改变，在人生的历程中，每个人都有让自己的性格、情绪适应于自然和社会,以保证自己身心健康的任务,培养开朗的性格和乐观情绪就是完成这一任务的重要环节。

二、心理护理的基本方法

(一) 关心体贴

护理人员应善于体贴患者的疾苦,理解患者常常出现的焦虑、苦闷、悲哀、忧愁等不良情绪,对患者的态度要和蔼,语气要亲切,动作要轻巧,要用尊重和礼貌取得患者的信任和合作。要全面地关心患者,热情地对待患者,同情地体谅患者。同时,要注意营造机体康复的适宜环境,护理人员衣着要整洁,病室内外环境要安静、美化、舒适等,要让患者保持良好的精神状态,从思想上建立起安全感,增强战胜疾病的信心。

护理人员还要因人制宜,根据病人的年龄、性别、出身、家庭、性格、职业、文化、生活阅历等各方面情况的不同以及病情和心理状态的差异,采取不同的护理方法,有的放矢地做好护理工作。

(二) 疏导宣散

在患者出现不良情绪时,护理人员要了解患者的心理状态,通过正确的说理疏导方法开导患者,使患者宣散出压抑在心中的郁闷,让其不良的情绪得到排解。要帮助患者了解与病情相关的医学知识,及时地化解其沮丧、焦虑、愤怒、恐惧等情绪,解除他们对病情的各种疑惑。当患者遇到困难时,应积极帮助解决,建立良好的护患信任关系,帮助患者从各种不良的心理因素中解脱出来,改变其精神状态,以加速患者康复的进程。

(三) 移情易性

移情,是指通过一定的方法转移人的注意力,在护理工作中主要指将患者的注意力从疾病中转移到其他方面;易性,是指改变心志,包括改变或消除患者的某些不良习惯或错误认识,以有利于疾病的康复。有些患者的注意力因过度纠结在疾病上,成天胡思乱想,陷入烦恼之中不能自拔,导致病情加重。这就需要将患者的注意力转移,使其从不良的情绪中解放出去,自我解脱。在护理中应根据患者不同的年龄、心理、文化教育背景及环境条件,灵活地选择最适合于患者的活动,如琴棋书画、音乐歌舞、种花垂钓、交友览胜等,达到移情易性、调节情志的目的。

(四) 情志相胜

情志相胜是指用一种情志来制约对机体有害的另一种情志,以达到协调情志,防病治病的目的。古代医家创立这种"以情胜情"的独特方法,是根据五行相克的规律,阐述情志相胜的道理,如悲胜怒、怒胜思、思胜恐、恐胜喜、喜胜忧,即对容易动怒的人,应以悲怆苦楚之言感化之,让其气消而不气逆;对过分喜悦的人,要以事情不利方面的语言恐吓之,以制约其过度的兴奋等。情志五行相胜的理论尽管朴素,但在心理保健上具有一定的借鉴意义。

(五) 顺情解郁

对于精神忧郁或感到压抑的病人,应尽量顺从其意志和情绪,满足其合理的要求,鼓励甚至引导把积聚、压抑在心中的不良情感通过适当的方式诉说、发泄出来,以化郁为畅。对忧郁的患者,应鼓励患者扩展心胸,提高对不良刺激的耐受性。还可以引导其用直接的方法发泄心中的不良情绪,通过向朋友、亲人或医护人员诉说或哭诉宣泄悲郁之情,使其精神和心理状态恢复平衡,但要注意发泄的适度,不可采用不理智的、过于冲动性的方式发泄。

> **知识链接**
>
> **骨折病人的心理护理**
>
> 　　骨折患者常有紧张、焦虑、悲观、痛苦等多种心理变化,从而引起人体的阴阳失调,气血失和,导致病情加重,并引起并发症。护士应根据不同的骨折病人进行观察和分析,耐心做出合适的解释,如告知此病通过医护人员的精心治疗和患者本人的积极配合是完全可以治愈的,从而解除患者心理上的负担。必要时介绍同种疾病治疗痊愈出院的病例,以此树立其战胜疾病的信心。

（胡大胜　张何璐）

【课后练习】

一、单项选择题

1. 施灸的顺序是　　　　　　　　　　　　　　　　　　　　　　　　　　　（　）
   A. 先上后下,先阴后阳　　　　　B. 先上后下,先阳后阴
   C. 先中后上,先阴后阳　　　　　D. 先下后上,先阴后阳
   E. 先下后上,先阳后阴
2. 下列哪项属于间接灸　　　　　　　　　　　　　　　　　　　　　　　　（　）
   A. 无瘢痕灸　　B. 温和灸　　C. 回旋灸　　D. 隔盐灸　　E. 雀啄灸
3. 下列各项中,慎用灸法的是　　　　　　　　　　　　　　　　　　　　　（　）
   A. 阳虚暴脱　　B. 寒邪束表　　C. 阴虚发热　　D. 瘀血阻络　　E. 寒滞经脉
4. 属于艾炷直接灸的方法是　　　　　　　　　　　　　　　　　　　　　　（　）
   A. 瘢痕灸　　B. 隔姜灸　　C. 回旋灸　　D. 雀啄灸　　E. 温和灸
5. 瘢痕灸属于哪种灸法　　　　　　　　　　　　　　　　　　　　　　　　（　）
   A. 艾条灸　　B. 温针灸　　C. 间接灸　　D. 直接灸　　E. 灯火灸
6. 关于刮痧的手法,下列哪项是错误的　　　　　　　　　　　　　　　　　（　）
   A. 刮痧时用力应均匀,力度适中
   B. 颈背部从上向下,胸部从外向内刮拭
   C. 刮痧板与刮拭方向保持45°～90°
   D. 刮痧部位应尽量拉长,每个部位刮20次左右
   E. 刮拭时应单一方向刮擦皮肤,不要来回刮
7. 刮痧板与刮拭方向应保持　　　　　　　　　　　　　　　　　　　　　　（　）
   A. 10°～15°　　B. 20°～25°　　C. 30°～35°　　D. 40°～45°　　E. 45°～90°

二、名词解释

1. 推拿疗法
2. 揉法
3. 滚法
4. 灸法
5. 直接灸

6. 间接灸
7. 刮痧
8. 电针法
9. 饮食有节
10. 忌口
11. 移情易性
12. 情志相胜

三、填空题
1. 推拿疗法具有_____、_____、_____、_____、正骨复位、调节脏腑气血功能,增强人体抗病能力等综合效应。
2. 根据推拿疗法治疗目的可分为_____、_____、_____、_____四种。
3. 推拿治疗基本动作是_____、_____、_____、_____以及深透。
4. 直接灸分为_____和_____。
5. 艾条灸分为_____灸、_____灸和_____灸。
6. 刮痧时刮痧板与刮拭方向的角度应保持_____进行。
7. 电针的波形_____和_____。
8. 电针的时间一般为_____。
9. 祖国医学认为,能治疗热证的食物,大多属于_____或_____,能治疗寒证的食物,大多属于_____或_____。
10. 食物的升降浮沉作用还与烹饪方式有关,入酒炒则_____,姜炒则_____,醋炒则_____,盐炒则_____等,说明食物的升降浮沉特性在一定条件下可以转变的。
11. 情志是指_____、_____、_____等精神活动。
12. 心理护理的基本原则为_____、_____、_____。
13. 通过正确的说理疏导方法开导病人的护理方法为_____。

四、简答题
1. 简述推拿疗法操作流程。
2. 推拿疗法在护理时应注意哪些事项?
3. 简述艾灸的注意事项。
4. 简述艾灸的操作方法。
5. 什么是火罐疗法?火罐疗法基本原理有哪些?
6. 简述火罐疗法操作方法。
7. 火罐疗法在护理时应注意哪些?
8. 简述刮痧的注意事项。
9. 简述刮痧的操作方法。
10. 什么样的患者不适宜进行电针治疗?
11. 不同波形的选择有什么样的特异治疗?
12. 什么是中药外治法?中药外治法包括哪些?
13. 简述膏药疗法操作方法。
14. 熨烫疗法在护理时应注意哪些?
15. 简述汗法的饮食护理。
16. 服药时有哪些忌口?
17. 心理护理应遵循怎样的原则?
18. 患者出现焦虑、苦闷等不良情绪,常用心理护理的方法有哪些?

第五章 常见病的中医护理

第一节 中医护理原则

> **素养目标**：遵守职业道德，尊重生命，心系患者，具备高尚的医德素养，传承中医"大医精诚"精神。
>
> **知识目标**：了解治未病的概念；熟悉中医护理原则的基本内容；掌握辨证施护常用的施护方法。
>
> **技能目标**：能够运用中医护理原则更好地指导临床，做好护理工作。
>
> **思政元素**：2003年非典型肺炎（SARS）突发，广州中医药大学第一附属医院邓铁涛及时提出中医药应该尽早介入非典防治工作。在国家中医药管理局任命下，邓铁涛成为防治非典中医专家顾问组组长，指导有关医院治疗非典病人，使73例非典病例实现"患者零死亡、零转院""院内零感染""患者零后遗症"。邓铁涛以发展卫生健康事业和中医药事业为己任，常以"时不我予，失不再来"要求自己，在中医药事业发展的关键时刻屡次建言献策，推动中医药事业传承发展，被评为首届国医大师。

中医护理学在长期的医疗实践中形成了一套完整的护理体系，其基本特点是整体观念和辨证施护。护理原则包括治未病、施护求本、标本缓急、扶正祛邪、同病异护与异病同护、三因制宜等，在健康保健及疾病的防治中具有举足轻重的地位。

一、预防为主

预防是采取一定的措施防止疾病的发生与发展，护理与预防相结合，以维护人体健康。中医十分重视治未病，在护理上应做到"未病先防"和"既病防变"。

（一）未病先防

未病先防是指机体在未发生疾病之前，采取各种预防措施，防治疾病的发生。

"未病"一词首见于《素问·四气调神论》："是故圣人不治已病治未病，不治已乱治未乱，此之谓也。夫病已成而后药之，乱已成而后治之，譬犹渴而穿井，斗而铸锥，不亦晚乎！"

祖国医学认为人体疾病的发生是正气与邪气相斗争的结果。邪气是导致疾病发生的重要条件，正气不足则是疾病发生的内在原因和根据，外邪通过内因起作用。护理工作在疾病的预防保健上具有举足轻重的作用,历代中医药中各种调理法、养生法等,都为预防疾病做出了重要贡献。所谓"虚邪贼风,避之有时,恬淡虚无,真气从之,精神内守,病安从来",这种"治未病"的预防思想,至今仍有效地指导着祖国医学的预防、护理和治疗。

1. 调摄情志　中医认为人的情志活动,与机体的生理、病理变化密切相关,积极乐观的情绪、开朗豁达的性格、高尚的情操,可使人的情志调畅,心情愉悦,脏腑功能调和,抗病能力增强,可防治疾病的发生,或有利于疾病早日康复,也是保持健康长寿的重要因素。反之,突然强烈的或反复、持续的不良情志刺激,可使人体气机逆乱、脏腑功能失调、气血阴阳失调而发病或导致病情恶化。如"怒则气上,喜则气缓,思则气结,悲则气消,恐则气下"。所以,古人既强调内在的精神情志的调养,做到精神内守,心情愉快,不贪欲妄想,又要避免外界不良的情志刺激,才能调和气血阴阳,正气充沛,真气和顺,从而达到提高正气,预防疾病的发生或发展的目的。

2. 加强身体锻炼　"生命在于运动",因此加强体育锻炼,增强体质是减少或防止疾病发生的重要措施之一。可根据个人爱好和耐受程度,选择运动健身项目,形成良好的运动健身习惯。汉代医家华佗根据"流水不腐,户枢不蠹"的道理,创造了"五禽戏",模仿虎、鹿、熊、猿、鸟五种动物的动作,可促进血脉流通,关节灵活,能增强体质,减少疾病的发生。对慢性疾病患者,可选择太极拳、八段锦、气功等项目进行健身锻炼亦可达到早日康复的目的。

3. 起居有常　起居有常是指要根据四时气候变化保持身体健康,精力充沛,益寿延年,懂得自然变化规律,适应自然环境的变化,对饮食起居、劳逸等有适当的节制和安排,劳逸适度。

4. 饮食有节　饮食有节是指饮食要做到饥饱适度、五味调和、卫生清洁。做到《素问·脏气法时论》:"五谷为养,五果为助,五畜为益,五菜为充,气味合而服之,以补精气。"这样才能使气血化源充足,脏腑功能旺盛,体健神旺。另外,饮食还要注意因时、因人而异。肥胖之人多痰湿,饮食宜清淡,少食肥甘油腻之品;体瘦之人多阴虚内热,饮食可多用甘润生津之品,少食辛辣燥烈之品。且进食宜缓,食宜专注,进食宜乐等。所以预防疾病要养成合理的饮食习惯,注意饮食卫生,适时适量,切忌偏嗜和过饱过饥。

5. 药物预防　中医运用药物调养以强身防病,是养生保健的内容之一。历代医家对药物养生保健皆有记载。《本草纲目》中记载有养生作用的药物达160种。但药物预防养生要遵循不盲目进补、补勿过偏、辨证进补、用药缓图等原则。"冬病夏治"是我国传统中医药疗法中的特色疗法,它是根据《素问·四气调神论》中"春夏养阳"的原则,结合针灸疗法,在人体的穴位上进行药物敷贴,以鼓舞正气,增加抗病能力,从而达到防治疾病的目的。如三伏灸帖可有效预防哮喘病的复发。

我国是世界上最早采用人工免疫来预防疾病的国家,早在16世纪以前,就采用牛痘接种预防天花的方法,对世界预防医学做出了巨大贡献。

(二) 既病防变

既病防变是指疾病已经发生,应早期诊断、早期治疗,以防止疾病发展与传变。

1. 早期诊治　在疾病尚未明确诊断时,要密切观察病情,对患者出现的早期症状、体征及时记录、分析,为医师早期诊断、及时治疗提供可靠的依据,防止疾病的发生。发病初期,病情多轻浅,正气未衰,及早治疗,疾病易愈。若未及时诊治,则病邪可由表及里,由轻到重,病情由简单到复杂,治疗也越加困难。因此在防治疾病的过程中必须掌握疾病的发生、发展规律及其转变途径,做到早诊断、早治疗,治在疾病发作加重之先,防止疾病发生传变。如高热病人可出现热极动风或邪热内陷心包的抽搐或昏迷等症状。若护理人员能及早发现,并采取适当措施,可挽回逆势,使患者转危为安。

2. 防止传变 传变是指脏腑组织病变的转移变化。要做好疾病的防治,就要掌握疾病的传变规律和途径,及早采取有效的治疗和护理措施,防止未受邪之地受病邪侵害。如肝病未及脾时,护理上要注意调理脾胃,给予一些健脾和胃之品,以振中土,这样预防肝病传脾,控制肝病的传变。又如糖尿病患者,若血糖控制不良,病情迁延日久则引起心、脑、肾、眼等脏器发生病变,因此,对糖尿病患者的治疗,在严格控制血糖的同时,佐以活血通络的中药治疗,可预防并发症的发生。

二、施护求本

施护求本就是遵照"治病求本"的治疗原则,寻找疾病发生的根本原因,针对疾病的本质进行护理。例如头痛的病因,可有外感、七情、血虚、气虚、痰湿、瘀血、外伤或肝阳上亢等因素引起,临床要做好护理治疗就必须找出其发病原因,然后才能分别采用与解表、养血、益气、燥湿化痰、活血化瘀以及平肝潜阳等方法进行护理与治疗,才能收到良好的效果。这种针对不同的病因、病位和病变性质的护理与治疗,就是护病求本与治病求本的原则。

(一)正护法

正护法是指逆其证候性质而施护的一种常用的护理原则,又称逆护法。如寒者热之,热者寒之,虚则补之,实则泻之,均为正护法。即寒证病人在护理上应采用保暖、室温宜高、最好住向阳的病室,使患者感到温暖舒适有生机,中药应温热服,饮食上可给予性温的牛、羊肉之品,忌服用寒凉生冷食品等。

(二)反护法

反护法是指顺从疾病假象而护的一种护理方法,又称"从护法"。从,是指采用方药的性质顺从疾病的假象,与疾病的假象相一致而言。即在治病求本的法则指导下,针对疾病本质而进行治疗的方法。主要包括四个方面:"热因热用""寒因寒用""塞因塞用""通因通用"。

1. 热因热用 即以热治热,是指用热性药物、温热护理法来治疗具有假热征象的病证。适用于阴寒内盛,格阳于外,反见热象的真寒假热证。如《伤寒论》:"少阴病下利清谷,里寒外热,手足厥逆,脉微欲绝,身反不恶寒,其人面色赤……通脉四逆汤主之。"该病例,阳虚寒盛为证候本质,下利清谷,手足厥逆,乃阳虚寒盛之象,格阳于外,其人反不恶寒,可见面色赤之"戴阳症",所以仍用温热药、温热法治其真寒,假热也就自然消失,护理病人时应以温热法为原则,及时加衣盖被,饮食要温热等。

2. 寒因寒用 指用寒性药物及寒凉法治疗和护理具有假寒症状的病证。适用于里热极盛,阳盛格阴,反见寒象的真热假寒证。例如热厥证,因阳盛于内,格阴于外,出现四肢厥冷、脉沉的症状,类似寒证,但同时亦有壮热心烦,口渴喜冷饮,小便短赤,大便干,其本质仍是热盛,故治疗和护理上应寒凉药治疗其真热,而四肢厥冷的假寒证象亦随之消失,这就是"寒因寒用"。护理上应采取寒凉法,穿衣、室温应偏凉,饮食上可给予清凉饮料,汤药可凉服等。

3. 塞因塞用　以补开塞,指用补益法治疗和护理具有闭塞不通症状的病证,适用于因虚而闭阻的真虚假实证。因脏腑气血不足,功能低下,推动无力而产生的闭塞不通的征象,其实质是假象,故又称"假塞""假实证"。例如:脾虚病人常出现脘腹胀满,时胀时减,不拒按,纳呆,舌质淡,脉虚无力等症状,此病人虽有脘腹胀满的实证表现,而无水湿、食积留滞之症,所以实质上是因虚致实,气虚无力推动所致的闭塞不通,治护法则应以健脾益气法,使脾气健运则腹胀自消。又如久病精血不足的便秘和血枯、冲任亏损的闭经均采取补益气血的方法治疗和护理,即可获得痊愈。

4. 通因通用　即以通治通,是指用通利的药物和护理方法来治疗护理具有通泻症状的病证。适用于因邪实壅滞于内,而见泄泻症状的真实假虚证。如食积所致的腹泻,采用消积导滞的方法治疗,则食积去而泄泻自止。

三、标本缓急

标即指现象,本即指本质。本和标是一个相对概念,主要说明病变过程中各种矛盾的主次关系。在复杂多变的病症中,常有标本主次的不同,护理上应采取急则护其标、缓则护其本的护理原则。

(一)急则护其标

急则护其标是指当标病甚急,危及病人生命或影响本病治疗时,护理上应采取应急措施,以解除危机症状的一种护理方法。如大出血病人,无论何种原因,均应采取先止血,治其标,待血止后,再治其本,即详审导致出血的原因,从根本上治疗和护理。

(二)缓则护其本

缓则护其本是指在标证不急的情况下,或对标证已进行妥善处理以及病情稳定后,护理的重点应依据病因而护本。对慢性病或急性病恢复期病人,在标证不甚明显时,护理工作重点应护其本。如做好精神情志的调摄、加强锻炼以增强体质、适当的食补等。

总之,标本缓急的护则,既有原则性又有灵活性,临床应用时应视病情变化适当掌握。

(三)标本同护法

标本同护法是指在标病、本病俱急并重的情况下,所采取的一种护理方法。如原患水肿,又复感风寒,出现恶寒无汗,咳嗽胸满,腰痛尿少,全身浮肿时,病之本在肾虚水泛,病之标在风寒束肺,两者俱急,应采取解表与温阳化水同时并举的护理方法。

总之,在辨证施护中,分清标与本,是抓主要矛盾、解决主要矛盾的一种方法,如果标本不明、主次不分,势必影响护理效果,甚至延误病情而危及患者生命。

四、扶正祛邪

疾病的发生发展过程都是正气与邪气矛盾双方相互斗争的过程,邪正相争的胜负,决定着疾病的进退。邪胜正衰则病进,正胜邪衰则病退。所以,治疗疾病的一个基本原则就是扶助正气、祛除邪气,使疾病向好转病愈的方向发展,使机体早日康复。正如《内经》所述:"正气存内,邪不可干;邪之所凑,其气必虚。"

（一）扶正

扶正即是扶助正气,运用补益的药物或其他疗法以扶助正气,增强体质,提高机体抗病能力,达到治愈疾病、恢复健康的目的。适用于正虚为主的病证。临证可依据患者气虚、阳虚、阴虚、血虚的不同可分别采用补气、补阳、滋阴、补血的治疗和药膳护理,还可结合针灸、气功及体育锻炼等治疗方法。

（二）祛邪

祛邪即是祛除邪气,是运用药物或其他疗法以祛除病邪,达到邪去正复的目的。适用于邪实为主的病证,临证可依据患者邪实的性质不同,可选用发汗、攻下、清热、消导等治疗方法。

扶正祛邪原则在护理上具体运用时,要注意扶正不留邪和祛邪不伤正。通过扶正使正气加强,通过祛邪能排除病邪的侵害和干扰,达到邪去正安之目的。

五、同病异护和异病同护

祖国医学认为"证""症""病"是三个不同的概念。症:即症状,如咳嗽、头痛、失眠等。证:是机体在疾病发展过程中的某一阶段的病理概括,如感冒所表现的风寒证、风热证等。病:即疾病,是致病邪气作用于机体,人体正气与之抗争而引起机体阴阳气血失调、脏腑功能失调的一个完整的病理过程。如麻疹、水痘、感冒、痢疾等皆属疾病的概念。临床上既有时可见到一种病包括几种不同的证,又有不同的病在其发展过程中可以出现同一种证。护理时应采用"同病异护"和"异病同护"的护理方法。这种针对疾病发展过程中不同质的矛盾,用不同的方法去解决的护法,是辨证施护的精神实质。

（一）同病异护

同病异护是指同一种疾病,由于发病的病因、病理发展阶段不同以及地区或个体反应的差异性,可表现为不同的证候,施护的方法亦各异。

以感冒为例,由于发病季节不同,施护方法也不同,暑季感冒,由于感受暑湿之邪（暑多挟湿）,护理应采用祛暑化湿的方法,如室内注意通风凉爽,饮食给予清热利湿之品,如西瓜、绿豆汤、番茄、苦瓜等,忌生冷、油腻和辛辣等助湿化热之物;若是冬令时节感冒,则宜采用中药温热服,给生姜红糖葱白汤等热饮以助药力,服药后覆盖衣被,使其周身微微汗出,而达汗出表解之功效。可见,同属感冒,由于其发病季节不同,施护的方法也不同。

（二）异病同护

异病同护是指不同的疾病,在其发展过程中由于出现了相同的病机,表现为相同的证候,可采用相同的护理措施。例如久痢脱肛、子宫下垂是两种不同的疾病,但如果均表现为中气下陷证,则皆可采用补中益气的方法进行护理。如服用黄芪、党参炖母鸡、茯苓粥等益气健脾之品;注意休息,避免疲劳,以培育中气;采用针刺百会、关元、长强穴,以补中益气;保持会阴部清洁,用五倍子、白矾煎水熏洗以促使回纳等护理方法。由此可见,中医护理不是着眼于病的异同,而是着眼于病机的区别和证的不同。相同的病机和证,可采用相同的护理方法,不同的病机和证则要采用不同的施护措施。所谓证同护亦同,证异护亦异实质是由于证的概念中包含着病机在内的缘故。这种针对疾病发展过程中不同质的矛盾用不同的方法解决护法,就是辨证施护的精神实质。

六、三因制宜

三因制宜是指因时、因地、因人制宜的原则。临证护理疾病时要根据季节气候、地理环境及人体的体质、性别、年龄等因素,制订相宜的原则和措施。

(一) 因时制宜

因时制宜是指根据四时气候变化的特点,制订保健、养生、用药、护理的原则。六淫邪气的致病具有明显的季节特点,人体内部的阴阳气血和脏腑气机活动也随自然界的四时阴阳变化而变化,因此对疾病的易感性和感邪后的发病倾向有时令季节性差异,故需因时制宜。例如秋冬季节气候寒凉,阴盛阳衰,人体腠理致密,阳气内敛,此时若非大热之证,当慎用寒凉之品,以防苦寒伤阳。

(二) 因地制宜

因地制宜是指根据地理环境与生活习惯的特点,制订其保健、用药及护理原则。由于地区不同,气候和生活习惯各异,在护理上也有所别。例如我国西北地区,地势高而寒冷,其病多寒,治宜辛温;东南地区,地势低而温热,其病多热,治宜苦寒。

(三) 因人制宜

因人制宜是指根据患者不同的年龄、性别、体质以及生活习惯、文化修养以及精神状态等特点,制订其护理原则。不同年龄和性别的群体以至不同的个体,具有不同体质特点,抗御疾病能力和对疾病的易感性有很大差异。

1. 年龄　年龄不同,机体的生理功能和病变特点亦不同,因此治疗用药也应有所区别。如老年人多气血亏虚,生理机能减退,故患病多虚证或虚实夹杂,治疗则宜补益扶正,或扶正祛邪,且用药宜平和,药量也不宜多大。小儿生理功能旺盛,但气血未充,脏腑娇嫩,患病后病理性质表现为易寒易热,易虚易实,病情变化较快,因此治疗小儿病证时忌投峻剂,少用补益,药量宜轻。

2. 性别　男、女性别不同,其生理特点有别,尤其是妇女生理上有经、孕、产、乳等特殊的生理特点,病理上则有经、带、胎、产诸疾,所以治疗妇科疾病用药时需考虑其生理、病理特点。如妊娠期禁用峻下、破血、滑利及有毒之品。

3. 体质　由于每个人的先天禀赋和后天调养的情况不同,则形成了不同的体质。不同的体质决定了对某些疾病的易感性和患病后的发展、预后皆不同。如偏寒、偏热的两种不同体质的人,即使同患感冒,因体质不同用药也有差别。一般来说,阳盛或阴虚之体,慎用温热之剂;阳虚或阴盛之体,慎用寒凉之剂。另外,患者的职业、工作环境、生活习惯以及情志因素等亦与某些疾病的发生、发展密切相关,故在诊治时也应注意。

三因制宜的护理原则充分体现了中医护理的整体观念和辨证施护在实践应用中的原则性、灵活性。只有从整体观念出发,对病情全面地、动态地分析,因时、因地、因人制宜地护理用药,才能取得满意的效果。

> **知识链接**
>
> 《素问·四气调神大论篇》:"春三月,此谓发陈,天地俱生,万物以荣。夜卧早起…此春气之应,养生之道也。逆之则伤肝…夏三月,此谓蕃秀,天地气交,万物华实。夜卧早起,无厌于日…逆之则伤心…秋三月,此谓容平,天气以急,地气以明。早卧早起,与鸡俱兴,使志安宁,以缓秋刑,收敛神气…此秋气之应,…逆之则伤肺,…冬三月,此谓闭藏,…早卧晚起,必待日光…去寒就温,无泄皮肤,使气亟夺。此冬气之应,养藏之道也。逆之则伤肾,…所以圣人春夏养阳,秋冬养阴,以从其根,故与万物沉浮于生长之门。"

(魏素华 张何璐)

第二节 常见病中医护理举例

一、感冒

> **素养目标**:培养学生对中医护理的热爱;树立全心全意为患者服务的思想,养成关心、爱护、尊重、理解患者的爱伤观念,具备人文精神。
>
> **知识目标**:了解常见病的发病原因;熟悉常见病的发病机理;掌握常见病的概念和辨证施护。
>
> **技能目标**:通过学习能够进行常见病的中医护理。
>
> **思政元素**:在给患者(模特)针刺的时候,尤其将来遇到初次针灸的患者,要先解释针刺过程中可能出现的酸麻胀痛等针感及晕针等意外情况。针刺完留针时,保持安静,给患者加盖衣物等;在艾灸时,要注意观察询问患者的体感温度,以免过热;在拔罐时,冬天玻璃罐往往较凉,要先预热罐口,再行拔罐。以上细节就是医生对患者人文关怀的体现,利于提高患者对医生的信任度,建立良好的医患关系。另外,教师还可以在实训课上有针对性地讲解一些医患事件,并引入与患者之间沟通交流技巧等内容,提高学生的职业胜任能力,做到授课育人两不误。

感冒是风邪或时行病毒侵袭人体引起肺卫功能失调,出现以鼻塞、流涕、喷嚏、头痛、恶寒、发热、全身不适等为主要临床表现的一种外感疾病。感冒又有伤风、冒风、伤寒、冒寒等名称。

全年均可发病,以冬春季为多。由于感邪之不同、体质强弱不一,证候可表现为风寒、风热,并有挟湿、挟暑的兼证,以及体虚感冒的差别。轻型感冒可不药而愈,重症感冒能影响工作和生活,甚至可危及生命,尤其是时行感冒暴发时,迅速流行,症状严重,甚至导致死亡,造成严重后果。

西医学的上呼吸道感染属中医的"感冒"范畴。

(一) 病因病机

感冒是由于正气虚弱,外感六淫和时行病毒乘虚而入,邪正相争而引起一系列肺卫症状。六淫病邪风寒暑湿燥火均可为感冒的病因,风邪为感冒的主因。冬春两季发病率较高,故挟寒、挟热多见成为风寒证和风热证。偏寒者,则致寒邪束表,肺气不宣,阳气郁阻,毛窍闭塞;偏热者,则热邪灼肺,腠理疏泄,肺失清肃。

感冒的病位在肺卫,其病机是邪犯肺卫,卫表失和,肺失宣肃。

感冒是否发生决定于正气与邪气两方面的因素:一是正气能否御邪,正气不足或卫气功能状态暂时低下是感冒的决定因素;二是邪气能否战胜正气,邪气是感冒的重要因素。

(二) 辨证施护

感冒起病较急,骤然发病,无潜伏期(或潜伏期极短)。病程短,少者3～5天,多者7～8天。以肺卫症状为主症,如鼻塞、流涕、喷嚏、咳嗽、恶寒、发热、全身不适等。症状表现呈多样化,以鼻咽部痒、干燥、不适为早期症状,继则喷嚏、鼻塞、鼻涕或疲乏、全身不适等,轻则上犯肺窍,症状不重,易于痊愈;重则高热、咳嗽、胸痛。

1. 风寒感冒

【护理评估】恶寒重,发热轻,无汗,鼻塞声重,时流清涕,喉痒,头痛,肢节酸疼,咳嗽,痰稀薄色白,舌苔薄白,脉浮或浮紧。

【护理措施】

(1) 方药:治宜辛温解表,宣肺散寒。方用荆防败毒散。药用荆芥、防风、柴胡、羌活、独活、薄荷、枳壳、川芎、前胡、茯苓、桔梗、甘草。亦可用成药如通宣理肺丸等,轻证可用生姜、红糖适量,煎水服用。

(2) 针刺:选取风池、列缺、合谷、大椎、肺俞、外关、风门。针刺加灸,针刺用泻法。留针30分钟。

(3) 饮食:宜以淡为主,多饮水。忌辛辣、油腻厚味食物。宜热食,忌生冷。

(4) 护理:汤药宜热服,服药后可给予热饮料,或盖被保暖,以助微汗出。药物煎煮时间宜短,无汗者宜服药后进热粥或覆被以促汗出解表。患者应适当休息,卧室空气应流通,但不可直接吹风。

2. 风热感冒

【护理评估】发热,微恶风,汗出口渴,鼻塞喷嚏,流稠涕,头痛,咽痛,咳嗽痰稠,舌苔薄黄,脉浮数。

【护理措施】

(1) 方药:治宜辛凉解表,宣肺清热。方用银翘散。药用金银花、连翘、薄荷、荆芥、淡豆豉、牛蒡子、桔梗、芦根、竹叶、甘草。亦可用桑菊感冒冲剂等。

(2) 针刺:选取风池、列缺、合谷、大椎、肺俞、外关、尺泽、曲池。毫针针刺,用泻法。大椎行刺络拔罐。

(3) 饮食:宜以清淡和半流质为主,多饮水。忌辛辣、油腻厚味食物,可多食水果。

(4) 护理:高热者可以用温水擦浴。必要时遵医嘱给予退热药。保持大便通畅,使邪有出路。若汗出热退时,宜用温湿毛巾或干毛巾擦身,更换衣服,避免受凉。服解热药后体温骤降、面色苍白、出冷汗,或药后无汗,体温继续升高、咳嗽、咯血、胸痛,或抽搐,应立即处理。

3. 暑湿感冒

【护理评估】发热,汗出,但汗出不畅,身热不扬,头昏重痛,身重倦怠,胸闷欲呕,小便短赤,或有鼻塞流涕,咳嗽痰黄,舌苔黄腻,脉濡数。

【护理措施】

(1) 方药:治宜清暑祛湿解表。方用新加香薷饮。药用香薷、金银花、连翘、厚朴、扁豆。兼见中焦诸症,用藿香正气水等。

(2) 针刺:选取风池、列缺、合谷、大椎、肺俞、外关、足三里、中脘。毫针针刺,用泻法。

(3) 刮痧:头身困重者,可用刮痧治疗,主要在膀胱经、夹脊穴等处进行操作。

(4) 饮食:宜清淡易消化,如绿豆汤等,以清热解暑,多饮水。忌辛辣、油腻厚味、油炸食物。

(5) 护理:患者应适当休息,卧室空气应流通,但不可直接吹风。

4. 气虚感冒

【护理评估】素体气虚,复感外邪,恶寒较重,或发热,热势不高,鼻塞流涕,头痛,无汗,倦怠乏力,咳嗽咯痰无力,气短,舌淡苔薄白,脉浮无力。

【护理措施】

(1) 方药:治宜益气解表。方用参苏饮。药用人参、茯苓、甘草、葛根、苏叶、枳壳、木香、生姜、大枣。

(2) 针刺:选取风池、列缺、合谷、大椎、肺俞、外关、气海、足三里。毫针针刺,用平补平泻法,气海、足三里加灸。

(3) 饮食:宜以淡为主,多选温补、易消化食物,多饮水。忌辛辣、油腻厚味食。

(4) 护理:患者应适当休息,劳逸适宜,适当参加体育锻炼。卧室空气应流通,但不可直接吹风。室内温度以偏暖为宜,适当的防寒保暖措施,生活起居有规律。

5. 阴虚感冒

【护理评估】身热,手足心热,微恶风寒,少汗,头昏心烦,口干,干咳少痰,鼻塞流涕,舌红少苔,脉细数。

【护理措施】

(1) 方药:治宜滋阴解表。方用加减葳蕤汤。药用白薇、玉竹、葱白、薄荷、桔梗、豆豉、甘草、大枣。

(2) 针刺:选取风池、列缺、合谷、大椎、肺俞、外关、复溜、太溪。毫针针刺,用平补平泻法。

(3) 饮食:宜以淡为主,多饮水。忌辛辣、油腻厚味食。

(4) 护理:患者应适当休息,卧室空气应流通,但不可直接吹风。服药或要观察汗出情况,一般微汗即可,汗多则耗伤阴液。平时或患病期间应节制房事,清心寡欲,以免相火妄动,损耗真阴。

(三) 耳压法

取肺、内鼻、下屏尖、额等穴,毫针刺,中等刺激。或采用耳穴压丸、埋针法。咽痛者加咽喉、扁桃体。

> **知识链接**
>
> 感冒的预防很重要,尤其是对有时行感冒流行趋势的地区、单位,应尽早采取措施,做到早报告,早隔离,早诊断,早治疗。在感冒流行期,按揉足三里(双),掌擦项部(从风府到大椎),揉搓迎香(双)每日1次,有预防作用。
>
> 时行感冒:起病急,全身症状较重,高热,体温可达39~40℃,全身酸痛,待热退之后,鼻塞流涕、咽痛、咳嗽等肺系症状始为明显。重者高热不退,喘促气急,唇甲青紫,甚则咯血,部分患者出现神昏谵妄,小儿可发生惊厥,出现传变。呈流行性发生,寒战高热,全身酸痛,酸软无力,或有化热传变之势,重在清热解毒,方中加大青叶、板蓝根、蚤休、贯众、石膏等。用板蓝根冲剂等。

(张训浩)

二、咳嗽

咳嗽是指由外感或内伤等,导致肺失宣肃,肺气上逆,所致以发出咳声或伴咯痰为主要临床表现的一种病症。古人将有声无痰称为咳、有痰无声称为嗽、有痰有声谓之咳嗽,临床一般声痰并见,故并称咳嗽。

西医学多见于上呼吸道感染、急慢性支气管炎、肺炎、支气管扩张等。

(一)病因病机

咳嗽病因可分为外感、内伤两类。外感咳嗽是由于外感六淫之邪,从口鼻皮毛而入,肺卫受邪,肺气被束,清肃功能失常。内伤咳嗽多因饮食、情志及肺脏自病等内伤因素致脏腑功能失调,内生病邪,病邪引起肺气不清失于宣肃,迫气上逆而作咳。如脾虚失运,聚湿生痰,上渍于肺,肺气不宣。

咳嗽的病位主脏在肺,无论外感或内伤所生的病邪,皆因侵及肺而致咳嗽,故《景岳全书·咳嗽》说:"咳证虽多,无非肺病。"

咳嗽虽分外因、内因,但可互相影响为病,外邪迁延日久则邪实转为正虚,可转为内伤咳嗽;肺虚卫外不固,则易感外邪引发咳嗽,两者可互为因果。

(二)辨证施护

肺气不清,失于宣肃,上逆作声而引起的咳嗽为本病证的主要症状。

1. 风寒袭肺

【护理评估】咳声重浊,咽痒,气急,咯痰稀薄色白,常伴恶寒发热,无汗,鼻塞,流清涕,头痛,肢体酸楚等表证,舌苔薄白,脉浮或浮紧。

【护理措施】

(1)方药:治宜疏风散寒,宣肺止咳。方用三拗汤合止嗽散。药用麻黄、荆芥、紫菀、杏仁、百部、白前、桔梗、陈皮、甘草。若表证较甚,加苏叶、防风疏风解表。

(2)针刺:选取肺俞、中府、合谷、丰隆、尺泽、列缺、风门。毫针针刺,用泻法,或针灸并用。

(3) 饮食：宜清淡、易消化、营养之品，忌肥甘、油腻、煎炸辛辣刺激性饮食及酒。

(4) 护理：室温宜偏暖，注意防寒保暖，避免直接吹风，以免受凉。应戒烟，避免接触烟尘刺激。中药汤剂不宜久煎，宜热服，药后略加衣被，以助药力，注意观察汗出的情况。

2. 风热犯肺

【护理评估】咳嗽频剧，气粗，喉燥咽痛，咳痰不爽，痰黄或稠黏，常伴恶风，身热，口渴，头痛肢楚，鼻流黄涕等表热证，舌苔薄黄，脉浮数或浮滑。

【护理措施】

(1) 方药：治宜疏风清热，宣肺止咳。方用桑菊饮。药用桑叶、菊花、薄荷、桔梗、杏仁、连翘、芦根、甘草。若热伤肺津，咽燥口干，加麦冬、北沙参、天花粉清热生津。

(2) 针刺：选取肺俞、中府、合谷、丰隆、尺泽、列缺、曲池、大椎。毫针针刺，用泻法。

(3) 饮食：宜清淡、易消化、营养之品，忌肥甘、油腻、煎炸辛辣刺激性饮食及酒。鼓励多饮水，宜食清热润肺化痰之品。

(4) 护理：室温不宜过高，室内空气新鲜流通，避免直接吹风。应戒烟，避免接触烟尘刺激。痰黏难出，可采用翻身拍背排痰或雾化等，以稀释痰液。中药汤剂宜温凉服。

3. 风燥伤肺

【护理评估】喉痒干咳，咽喉干痛，唇鼻干燥，口干，无痰或痰少而粘连成丝，咳痰不爽，不易咯出，或痰中带有血丝，或伴鼻塞、头痛、身热、微寒等表证，舌红干而少津，苔薄黄少津，脉浮数。

【护理措施】

(1) 方药：治宜疏风清肺，润燥止咳。方用桑杏汤。药用桑叶、豆豉、贝母、杏仁、南沙参、山栀、梨皮。若痰中带血，加白茅根、生地清热凉血止血。

(2) 针刺：选取肺俞、中府、合谷、丰隆、尺泽、列缺、照海、太溪。毫针针刺，用泻法。

(3) 饮食：宜清淡、易消化、营养之品，宜食清热润肺化痰之品，如梨等。也可食用百合银耳羹、川贝炖梨等。忌肥甘、油腻、煎炸辛辣刺激性饮食及酒。

(4) 护理：室内空气宜清新、湿润，可洒水保持湿度。应戒烟，避免接触烟尘刺激。中药汤剂宜武火轻煎少量多次服用。鼻干咽痒干咳，可服用止咳枇杷露、养阴清肺膏。干咳痰中带血时，注意观察出血量，及时处理。

4. 痰湿蕴肺

【护理评估】咳嗽反复发作，咳声重浊，尤以晨起咳甚，胸闷气憋，痰多，痰黏腻或稠厚成块，色白或带灰色，痰出则咳缓、憋闷减轻。常伴体倦，食少，脘痞，腹胀，大便时溏，舌苔白腻，脉濡滑。

【护理措施】

(1) 方药：治宜燥湿化痰，健脾止咳。方用二陈汤合三子养亲汤。药用半夏、茯苓、陈皮、甘草、白芥子、苏子、莱菔子。若寒痰较重，痰黏白如泡沫，加干姜、细辛以温肺化痰。

(2) 针刺：选取肺俞、中府、合谷、丰隆、尺泽、列缺、足三里、阴陵泉。毫针刺法，用平补平泻。

(3) 饮食：宜清淡、易消化、营养之品，多用健脾利湿化痰之品，忌肥甘、油腻、煎炸、辛辣刺激性饮食及甜食、糯米等滞脾碍胃之品。

(4) 护理：病室温度不宜太高，室内空气新鲜，干燥通风，注意保暖，防止受凉。应戒烟，避免接触烟尘刺激。中药汤剂宜温服。咳嗽严重者卧床休息，痰多者取侧卧位，经常变换体位，可翻身轻拍其背以促其痰液咳出。

5. 痰热郁肺

【护理评估】咳嗽气息粗促，或喉中有痰声，痰多稠黏或为稠黄，或痰有热腥味，或咳吐血痰，咳吐不爽，胸胁胀满，或咳引胸痛，面赤，或有身热，口干欲饮，舌苔薄黄腻，舌质红，脉滑数。

【护理措施】

(1) 方药：治宜清热肃肺，化痰止咳。方用清金化痰汤。药用黄芩、知母、山栀、桑白皮、茯苓、瓜蒌、桔梗、贝母、陈皮、麦冬、甘草。

(2) 针刺：选取肺俞、中府、合谷、丰隆、尺泽、列缺、内庭、曲池。毫针针刺，用平补平泻。

(3) 饮食：宜清淡、易消化、营养之品，忌肥甘、油腻、煎炸辛辣刺激性饮食及酒。

(4) 护理：应戒烟，避免接触烟尘刺激。咳嗽严重者卧床休息，痰多者取侧卧位，经常变换体位，可翻身轻拍其背以促其痰液咳出。有大量痰液排出不畅，没有体位引流禁忌证时可利用体位引流排痰。

6. 肝火犯肺

【护理评估】上气咳逆阵作，咳时面赤，常感痰滞咽喉，难以咯出，量少质黏，或痰如絮状，咽干口苦，咳引胸胁胀痛，烦躁易怒。症状可随情绪波动而增减。舌红或舌边尖红，舌苔薄黄少津，脉弦数。

【护理措施】

(1) 方药：治宜清肝泻肺，化痰止咳。方用黛蛤散合黄芩泻白散。药用青黛、海蛤壳、桑白皮、地骨皮、黄芩、粳米、甘草。若痰黏难咯，加贝母、海浮石、冬瓜仁清热豁痰。

(2) 针刺：选取肺俞、中府、合谷、丰隆、尺泽、列缺、行间。毫针针刺，用平补平泻。

(3) 饮食：宜清淡、易消化、营养之品，忌肥甘、油腻、煎炸、辛辣刺激性饮食及酒。

(4) 护理：保持精神愉快，做好情志调护，避免精神刺激，多安慰患者，使患者保持良好的精神状态，防止忧郁伤肺，使患者学会自我调节。室温宜略低，湿度宜相对偏高。应戒烟，避免接触烟尘刺激。

7. 肺阴亏耗

【护理评估】干咳，咳声短促，痰少黏白，或痰中带血丝，或声音嘶哑，口干咽燥，手足心热，午后潮热，夜寐盗汗，舌红少苔，或舌少津，脉细数。

【护理措施】

(1) 方药：治宜滋阴润肺，化痰止咳。方用沙参麦冬汤。药用青黛、海蛤壳、黄芩、桑白皮、地骨皮、粳米、甘草、沙参、麦冬、玉竹、天花粉、桑叶、甘草、扁豆。若低热，潮热骨蒸甚者，酌加银柴胡、白薇、青蒿等以清虚热。

(2) 针刺：选取肺俞、中府、合谷、丰隆、尺泽、列缺、膏肓、太溪。毫针针刺，用补法。

（3）饮食：宜清淡、易消化、营养之品，如黑芝麻。宜生津、润肺、止咳之品。忌肥甘、油腻、煎炸辛辣刺激性饮食及酒。

（4）护理：干咳痰难咯出时，可予雾化吸入稀化痰液，湿润咽喉。室温宜略低，保持空气新鲜，应戒烟，避免接触烟尘刺激。中药汤剂宜温服。

（三）耳压法

取肺、脾、肝气管、神门等穴，每次选用2～3个穴位，毫针刺。或采用耳穴压丸、埋针法。

> **知识链接**
>
> 咳嗽系外感或内伤所致肺失宣肃，肺气上逆出现的疾病。外感咳嗽以祛邪利肺为治疗原则，内伤咳嗽祛邪扶正为治疗原则。注意外感咳嗽慎用敛肺止咳之法，以免留邪为患；内伤咳嗽慎用宣散之法以防发散伤正。预防感冒、戒烟等对巩固疗效、预防复发等有重要意义。

（张训浩）

三、喘证

喘证是指由于外感邪气或内伤，导致肺气上逆，肺失于宣降，或久病气虚，肾失摄纳，以致呼吸困难，甚至张口抬肩，鼻翼翕动，不能平卧等为主要临床表现的一种常见病证。严重者可由喘致脱，出现喘脱之危重证候。古称"鼻息""上气""逆气""喘逆""喘促""喘息""肩息"等。

西医学见于喘息性支气管炎、肺部感染、肺炎、肺气肿、心源性哮喘、肺结核、硅肺以及癔症性喘息等疾病。

（一）病因病机

喘证病因有很多，常见的病因有外邪侵袭、饮食不当、情志失调、久病劳欲等，但基本病因为痰饮内伏。

外感风寒或风热之邪，未能及时表散，邪蕴于肺，壅阻肺气，肺气不得宣降；恣食肥甘生冷，嗜酒，脾失健运，痰浊内生，上阻肺气，肃降失常；情志失调，肝失疏泄致肺气郁阻；久病迁延，由肺及肾，或劳欲伤肾，肾不纳气，气失摄纳等均可以致喘。

喘证的病位在肺和肾，与肝、脾、心有关。实喘在肺，为外邪、痰浊、肝郁气逆，肺壅邪气而宣降不利；虚喘当责之肺、肾两脏，因精气不足，气阴亏耗而致肺不主气，肾不纳气。其基本病机是肺失宣降，肺气上逆或气无所主，肾失摄纳，气机的升降出纳失常。

（二）辨证施护

呼吸困难，甚至张口抬肩，鼻翼翕动，不能平卧等是喘证的证候特征。

1. 风寒闭肺

【护理评估】喘息，呼吸气促，胸部胀闷，咳嗽，痰多稀薄色白，兼有恶寒，无汗，头痛，鼻塞，或伴发热，口不渴，舌苔薄白而滑，脉浮紧。

【护理措施】

(1) 方药:治宜散寒宣肺平喘。方用麻黄汤。药用麻黄、桂枝、杏仁、甘草。

(2) 针刺:选取肺俞、中府、定喘、膻中、丰隆、风池、风门。毫针针刺,用泻法。

(3) 饮食:宜清淡、营养之品,宜过饱、过甜、过咸,戒烟酒,忌食辛辣刺激及甜黏肥腻之品,注意饮食调护,保持大便通畅。

(4) 护理:发作时卧床休息,取半卧位或端坐位,立即给予氧气吸入。缓解后可适当下床活动。注意防寒保暖,适时增加衣被,避免着凉。

2. 痰热遏肺

【护理评估】喘咳气涌,胸部胀痛,痰多黏色黄,或夹血,伴胸中烦热,面红身热,有汗,口渴喜冷饮,咽干,尿赤,大便秘结,苔黄或腻,脉滑数。

【护理措施】

(1) 方药:治宜清泄痰热平喘。方用桑白皮汤。药用麻黄、桂枝、杏仁、桑白皮、黄芩、黄连、栀子、贝母、杏仁、半夏、苏子、甘草。若痰多黏稠,加海蛤粉、瓜蒌清化痰热。

(2) 针刺:选取肺俞、中府、定喘、膻中、丰隆、曲池。毫针针刺,用泻法。

(3) 饮食:宜清淡、营养之品,不宜过饱、过甜、过咸,戒烟酒,忌食辛辣刺激、鱼腥发物、甜黏肥腻之品。

(4) 护理:发作时卧床休息,取半卧位或端坐位,立即给予氧气吸入。痰色黄黏稠时,给予中药雾化吸入、翻身拍背,缓解后可适当下床活动。房间湿度不宜过大。保持大便通畅。

3. 痰浊阻肺

【护理评估】喘而胸满闷窒,甚则胸盈仰息,咳嗽痰多黏腻色白,咯吐不利,兼有口黏不渴,呕恶纳呆,苔厚腻色白,脉滑。

【护理措施】

(1) 方药:治宜燥湿化痰,降逆平喘。方用二陈汤合三子养亲汤。药用半夏、陈皮、茯苓、甘草、苏子、白芥子、莱菔子。若痰浊壅盛,气喘难平,加葶苈子、皂荚涤痰平喘。

(2) 针刺:选取肺俞、中府、定喘、膻中、丰隆、脾俞、足三里、阴陵泉。毫针针刺,用泻法。

(3) 饮食:宜清淡、营养之品,不宜过饱、过甜、过咸,戒烟酒,忌食辛辣刺激、鱼腥发物、甜黏肥腻之品。

(4) 护理:发作时卧床休息,取半卧位或端坐位,立即给予氧气吸入。缓解后可适当下床活动。保持大便通畅。

4. 水凌心肺

【护理评估】喘咳气逆,倚息难以平卧,咯痰稀白,怯寒肢冷,面唇青紫,心悸,面目肢体水肿,小便量少,舌胖黯,苔白滑,脉沉细。

【护理措施】

(1) 方药:治宜温阳利水,泻肺平喘。方用真武汤合葶苈大枣泻肺汤。药用茯苓、芍药、白术、生姜、附子、葶苈、大枣。若面唇青紫甚,加益母草、泽兰活血祛瘀。

(2) 针刺:选取肺俞、中府、定喘、膻中、丰隆、内关、中极、阴陵泉。毫针针刺,用泻法。

(3) 饮食:宜清淡、宜热饮,并用生姜等为佐料。戒烟酒,忌食酸腐生冷、辛辣刺激之品。

(4) 护理:发作时卧床休息,取半卧位或端坐位,立即给予氧气吸入。缓解后可适当下床活动,汤药宜热服,保持大便通畅。

5. 肝气乘肺

【护理评估】发病突然,每遇情志刺激而诱发,呼吸短促,息粗气憋,胸闷胸痛,咽中如窒,喘后如常人,或不寐、心悸,平素常多忧思抑郁,苔薄,脉弦。

【护理措施】

(1) 方药:治宜开郁降气平喘。方用五磨饮子。药用沉香、乌药、槟榔、木香、枳实。若有心悸、不寐,加酸枣仁、合欢花、百合等宁心安神。本证宜同时情志调理,配合治疗。

(2) 针刺:选取肺俞、中府、定喘、膻中、丰隆、太冲、肝俞。毫针针刺,用泻法。

(3) 饮食:宜清淡、营养之品,不宜过饱、过甜、过咸,戒烟酒,忌食辛辣刺激、鱼腥发物、甜黏肥腻之品。

(4) 护理:发作时卧床休息,取半卧位或端坐位,立即给予氧气吸入。缓解后可适当下床活动。应劝慰病人宁静勿躁,陪伴在旁,沟通谈心,关心病人,仔细观察其病情变化,给予安慰解释,稳定病人情绪。

6. 肺气虚

【护理评估】喘促短气,气怯声低,咳声低弱,喉有鼾声,痰稀薄,自汗畏风,易感冒,舌淡苔白,脉软弱。

【护理措施】

(1) 方药:治宜补肺益气平喘。方用补肺汤合玉屏风散。药用人参、黄芪、白术、防风、五味子、熟地、紫菀、桑白皮。若痰黏难出,加瓜蒌、贝母润肺化痰。

(2) 针刺:选取肺俞、中府、定喘、膻中、丰隆、气海。毫针针刺,用补法。

(3) 饮食:宜清淡、滋补肺气之品,戒烟酒,忌食辛辣刺激及甜黏肥腻之品。患者在缓解期可给补益肺脾的食物。

(4) 护理:发作时卧床休息,取半卧位或端坐位,立即给予氧气吸入。缓解后可适当下床活动。居室内切勿放置易诱发喘证的物品,如花草、狗、猫及地毯等。

7. 肾气虚

【护理评估】喘促日久,气息短促,动则喘甚,呼多吸少,气不得续,小便常因咳甚而失禁,或尿后余沥,自汗乏力,腰膝酸软,面青肢冷,或有跗肿,舌淡苔薄,脉微细或沉弱。

【护理措施】

(1) 方药:治宜补肾纳气平喘。方用金匮肾气丸合参蛤散。若有面、唇、爪甲、舌质黯黑,舌下青筋显露等,可酌加红花、桃仁、川芎等活血化瘀。

(2) 针刺:选取肺俞、中府、定喘、膻中、丰隆、肾俞、膏肓、关元。毫针针刺,用补法。

(3) 饮食:宜清淡、温热、低盐,可服滋补肾精之品,食核桃、紫河车、黑木耳等,忌食虾、蟹等发物。

(4) 护理:发作时卧床休息,取半卧位或端坐位,立即给予氧气吸入。缓解后可适当下床活动,保持大便通畅。痰多时,给予中药雾化吸入、翻身拍背。

(三) 耳压法

取对屏尖、肾上腺、气管、肺、皮质下、交感等穴，每次选用3～5穴，毫针刺法，发作期1～2次/日；缓解期用弱刺激，每周2次。

> **知识链接**
>
> 喘证是由于外感六淫，内伤饮食，情志以及久病体虚所致的以呼吸困难，甚至张口抬肩、鼻翼煽动、不能平卧为主要临床表现的一种病证。喘证多由其他疾病发展而来，应积极治疗其原发病。治疗原发病是阻断病势发展，提高临床疗效的关键。根据"冬病夏治"理论，针灸采取三伏灸，具有良好的防治作用。具体操作如下：取患者大椎、定喘、风门、肺俞、脾俞、肾俞。将甘遂、斑蝥、细辛、白芥子药物组成按比例研末，用生姜汁调制后切成 1.0 cm×1.0 cm 大小的方块状，用 2.0 cm×2.0 cm 胶布固定贴于选用穴位上，成人贴敷4～6小时，儿童贴敷2～3小时。初伏前第10天及初、中、末伏第一天和末伏后第10天各治疗1次，5次为1个疗程。

(张训浩)

四、不寐

不寐，又称为"失眠""不得卧""目不瞑"等，是由于饮食内伤，情志，禀赋不足，病后及年迈等，引起心神失养或心神不安，出现以经常不能获得正常睡眠，或入睡困难，或睡眠时间不足，或睡眠不深，严重者以彻夜不眠为主要临床表现。

西医学见于神经官能症、神经衰弱、更年期综合征及贫血等。

(一) 病因病机

不寐的产生与多种因素有关，如饮食、情志、禀赋不足、病后及年迈等。饮食不节，脾胃受伤，胃气失和，或气血生化不足，或酿生痰热，扰动心神；情志不遂，肝郁化火，或由五志过极，心火内炽，扰动心神；思虑劳倦，损伤心脾，生血之源不足，心神失养；惊恐、房劳伤肾，肾水不能上济于心，心火独炽；久病血虚，产后失血，年迈血少，心血不足，心失所养；体质虚弱，心虚胆怯等，导致邪气扰动心神或心神失于濡养、温煦，心神不安，阴跷脉、阳跷脉功能失于平衡，阴阳失调，阳不入阴，出现不寐。

不寐的病因以情志、饮食或气血亏虚等内伤病因居多，其病位在心，但与肝、胆、脾、胃、肾关系密切。

(二) 辨证施护

不寐以经常不能获得正常睡眠，或入睡困难，或睡眠时间不足，或睡眠不深，严重者彻夜不眠及不能消除疲劳、恢复体力与精力为主要证候特征。

由于个体差异，对睡眠时间和质量的要求亦不相同，临床判断不寐不仅要根据睡眠的时间和质量，更重要的是以能否消除疲劳、恢复体力与精力为依据。

1. 心火炽盛

【护理评估】心烦不寐,躁扰不宁,口干舌燥,小便短赤,口舌生疮,舌尖红,苔薄黄,脉数有力或细数。

【护理措施】

(1) 方药:治宜清泻心火,宁心安神。方用朱砂安神丸。药用朱砂、黄连、生地、当归。若便秘溲赤,加大黄、淡竹叶、琥珀,引火下行,以安心神。

(2) 针刺:选取神门、照海、申脉、百会、四神聪、安眠、劳宫、少府。毫针针刺,照海用补法,申脉用泻法,余穴用平补平泻。

(3) 饮食:宜清淡可口,忌食辛辣、肥腻之品。睡前不宜进食及饮浓茶、咖啡和抽烟等。

(4) 护理:养成良好的睡眠习惯,改变睡眠环境,按时作息,睡前不宜上网、看电视等过久,避免过度兴奋。向患者讲解不良情绪对睡眠的影响,注意精神调摄,做到喜恶有节,心情愉快,保持精神舒畅,树立治疗信心。加强体质锻炼,每日适当运动,劳逸结合,多参加社交活动。

2. 肝郁化火

【护理评估】急躁易怒,不寐多梦,甚至彻夜不眠,伴有头晕头胀,目赤耳鸣,口干而苦,便秘溲赤,舌红苔黄,脉弦而数。

【护理措施】

(1) 方药:治宜清肝泻火,镇心安神。方药用龙胆泻肝汤。药用龙胆草、黄芩、栀子、柴胡、木通、当归、车前子、生地、甘草。若胸闷胁胀,善太息,加郁金、香附疏肝解郁。

(2) 针刺:选取神门、照海、申脉、百会、四神聪、安眠、行间、侠溪。毫针针刺,照海用补法,申脉用泻法,余穴用平补平泻。

(3) 饮食:宜清淡可口,可食理气化滞解郁之品,如萝卜等。忌食辛辣、肥腻之品。睡前不宜进食及饮浓茶、咖啡和抽烟等。

(4) 护理:养成良好的睡眠习惯,改变睡眠环境,按时作息,睡前不宜上网、看电视等过久,避免过度兴奋。消除情志不遂或精神刺激因素,使患者保持心情舒畅。加强体质锻炼,每日适当运动,劳逸结合。

3. 痰热内扰

【护理评估】胸闷心烦不寐,嗳气,泛恶,伴有头重目眩,口苦,舌红苔黄腻,脉滑数。

【护理措施】

(1) 方药:治宜清化痰热,和中安神。方用黄连温胆汤。药用半夏、陈皮、竹茹、茯苓、枳实、黄连。若心悸动甚,惊惕不安,加朱砂、珍珠母镇惊安神定志。

(2) 针刺:选取神门、照海、申脉、百会、四神聪、安眠、丰隆、内庭、曲池。毫针针刺,照海用补法,申脉用泻法,余穴用平补平泻。

(3) 饮食:宜清淡可口,忌食辛辣、肥腻之品。睡前不宜进食及饮浓茶、咖啡和抽烟等。

(4) 护理:养成良好的睡眠习惯,改变睡眠环境,按时作息,睡前不宜上网、看电视等过久,避免过度兴奋。向患者讲解不良情绪对睡眠的影响,注意精神调摄,做到喜恶有节,心情愉快,保持精神舒畅,树立治疗信心。加强体质锻炼,每日适当运动,劳逸结合。

4. 阴虚火旺

【护理评估】心烦不寐,心悸不安,腰酸足软,伴头晕,耳鸣,健忘,口干津少,五心烦热,盗汗,遗精,舌红少苔,脉细数。

【护理措施】

(1) 方药:治宜滋阴降火,交通心肾。方用六味地黄丸合黄连阿胶汤。药用中成药六味地黄丸和黄连、黄芩、芍药、阿胶、鸡子黄。若心烦心悸,梦遗失精,加肉桂引火归元,与黄连以交通心肾,则心神可安。

(2) 针刺:选取神门、照海、申脉、百会、四神聪、安眠、太溪、太冲、心俞、涌泉。毫针针刺,照海用补法,申脉用泻法,余穴用平补平泻。

(3) 饮食:宜清淡可口,忌食辛辣、肥腻之品。睡前不宜进食及饮浓茶、咖啡和抽烟等。

(4) 护理:养成良好的睡眠习惯,改变睡眠环境,按时作息,睡前不宜上网、看电视等过久,避免过度兴奋。向患者讲解不良情绪对睡眠的影响,注意精神调摄,做到喜恶有节,心情愉快,保持精神舒畅,树立治疗信心。慎于房事,做到房事有节。加强体质锻炼,每日适当运动,劳逸结合。

5. 心脾两虚

【护理评估】多梦易醒,心悸健忘,神疲纳呆,头晕目眩,伴有四肢倦怠,面色少华,舌淡苔薄,脉细无力。

【护理措施】

(1) 方药:治宜补益心脾,养心安神。方用归脾汤。药用人参、白术、黄芪、甘草、当归、远志、酸枣仁、茯神、龙眼肉、木香。若脘闷、纳呆甚,加陈皮、茯苓、半夏、厚朴以健脾理气化痰。

(2) 针刺:选取神门、照海、申脉、百会、四神聪、安眠、心俞、脾俞、足三里。毫针针刺,照海用补法,申脉用泻法,余穴用平补平泻。

(3) 推拿:睡前按摩合谷、足三里各80~100次。

(4) 饮食:宜清淡可口,食补益心脾之品,忌食辛辣、肥腻之品。睡前不宜进食及饮浓茶、咖啡和抽烟等。

(5) 护理:养成良好的睡眠习惯,改变睡眠环境,按时作息,睡前不宜上网、看电视等过久,避免过度兴奋。向患者讲解不良情绪对睡眠的影响,注意精神调摄,做到喜恶有节,心情愉快,保持精神舒畅,树立治疗信心。加强体质锻炼,每日适当运动,劳逸结合。

6. 心胆气虚

【护理评估】心烦不寐,多梦易醒,胆怯心悸,触事易惊,伴有气短自汗,倦怠乏力,舌淡,脉弦细。

【护理措施】

(1) 方药:治宜益气镇惊,安神定志。方用安神定志丸合酸枣仁汤。药用人参、茯苓、茯神、远志、龙齿、石菖蒲、酸枣仁、知母、川芎。若心悸甚,惊惕不安,加朱砂、生牡蛎、生龙骨。

(2) 针刺:选取神门、照海、申脉、百会、四神聪、安眠、丘墟、心俞、内关。毫针针刺,照海用补法,申脉用泻法,余穴用平补平泻。

(3) 饮食:宜清淡可口,忌食辛辣、肥腻之品。睡前不宜进食及饮浓茶、咖啡和抽烟等。

(4) 护理：养成良好的睡眠习惯，改变睡眠环境，按时作息，睡前不宜上网、看电视等过久，避免过度兴奋。保持安静、舒适的生活环境，避免各种精神刺激，帮助病人解除各种思想负担，进行心理护理，调整心态平衡，使患者保持精神舒畅，树立治疗信心。加强体质锻炼，每日适当运动，劳逸结合。

（三）耳压法

取心、枕、皮质下、肝、内分泌、神门等穴，每次选3~5穴，毫针刺，留针20分钟。恢复期可用压丸或埋针法。

知识链接

不寐是由于饮食内伤，情志，禀赋不足，病后及年迈等病因，引起心神失养或心神不安，出现以经常不能获得正常睡眠，或入睡困难，或睡眠时间不足，或睡眠不深，严重者以彻夜不眠为主要临床表现。治疗时在宁心安神定志时，应辨证施护，如由其他疾病引起的不寐，应同时治疗其原发病。针灸治疗不寐效果较好，尤其在下午或晚上治疗。同时可采取按揉安眠穴和睡前用热水泡脚，按揉涌泉穴（睡前30分钟施行，每日1次，每次1~2分钟）进行自我推拿保健。

(张训浩)

五、胃痛

胃痛是以上腹部近心窝处经常性发生疼痛为主要临床表现的一种疾病，常伴有嗳气、泛恶、脘闷、大便不调等症状。西医学中的急慢性胃炎、胃与十二指肠溃疡、胃神经官能症、胃下垂、胰腺炎、胆囊炎、胃癌等，可参照本病辨证施护。

（一）病因病机

胃痛的病因主要为外感寒邪，饮食所伤，情志不遂，脾胃虚弱等。

1. 寒邪客胃 寒属阴邪，其性凝滞收引。胃脘上部以口与外界相通，气候寒冷，寒邪由口吸入，或脘腹受凉，寒邪直中，内客于胃，或服药苦寒太过，或寒食伤中，致使寒凝气滞，胃气失和，胃气阻滞，不通则痛。正如《素问·举痛论篇》所说："寒气客于肠胃之间，膜原之下，血不得散，小络急引，故痛。"

2. 饮食伤胃 胃主受纳腐熟水谷，其气以和降为顺，故胃痛的发生与饮食不节关系最为密切。若饮食不节，暴饮暴食，损伤脾胃，饮食停滞，致使胃气失和，胃中气机阻滞，不通则痛；或五味过极，辛辣无度，或恣食肥甘厚味，或饮酒如浆，则伤脾碍胃，蕴湿生热，阻滞气机，以致胃气阻滞，不通则痛，皆可导致胃痛。故《素问·痹论篇》曰："饮食自倍，肠胃乃伤。"《医学正传·胃脘痛》曰："初致病之由，多因纵恣口腹，喜好辛酸，恣饮热酒煎爆，复餐寒凉生冷，朝伤暮损，日积月深，⋯⋯故胃脘疼痛。"

3. 肝气犯胃 脾胃的受纳运化，中焦气机的升降，有赖于肝之疏泄，《素问·宝命全形论篇》所说的"土得木而达"即是这个意思。所以病理上就会出现木旺克土，或土虚木乘之变。忧思恼怒，情志不遂，肝失疏泄，肝郁气滞，横逆犯胃，以致胃气失和，胃气阻滞，即可发为胃痛。所以《杂病源流犀烛·胃病源流》谓："胃痛，邪干胃脘病也。……唯肝气相乘为尤甚，以木性暴，且正克也。"肝郁日久，又可化火生热，邪热犯胃，导致肝胃郁热而痛。

若肝失疏泄，气机不畅，血行瘀滞，又可形成血瘀，兼见瘀血胃痛。胆与肝相表里，皆属木。胆之通降，有助于脾之运化及胃之和降。《灵枢·四时气》曰："邪在胆，逆在胃。"若胆病失于疏泄，胆腑通降失常，胆气不降，逆行犯胃，致胃气失和，肝胆胃气机阻滞，也可发生胃痛。

4. 脾胃虚弱　脾与胃相表里，同居中焦，共奏受纳运化水谷之功。脾气主升，胃气主降，胃之受纳腐熟，赖脾之运化升清，所以胃病常累及于脾，脾病常累及于胃。若素体不足，或劳倦过度，或饮食所伤，或过服寒凉药物，或久病脾胃受损，均可引起脾胃虚弱，中焦虚寒，致使胃失温养，发生胃痛。若是热病伤阴，或胃热火郁，灼伤胃阴，或久服香燥理气之品，耗伤胃阴，胃失濡养，也可引起胃痛。肾为先天之本，阴阳之根，脾之阳，全赖肾阳之温煦；脾胃之阴，全赖肾阴之滋养。若肾阳不足，火不暖土，可致脾阳虚，而成脾肾阳虚，胃失温养之胃痛；若肾阴亏虚，肾水不能上济胃阴，可致胃阴虚，而成胃肾阴虚，胃失濡养之胃痛。

此外，若气滞日久，血行瘀滞，或久痛入络，胃络受阻，或胃出血后，离经之血未除，以致瘀血内停，胃络阻滞不通，均可引起瘀血胃痛。《临证指南医案·胃脘痛》早已有关于这种病机的论述："胃痛久而屡发，必有凝痰聚瘀。"若脾阳不足，失于健运，湿邪内生，聚湿成痰成饮，蓄留胃脘，又可致痰饮胃痛。

本病病因，初则多由外邪、饮食、情志不遂所致，病因多单一，病机也单纯，常见寒邪客胃、饮食停滞、肝气犯胃、肝胃郁热、脾胃湿热等证候，表现为实证；久则常见由实转虚，如寒邪日久损伤脾阳，热邪日久耗伤胃阴，多见脾胃虚寒、胃阴不足等证候，则属虚证。因实致虚，或因虚致实，皆可形成虚实并见证，如胃热兼有阴虚，脾胃阳虚兼见内寒，以及兼夹瘀、食、气滞、痰饮等。本病的病位在胃，与肝、脾关系密切，也与胆、肾有关。基本病机为胃气阻滞，胃络瘀阻，胃失所养，不通则痛。

（二）辨证施护

1. 寒邪客胃

【护理评估】胃痛暴作，畏寒喜暖，得温则减，遇寒则痛剧，口不渴，喜热饮，苔薄白，脉弦紧。

【护理措施】

（1）方药：治宜温胃散寒，行气止痛。方用 高良姜 10 g，香附 12 g，水煎宜热服。

（2）针刺：针刺上脘、梁门、内关、胃俞、足三里穴，用泻法，可加灸或在中脘、胃俞等部位拔火罐。按摩中脘、气海、梁门、天枢、足三里、脾俞、胃俞穴。

（3）饮食：饮食宜细软、温热，可用生姜、葱、大蒜等作佐料，可热服生姜红糖茶，或温黄酒 1 杯，有温胃散寒止痛之效。

（4）护理：室内宜温暖，注意添加衣被，做好防寒保暖；可用热水袋敷上腹部止痛。

2. 食滞胃脘

【护理评估】胃脘疼痛，脘腹胀满，嗳腐吞酸，或吐不消化食物，吐后痛减，或大便不爽，苔厚腻，脉滑。

【护理措施】

（1）方药：治宜消食导滞。方用 用山楂丸或保和丸。

（2）针刺：针刺上脘、梁门、内关、胃俞、足三里穴，用泻法，按摩中脘、气海、梁门、天枢、足三里、脾俞、胃俞穴。

(3) 饮食:适当控制饮食,待疼痛缓解后,先予素淡流质或半流质饮食,逐渐增加食量;可用炒莱菔子 10 g,入粳米适量,煮粥服食;亦可食用理气消食之品如萝卜、山楂等。

(4) 护理:生活规律,起居有常,饮食有节,保持大便通畅。可试用探吐法,用鹅毛刺激咽喉,使病人将积食吐出,胃痛有望缓解。若病人血压高,忌用此法。

3. 肝气犯胃

【护理评估】胃脘胀闷,脘痛连胁,情志不畅而痛甚,嗳气频繁,舌苔薄白,脉弦。

【护理措施】

(1) 方药:治宜疏肝理气,和胃止痛。方用 用柴胡疏肝散或胃苏冲剂。

(2) 针刺:针刺中脘、足三里、内关、期门、太冲穴,用泻法。按摩中脘、气海、天枢、足三里、胃俞、期门、章门穴。

(3) 饮食:饮食宜清淡,不宜食用土豆、红薯之类易使肠道胀气的食品;可食用萝卜、柑橘等;亦可用陈皮 10 g,生姜 10 g,水煎服每日 1~2 次,7 日为一疗程。

(4) 护理:室内空气流通新鲜,环境清静,忌嘈杂。消除病人郁怒烦恼等不良情绪,保持精神愉快,心情舒畅。

4. 瘀血停滞

【护理评估】胃脘痛,多为刺痛,痛有定处而拒按,或见吐血便黑,舌质紫黯,脉涩。

【护理措施】

(1) 方药:治宜活血化瘀,理气止痛。方用元胡止痛片或失笑散;亦可用生大黄粉 3 g,每日分 3 次温开水冲服。

(2) 针刺:针刺中脘、内关、足三里、梁丘穴,用泻法。按摩中脘、气海、天枢、足三里、肝俞、脾俞、胃俞穴。

(3) 饮食:饮食宜细软,可用流质半流质食物,忌用粗糙、硬固之品;鲜藕汁 1 小杯煮沸,加入生鸡蛋 1 个,三七粉 1 g,口服,每日 1~2 次。

(4) 护理:环境安静,注意保暖。生活起居规律,适当参加体育锻炼,避免过度劳累。吐血便血,应及时消除病人的思想顾虑,避免紧张恐惧,安定精神情绪。

5. 脾胃虚寒

【护理评估】脘腹隐痛,喜暖喜按,空腹痛甚,得食痛减,泛吐清水,神疲纳差,手足不温,大便溏薄,舌淡苔白,脉虚弱或迟缓。

【护理措施】

(1) 方药:治宜健脾和胃,温中止痛。方用附子理中丸或香砂养胃丸;或以干姜 10 g,砂仁 10 g,水煎服。

(2) 针刺:针刺中脘、内关、足三里、脾俞、胃俞穴,用补法,可加灸或拔火罐。按摩中脘、气海、天枢、足三里、脾俞、胃俞、命门、肾俞穴。

(3) 饮食:饮食宜温热,少食多餐。可食用牛奶、鸡蛋、鸡、羊肉、大枣等;饴糖 1~2 匙,温水化服,每日 3 次;可用吴茱萸粥:吴茱萸 3 g 研末,粳米 100 g 煮粥,米熟后下吴茱萸末,并加入生姜、葱白少许服食。

(4) 护理:注意保暖,切忌受凉。室温宜偏高,居室朝阳。可用热水袋敷上腹部。

(三) 耳压法

取胃、肝、脾、神门、交感、十二指肠等穴,毫针刺,中等刺激。或用压丸、埋针法。

(胡大胜)

六、呕吐

呕吐是由于胃失和降、胃气上逆所致的以饮食、痰涎等胃内之物从胃中上涌,自口而出为临床特征的一种病症。有物有声谓之呕,有物无声谓之吐,无物有声谓之干呕;本病常伴有恶心厌食,胸脘痞闷不舒,吞酸嘈杂等症。呕吐多偶然发生,也有反复发作者。

(一)病因病机

《内经》对呕吐的病因论述颇详。如《素问·举痛论篇》曰:"寒气客于肠胃,厥逆上出,故痛而呕也。"《素问·六元正纪大论篇》曰:"火郁之发,…疡痱呕逆。"《素问·至真要大论篇》曰:"燥淫所胜,…民病喜呕,呕有苦""厥阴司天,风淫所胜,…食则呕""久病而吐者,胃气虚不纳谷也。"若脾阳不振,不能腐熟水谷,以致寒浊内生,气逆而呕;或热病伤阴,或久呕不愈,以致胃阴不足,胃失濡养,不得润降,而成呕吐。如《证治汇补·呕吐》所谓:"阴虚成呕,不独胃家为病,所谓无阴则呕也。"

另外,饮食所伤,脾胃运化失常,水谷不能化生精微,反成痰饮,停积胃中,当饮邪随胃气上逆之时,也常发生呕吐。正如《症因脉治·呕吐》所说:"痰饮呕吐之因,脾气不足,不能运化水谷,停痰留饮,积于中脘,得热则上炎而呕吐,遇寒则凝塞而呕吐矣。"

呕吐的病因是多方面的,且常相互影响,兼杂致病,如外邪可以伤脾,气滞可致食停,脾虚可以成饮等。呕吐的病机无外乎虚实两大类,实者由外邪、饮食、痰饮、气郁等邪气犯胃,致胃失和降,胃气上逆而发;虚者由气虚、阳虚、阴虚等正气不足,使胃失温养、濡润,胃失和降,胃气上逆所致。一般来说,初病多实,日久损伤脾胃,中气不足,可由实转虚;脾胃素虚,复为饮食所伤,或成痰生饮,则因虚致实,出现虚实并见的复杂病机。但无论邪气犯胃,或脾胃虚弱,发生呕吐的基本病机都在于胃失和降,胃气上逆。《济生方·呕吐》云:"若脾胃无所伤,则无呕吐之患。"《温病条辨·中焦篇》也谓:"胃阳不伤不吐。"呕吐的病位在胃,与肝、脾有密切的关系。

(二)辨证施护

1. 外邪犯胃

【护理评估】呕吐食物,吐出有力,突然发生,起病较急,常伴有恶寒发热,胸脘满闷,不思饮食,舌苔白,脉濡缓。

【护理措施】

(1)方药:治宜疏邪解表,和胃降逆。方用藿香正气散。若风邪偏重,寒热无汗,可加荆芥、防风;若见胸闷腹胀嗳腐,为兼食滞,可加鸡内金、神曲、莱菔子;若身痛、腰痛、头身困重,苔厚腻者,为兼外湿,可加羌活、独活、苍术;若暑邪犯胃,身热汗出,可用新加香薷饮;若秽浊犯胃,呕吐甚剧,可吞服玉枢丹;若风热犯胃,头痛身热可用银翘散去桔梗,加陈皮、竹茹。

(2)针刺:针刺中脘、天枢、足三里、大肠俞、阴陵泉穴,用补法加灸。按摩中脘、天枢、气海、关元、大肠俞穴。

(3)饮食:宜给予流质或半流质,鼓励病人多饮淡盐水或糖盐水。可服用生姜红糖茶。

(4)护理:居室宜温暖,注意室内清洁,呕吐次数多者应卧床休息。

2. 饮食停滞

【护理评估】呕吐物酸腐，脘腹胀满拒按，嗳气厌食，得食更甚，吐后反快，大便或溏或结，气味臭秽，苔厚腻，脉滑实。

【护理措施】

(1) 方药：治宜消食化滞，和胃降逆。方用保和丸。若积滞化热，腹胀便秘，可用小承气汤；若食已即吐，口臭干渴，胃中积热上冲，可用竹茹汤；若误食不洁、酸腐食物，而见腹中疼痛，胀满欲吐而不得者，可因势利导，用压舌板探吐祛邪。

(2) 针刺：针刺中脘、上脘、天枢、足三里、脾俞、胃俞、内关、公孙穴，用泻法。按摩中脘、天枢、气海、关元、大肠俞穴。

(3) 饮食：控制饮食，逐渐自流质开始恢复进食，少量多餐。可食萝卜汤，麦芽汤，山楂等，以助消化。

(4) 护理：室内整洁安静，光线柔和。脘腹部胀满泛酸者，可给予探吐；重者可禁食数小时至1日，以使胃肠休息。

3. 痰饮内停

【护理评估】呕吐物多为清水痰涎，胸脘满闷，不思饮食，头眩心悸，或呕而肠鸣，苔白腻，脉滑。

【护理措施】

(1) 方药：治宜温化痰饮，和胃降逆。方用小半夏汤合苓桂术甘汤。若气滞腹痛，可加厚朴、枳壳；若脾气受困，脘闷不食，可加砂仁、白豆蔻、苍术；若痰浊蒙蔽清阳，头晕目眩，可用半夏白术天麻汤；若痰郁化热，烦闷口苦，可用黄连温胆汤；若胃脘胀满，胃中有振水声，可暂加甘遂细末 0.5 g，装入胶囊，早晨空腹温开水冲服，每日 1 次，连用 2～3 日。

(2) 针刺：针刺肺俞、太渊、脾俞、太白、丰隆，用平补平泻法。按摩肺俞、太渊、脾俞、太白、丰隆。

(3) 饮食：饮食清淡易消化，忌食肥甘厚味、生冷刺激性食物。可用苏子粥：苏子 15 g，水煎去渣后入粳米适量，煮粥服食；或薏米粥：薏苡仁 30 g，加粳米适量，煮粥服食。

(4) 护理：生活起居要有规律，注意锻炼身体，增强体质，提高抗病能力。室内空气保持流通新鲜。

4. 肝气犯胃

【护理评估】呕吐吞酸，嗳气频作，胸胁胀满，烦闷不舒，每因情志不遂而呕吐吞酸更甚，舌边红，苔薄白，脉弦。

【护理措施】

(1) 方药：治宜疏肝理气，和胃止呕。方用四逆散合半夏厚朴汤。若气郁化火，心烦咽干，口苦吞酸者，可合左金丸；若兼腑气不通，大便秘结者，可用大柴胡汤；若气滞血瘀，胁肋刺痛，可加丹参、郁金、当归、延胡索。

(2) 针刺：针刺脾俞、肝俞、中脘、天枢、期门、足三里、阳陵泉、太冲穴，用泻法。按摩中脘、天枢、气海、关元、脾俞、胃俞、肝俞、章门、期门穴。

(3) 饮食：饮食宜清淡易消化，忌食土豆、芋头等壅阻气机的食品。可用莱菔子粥：莱菔子 12 g，粳米适量，煮粥服食。

(4) 护理：居室宜宁静，生活环境以舒适、宽松。

5. 脾胃虚弱

【护理评估】饮食稍有不慎，或稍有劳倦，即易呕吐，时作时止，胃纳不佳，脘腹痞闷，口淡不渴，面白少华，倦怠乏力，舌质淡，苔薄白，脉濡弱。

【护理措施】

(1) 方药：治宜益气健脾，和胃降逆。方用香砂六君子汤。若脾阳不振，畏寒肢冷，可加干姜、附子，或用附子理中丸；若胃虚气逆，心下痞硬，干噫，可用旋覆代赭汤；若中气大亏，少气乏力，可用补中益气汤；若病久及肾，肾阳不足，腰膝酸软，肢冷汗出，可用附子理中汤加肉桂、吴茱萸。

(2) 针刺：针刺脾俞、胃俞、大肠俞、中脘、天枢、三阴交、足三里穴，用补法加灸，或拔火罐。按摩中脘、天枢、气海、关元、脾俞、胃俞、大肠俞、长强、足三里穴。

(3) 饮食：饮食宜温热细软，忌生冷。可适当用胡椒、生姜调味，既增食欲，又可温中散寒；用山药 10 g、薏苡仁 10 g、白扁豆 10 g 加水适量煮粥，食用。

(4) 护理：室内宜温暖干燥、阳光充足；可适当锻炼身体，增强体质；勿使腹部受凉，局部可用热敷袋。

6. 胃阴不足

【护理评估】呕吐反复发作，但呕吐量不多，或仅吐唾液沫，时作干呕，口燥咽干，胃中嘈杂，似饥而不欲食，舌红少津，脉细数。

【护理措施】

(1) 方药：治宜滋养胃阴，和胃降逆。方用麦门冬汤。若阴虚甚，五心烦热者，可加石斛、花粉、知母；若呕吐较甚，可加橘皮、竹茹、枇杷叶；若阴虚便秘，可加火麻仁、瓜蒌仁、白蜜。

(2) 针刺：针刺中脘、天枢、足三里、大肠俞、阴陵泉，用泻法。按摩中脘、天枢、气海、关元、大肠俞穴。

(3) 饮食：饮食宜清淡细软易消化。可用麦门粥：麦门冬 30 g，粳米适量，煮粥食用。

(4) 护理：室内宜凉爽干燥，环境整洁、舒适。忌嘈杂。

(三) 耳压法

取胃、贲门、食管、交感、神门、脾、肝等穴，每次选 3～4 穴，毫针刺，中等刺激。亦可用压丸或埋针法。

(胡大胜)

七、泄泻

泄泻是指排便次数增多，粪便稀薄，甚至泻出如水样便为主要临床表现的病症。大便稀薄而势缓者为泄，大便清稀如水而直下者为泻，临床上统称泄泻。西医学中的急慢性肠炎、溃疡性结肠炎、肠结核、肠功能紊乱，可参照本病辨证施护。

(一) 病因病机

致泄泻的病因是多方面的，主要有感受外邪，饮食所伤，情志失调，脾胃虚弱，命门火衰等等。这些病因导致脾虚湿盛，脾失健运，大小肠传化失常，升降失调，清浊不分，而成泄泻。

1. **感受外邪** 感受外邪引起泄泻的外邪以暑、湿、寒、热较为常见，其中又以感受湿邪致泄者最多。脾喜燥而恶湿，外来湿邪，最易困阻脾土，以致升降失调，清浊不分，水谷杂下而发生泄泻，故有"湿多成五泄"之说。寒邪和暑热之邪，虽然除了侵袭皮毛肺卫之外，亦能直接损伤脾胃肠，使其功能障碍，但若引起泄泻，必夹湿邪才能为患，即所谓"无湿不成泄"，故《杂病源流犀烛·泄泻源流》说："湿盛则飧泄，乃独由于湿耳。不知风寒热虚，虽皆能为病，苟脾强无湿，四者均不得而干之，何自成泄？是泄虽有风寒热虚之不同，要未有不源于湿者也。"

2. **饮食所伤** 饮食所伤或饮食过量，停滞肠胃；或恣食肥甘，湿热内生；或过食生冷，寒邪伤中；或误食腐馊不洁，食伤脾胃肠，化生食滞、寒湿、湿热之邪，致运化失职，升降失调，清浊不分，而发生泄泻。正如《景岳全书·泄泻》所说："若饮食失节，起居不时，以致脾胃受伤，则水反为湿，谷反为滞，精华之气不能输化，乃至合污下降而泻痢作矣。"

3. **情志失调** 烦恼郁怒，肝气不舒，横逆克脾，脾失健运，升降失调；或忧郁思虑，脾气不运，土虚木乘，升降失职；或素体脾虚，逢怒进食，更伤脾土，引起脾失健运，升降失调，清浊不分，而成泄泻。故《景岳全书·泄泻》曰："凡遇怒气便作泄泻者，必先以怒时挟食，致伤脾胃，故但有所犯，即随触而发，此肝脾二脏之病也。盖以肝木克土，脾气受伤而然。"

4. **脾胃虚弱** 长期饮食不节，饥饱失调，或劳倦内伤，或久病体虚，或素体脾胃肠虚弱，使胃肠功能减退，不能受纳水谷，也不能运化精微，反聚水成湿，积谷为滞，致脾胃升降失司，清浊不分，混杂而下，遂成泄泻。如《景岳全书·泄泻》曰："泄泻之本，无不由于脾胃。"

5. **命门火衰** 命门之火，助脾胃之运化以腐熟水谷。若年老体弱，肾气不足；或久病之后，肾阳受损；或房室无度，命门火衰，致脾失温煦，运化失职，水谷不化，升降失调，清浊不分，而成泄泻。且肾为胃之关，主司二便，若肾气不足，关门不利，则可发生大便滑泄、洞泄。如《景岳全书·泄泻》曰："肾为胃关，开窍于二阴，所以二便之开闭，皆肾脏之所主，今肾中阳气不足，则命门火衰，而阴寒独盛，故于子丑五更之后，当阳气未复，阴气盛极之时，即令人洞泄不止也。"

泄泻的病因有外感、内伤之分，外感之中湿邪最为重要，脾恶湿，外来湿邪最易困阻脾土，致脾失健运，升降失调，水谷不化，清浊不分，混杂而下，形成泄泻，其他诸多外邪只有与湿邪相兼，方能致泻。内伤当中脾虚最为关键，泄泻的病位在脾胃肠，大小肠的分清别浊和传导变化功能可以用脾胃的运化和升清降浊功能来概括，脾胃为泄泻之本，脾主运化水湿，脾胃当中又以脾为主，脾病脾虚，健运失职，清气不升，清浊不分，自可成泻，其他诸如寒、热、湿、食等内、外之邪，以及肝肾等脏腑所致的泄泻，都只有在伤脾的基础上导致脾失健运时才能引起泄泻。同时，在发病和病变过程中外邪与内伤、外湿与内湿之间常相互影响，外湿最易伤脾，脾虚又易生湿，互为因果。本病的基本病机是脾虚湿盛致使脾失健运，大小肠传化失常，升降失调，清浊不分。脾虚湿盛是导致本病发生的关键因素。

(二) 辨证施护

1. 寒湿泄泻

【护理评估】泄泻清稀,甚至如水样,腹痛肠鸣,脘闷食少,或兼有恶寒发热,鼻塞头痛,肢体酸痛,舌苔薄白,脉濡缓。

【护理措施】

(1) 方药:治宜解表散寒,芳香化湿。方用藿香正气水;或以藿香 10 g,车前子 15 g(包),生姜 10 g,水煎宜热服;或以木香 15 g,肉桂 15 g,研末吞服。

(2) 针刺:针刺中脘、天枢、足三里、大肠俞、阴陵泉穴,用补法加灸。按摩中脘、天枢、气海、关元、大肠俞穴。

(3) 饮食:宜给予流质或半流质,鼓励病人多饮淡盐水或糖盐水以补充津液。可服生姜红糖茶。

(4) 护理:居室宜温暖朝阳,注意腹部保暖;室内要清洁,污染的衣裤要及时更换;腹泻次数多者应卧床休息。

2. 湿热泄泻

【护理评估】泄泻腹痛,泻下急迫,或泻而不爽,泻下黄褐而臭,肛门灼热,小便短赤,舌苔黄腻,脉濡数或滑数。

【护理措施】

(1) 方药:治宜清热利湿。方用香连丸;或葛根 12 g,黄芩 12 g,黄连 6 g,水煎服;或鲜扁豆叶 10 g,鲜藿香叶 10 g,鲜荷叶(捣汁)10 g,开水冲服。肛门灼热者,可用黄连 10 g,黄柏 10 g,煎水外用熏洗肛门。

(2) 针刺:针刺中脘、天枢、足三里、大肠俞、阴陵泉、曲池穴,用泻法。按摩中脘、天、气海、关元、大肠俞穴。

(3) 饮食:饮食宜清淡细软易于消化。可用马齿苋粥:马齿苋 60 g,粳米适量,煮粥食用。

(4) 护理:室内宜凉爽干燥,伴有发热者应卧床休息。

3. 食滞泄泻

【护理评估】肠鸣腹痛,大便臭如败卵,泻后痛减,脘腹胀满,嗳气酸腐,不思饮食,舌苔厚腻,脉滑数。

【护理措施】

(1) 方药:治宜消食导滞。方用保和丸;或予大黄粉 10 g 温开水调服。

(2) 针刺:刺中脘、上脘、天枢、足三里、脾俞、胃俞、内关、公孙穴,用泻法。按摩中脘、天枢、气海、关元、大肠俞穴。

(3) 饮食:控制饮食,逐渐自流质开始恢复进食,少食多餐。可食萝卜汤、麦芽汤、山楂等,以助消食。

(4) 护理:室内整洁安静,光线柔和。脘腹胀满、嗳腐泛酸者,可予探吐;重者可禁食数小时至 1 日,以使胃肠休息。

4. 肝木乘脾

【护理评估】时有胸胁胀闷,嗳气食少,每因抑郁恼怒或情绪紧张之时,发生腹痛腹泻,舌淡红,脉弦。

【护理措施】

(1) 方药:治宜抑肝扶脾。方用痛泻要方。

(2) 针刺:针刺脾俞、肝俞、中脘、天枢、期门、足三里、阳陵泉、太冲穴,用泻法。按摩中脘、天枢、气海、关元、脾俞、胃俞、肝俞、章门、期门穴。

(3) 饮食:饮食宜清淡易消化,忌食土豆、芋头等壅阻气机的食品。可用莱菔子粥:莱菔子12g,粳米适量,煮粥服食。

(4) 护理:居室宜宁静,生活环境宜舒适、宽松。解除诱发腹泻的精神因素,避免忧思恼怒,保持心情舒畅。

5. 脾胃虚弱

【护理评估】大便时溏时泻,水谷不化,纳呆腹胀,神疲倦怠,面色萎黄,舌淡苔白,脉细弱。

【护理措施】

(1) 方药:治宜健脾益胃。方用参苓白术丸或附子理中丸。

(2) 针刺:针刺中脘、天枢、脾俞、胃俞、大肠俞、足三里、三阴交穴,用补法加灸,或拔火罐。按摩中脘、天枢、气海、关元、脾俞、胃俞、大肠俞、长强、足三里穴。

(3) 饮食:饮食宜温热细软、忌生冷。可适当用胡椒、生姜调味,既增食欲,又可温中散寒;用山药10g,莲子10g,薏苡仁10g,白扁豆10g加水适量煮粥,食用。

(4) 护理:室内宜温暖干燥、阳光充足;可适当锻炼身体,增强体质;勿使腹部受凉,局部可用热敷袋。

6. 肾阳虚衰

【护理评估】黎明之前腹部作痛,肠鸣即泻,泻后即安,形寒肢冷,腰膝酸软,舌淡苔白,脉沉细。

【护理措施】

(1) 方药:治宜温肾健脾,涩肠止泻。方用四神丸合附子理中丸。

(2) 针刺:针刺中脘、天枢、关元、脾俞、肾俞、足三里穴,用补法。按摩中脘、天枢、气海、关元、脾俞、胃俞、大肠俞、肾俞、命门穴。

(3) 饮食:饮食要量少质优易消化,忌食生冷。可适量食用胡桃、狗肉、羊肉、山药等。可用山药15g,芡实10g,粳米适量,煮粥服食。

(4) 护理:居室宜温暖朝阳,多加衣被,防止受寒。可根据病人病情和体力,鼓励适当的运动和锻炼,提高抗病能力。

(三) 耳压法

取大肠、胃、脾、肝、肾、交感等穴,每次选3~4穴,毫针刺,中等刺激。亦可用压丸法或埋针法。

(胡大胜)

八、痹证

痹证是由于感受风、寒、湿、热之邪,经络痹阻,气血运行不畅,导致以关节、筋骨、肌肉发生疼痛、酸楚、麻木、重着、肿胀和屈伸不利为主要临床表现。现代医学中的风湿性关节炎、类风湿关节炎、强直性脊柱炎、痛风、肩关节周围炎、坐骨神经痛、骨质增生等,均可参照本证辨证施护。

(一) 病因病机

1. 正气不足　正气不足是痹病的内在因素和病变的基础。体虚腠理空疏,营卫不固,为感邪创造了条件,故《诸病源候论·风病·风湿痹候》说:"由血气虚,则受风湿"。《济生方·痹》也说:"皆因体虚,腠理空疏,受风寒湿气而成痹也。"正气不足,无力驱邪外出,病邪稽留而病势缠绵。

2. 外邪入侵　外邪有风寒湿邪和风湿热邪两大类。外感风寒湿邪,多因居处潮湿,涉水冒雨,或睡卧当风,或冒雾露,气候变化,冷热交错等原因,以致风寒湿邪乘虚侵袭人体所致。正如《素问·痹论》说:"风寒湿三气杂至,合而为痹也。"感受风湿热邪,可因工作于湿热环境所致,如农田作业,野外施工,处于天暑地蒸之中,或处于较高湿度、温度的作坊、车间、实验室里,风湿热之邪乘虚而入。亦可因阳热之体、阴虚之躯,素有内热,复感风寒湿邪,邪从热化,或因风寒湿郁久化热,而为风湿热之邪。

风、寒、湿、热之邪往往相互为虐,方能成病。风为阳邪开发腠理,又有穿透之力,寒借此力内犯,风又借寒凝之积,使邪附病位,而成伤人致病之基。湿邪借风邪的疏泄之力,寒邪的收引之能,而入侵筋骨肌肉,风寒又借湿邪之性,黏着、胶固于肢体而不去。风、热均为阳邪,风胜则化热,热胜则生风,狼狈相因,开泄腠理而让湿入,又因湿而胶固不解。

风、寒、湿、热病邪留注肌肉、筋骨、关节,造成经络壅塞,气血运行不畅,肢体筋脉拘急、失养为本病的基本病机。但风寒湿热病邪为患,各有侧重,风邪甚者,病邪流窜,病变游走不定;寒邪甚者,肃杀阳气,疼痛剧烈;湿邪甚者,黏着凝固,病变沉着不移;热邪甚者,煎灼阴液,热痛而红肿。

痹病日久不愈,气血津液运行不畅之病变日甚,血脉瘀阻,津液凝聚,痰瘀互结,闭阻经络,深入骨骱,出现皮肤瘀斑、关节肿胀畸形等症,甚至深入脏腑,出现脏腑痹的证候。

初病属实,久病必耗伤正气而虚实夹杂,伴见气血亏虚,肝肾不足的证候。

(二) 辨证施护

1. 行痹

【护理评估】肢体关节、肌肉疼痛酸楚,游走不定,关节屈伸不利,疼痛时间长短不一,伴恶寒发热,舌质红,苔薄白,脉浮紧或沉紧。

【护理措施】

(1) 方药:治宜祛风通络,散寒除湿。方用防风汤加减。酸痛以上肢关节为主者,可选用羌活、威灵仙、姜黄;酸痛以下肢关节为主者,可选用牛膝、独活、防己。

(2) 针刺:针刺风池、血海、膈俞、太冲穴。用泻法。按摩肩贞、肩髎、曲池、外关、腰阳关、风市、阳陵泉、昆仑等。

(3) 饮食:宜食温热食物,忌寒凉、生冷、黏腻。可常吃桑葚、木瓜、桑枝、蚕蛹等,可煎水或做粥羹食用。

(4) 护理:避免外感风寒湿热之邪侵袭,居住及工作环境宜干燥;劳动汗出后,不可当风而卧及坐卧湿地;加强体质锻炼。避免不良精神刺激,给予精神安慰,消除紧张、恐惧心理,保持心情舒畅。

2. 痛痹

【护理评估】肢体关节疼痛,痛势较剧,痛有定处,遇寒则痛甚,得热则痛减,关节屈伸不利,局部皮肤有寒冷感,苔薄白,脉弦紧或沉迟而弦。

【护理措施】

(1) 方药:治宜散寒温经,祛风除湿。方用乌头汤加减。汤药宜趁热服用。

(2) 针刺:针刺肾俞、关元等穴,用补法。按摩气海、关元。

(3) 饮食:饮食宜寒凉、生冷、黏腻之物;进食饭菜宜温热,汤中可加生姜、胡椒等温热性质调料。

(4) 护理:病室宜温暖向阳,适时增减衣被,注意防寒保暖,避免着凉;局部热敷及理疗,可以减轻局部疼痛;行动不便者,应防止跌仆。保持心情愉快,避免不良情绪刺激。

3. 着痹

【护理评估】肢体关节酸楚重着肿胀,手足沉重酸痛,重着不移,关节活动不利,肌肤麻木不仁,舌质淡,苔薄白,脉濡缓。

【护理措施】

(1) 方药:治宜除湿通络,祛风散寒。方用薏苡仁汤加减。

(2) 针刺:针刺足三里、商丘等穴,并用灸法。按摩气海、关元、委中。

(3) 饮食:可常服薏苡仁粥以除湿通络;忌食生冷瓜果和黏腻之物。

(4) 护理:病室宜温暖向阳,通风干燥,避免居处湿冷,衣物被褥保持干燥;注意保温,以防感受寒冷加重症状,局部热熨可减轻症状;痹证日久,应加强肢体锻炼。保持乐观开朗积极向上的精神状态,有利于疾病治疗。

4. 热痹

【护理评估】关节疼痛,局部灼热红肿,痛不可触,遇热益甚,得冷稍舒,可有皮下结节或红斑,多伴有发热汗出,恶风口渴,烦躁不安等,舌质红,舌苔黄燥,脉滑数。

【护理措施】

(1) 方药:治宜清热通络,祛风除湿。方用白虎加桂枝汤加减;热邪阻痹者,用三妙丸,口服,每次 6~9 g,每日 2~3 次。

(2) 针刺:取大椎、曲池、合谷加局部穴位,用泻法,浅刺。按摩大椎、曲池、合谷等。

(3) 饮食:可多食水果、蔬菜,亦可用鲜芦根泡水或饮绿豆汤;忌食辛辣厚味之品。

(4) 护理:保持心情愉悦,避免不良情绪影响。

(三) 耳压法

取相应部位及肾、肝、肾上腺、皮质下、神门等穴,毫针刺,接电针,中等刺激,每日一次。或用压丸、埋针法,3~4 日更换一次。

(胡大胜)

九、月经不调

月经不调是指月经的周期和经量的异常。以周期改变为主的有月经先期、月经后期、月经先后无定期;以经量改变为主的有月经过多和月经过少等;常伴有经色、经质的改变及其他症状。分述如下。

(一) 月经先期

月经周期提前 7 天以上,甚至一月两潮,连续两个周期以上者,称为月经先期,亦称

"经早""经期超前""经行先期"。如仅提前三五天而无其他明显症状者,属正常范围。月经先期进一步发展可为崩漏。

现代医学中功能失调性子宫出血和盆腔炎等出现月经提前者可参照本病辨证施护。

1. 病因病机　本病的病因病机,主要是气虚冲任不固,血热冲任不宁,均可使经血提前而至。

(1) 气虚

① 脾气虚:体质素虚,或饮食不节,或思虑劳倦过度,损伤脾气,中气虚弱,统摄无权,冲任不固,经血失统,以致月经先期而至。

② 肾气虚:先天禀赋不足,或年届七七肾气渐衰,或多产房劳,或久病伤肾,肾气虚弱,冲任不固,不能制约经血,而致月经提前。

(2) 血热

① 阳盛血热:素体阳盛,或过食辛辣助阳之品,或感受热邪,热扰冲任,迫血妄行,遂致月经提前而至。

② 肝郁化热:素体抑郁,或内伤情志,郁怒伤肝,肝气郁结,日久化热,热伤冲任,下扰血海,使经水先期而至。

③ 阴虚血热:素体阴虚,或久病阴亏,或失血伤阴,或多产房劳耗阴,阴亏血少,虚热内生,热扰冲任,血海不宁,迫使月经先期而至。

2. 辨证施护

(1) 气虚证

① 脾气虚证

【护理评估】月经周期提前,经量多,色淡红,质清稀,面色萎黄,神疲体倦,小腹空坠,纳少便溏,舌淡红,苔薄白,脉细弱。

【护理措施】

方药:治宜补脾益气,摄血调经。方用补中益气汤加减。药用人参、黄芪、白术、陈皮、升麻、柴胡、当归、甘草。

中成药:人参归脾丸,蜜丸1次9g,每日2次,温水送服;补中益气丸,蜜丸1次9g,每日2次,温水送服;八珍益母丸,蜜丸1次9g,每日2次,温水送服。

针灸:取穴中脘、关元、气海、足三里、三阴交、脾俞、血海。灸关元、气海、脾俞、足三里。每日1次,每次留针30分钟。

饮食:宜选温补而易消化的食品,忌食辛热香燥之品。可选人参、枸杞、大枣、粳米各10g,红糖适量,煮粥食服,连服5日。

护理:观察月经周期、量、色、质及伴随症状,月经提前的天数等。避免过度劳累,必要时卧床休息。中药汤剂宜温热服。调情志。

② 肾气虚证

【护理评估】月经周期提前,经量或多或少,色淡黯,质清稀,腰膝酸软,头晕耳鸣,面色晦黯,小便频数,舌淡黯,苔薄白,脉沉细。

【护理措施】

方药:治宜补肾益气,固冲调经。方用固阴煎加减。药用菟丝子、熟地、山茱萸、人参、山药、五味子、远志、炙甘草。

针灸:关元、气海、肾俞、三阴交、足三里、血海,每次取3~4穴,针刺用补法加灸,留针30分钟。

护理:避免过度劳累,必要时卧床休息。宜选温补、清淡易消化的之品,忌食辛热、香燥禁食生冷、油腻之品。中药汤剂宜温热服,禁房事。

(2) 血热证

① 阳盛血热证

【护理评估】经期提前,经量多,色深红或紫红,质黏稠,面赤心烦,口干喜饮,溲黄便结,舌红苔黄,脉滑数。

【护理措施】

方药:治宜清热凉血调经。方用清经散加减。药用丹皮、青蒿、黄柏、地骨皮、熟地、白芍、茯苓。

针灸:太冲、三阴交、足三里、血海、关元,每次取3～4穴,针刺用泻法,留针30分钟。

饮食:饮食宜选清热、凉血、止血之品。可用丹皮、地骨皮、大枣各10 g,冰糖适量,水煎服。

护理:保持大便通畅。中药汤剂宜温凉服,并少量多次饮下。注意休息,避免劳累,禁房事。

② 肝郁化热证

【护理评估】经期提前,量或多或少,经色鲜红或紫红,质稠有块,或经行不畅,乳房、胸胁胀痛,或少腹胀痛,心烦易怒,口苦咽干,舌质红,苔薄黄,脉弦数。

【护理措施】

方药:治宜疏肝清热,凉血调经。方用丹栀逍遥散加减。药用柴胡、丹皮、栀子、当归、白芍、白术、茯苓、薄荷、煨姜、炙甘草。

中成药:加味逍遥丸。水丸每次6 g,每日2次,温水送服。

针灸:太冲、期门、三阴交、血海、肝俞,每次取3～4穴,平补平泻。

饮食:宜选清热、滋阴、止血、补血之品。玫瑰花、月季花、鸡冠花各10 g,水煎服。

护理:调情志,防暴怒,禁房事。

③ 阴虚血热证

【护理评估】经期提前,量少或量多,色红质稠,两颧潮红,咽干口燥,心烦不眠,手足心热,舌红少苔,脉细数。

【护理措施】

方药:治宜养阴清热调经。方用两地汤加减。药用生地、玄参、麦冬、白芍、地骨皮、阿胶。

中成药:左归丸,水丸每次6 g,每日2次,温水送服。知柏地黄丸,蜜丸每次9 g,每日2次,温水送服。

针灸:三阴交、足三里、血海、太溪、肾俞,每次取3～4穴,平补平泻。

饮食:宜选清热、滋阴、止血、补血之品。熟地30 g,旱莲草15 g,女贞子15 g,水煎服,每日1剂。

护理:注意随气候改变及时增减衣被,勿使过热。饮食应清淡,不过食辛辣香燥食物。

3. 耳压法

取子宫、内分泌、卵巢、皮质下、肾、肝、脾等穴,每次选2～4穴,毫针刺用中等刺激。或用压丸、埋针法。

> **知识链接**
>
> 功能失调性子宫出血简称功血,是指由调节生殖的神经内分泌机制失常所引起的异常子宫出血,无全身及生殖器官的器质性病变。功血分为排卵性和无排卵性两类,约85%的病人属于无排卵性功血。中医称之为崩漏。
> (1) 无排卵性功血:最常见症状是不规则子宫出血,其特点是:月经周期紊乱,经期长短不一,出血量时多时少。失血者可出现贫血,一般无腹痛。治疗原则:青春期及生育期的患者以止血、调整周期、促排卵为目的;绝经过渡期以止血、调整周期、减少经量、防止子宫内膜病变为主。
> (2) 有排卵性功血:黄体功能不足,常表现为月经周期缩短,可有不孕或在孕早期流产;子宫内膜不规则脱落者表现为月经周期正常,但因子宫内膜不规则脱落,经期延长,常达9~10天,出血量多。治疗原则:以恢复其黄体功能为治愈目标。

> **知识链接**
>
> 月经是指有规律的、周期性的子宫出血,以月为期,经常不变。
> 生理现象:月经第一次来潮称为初潮。初潮年龄为14岁左右,正常月经周期为(28±7)天,每次月经来潮时的行经时间称为经期,正常为3~7天,每次来潮的行经量为50~80 ml,经色为暗红色,经质为稀稠适中,不凝固,无血块,亦无特殊气味,女人一生行经时间为35年左右。

(二) 月经后期

月经周期延后7日以上,或40~50日一行,甚或3~5个月一行,连续两个周期以上者,称为"月经后期",亦称"经期错后""经迟"或"月经延后"。如仅延后三五天,或偶然延后一次,下次仍如期而至者,不作病论;青春期初潮后1年内或围绝经期有时经期延后,不伴其他证候者,亦不作病论。月经后期进一步发展可成为闭经。

现代医学中月经稀发、多囊卵巢综合征等出现月经后期者可参照本病辨证施护。

1. 病因病机　本病的主要发病机制有虚实之别。虚则精血不足,冲任不充;实则邪气阻滞,冲任不畅,均使血海不能按时满溢而致经血延后。

(1) 肾虚:先天肾气不足,或早婚多产房劳,以致肾虚精亏血少,冲任不足,血海不能按时满溢,月经后期而至。

(2) 血虚:体质素弱,营血不足;或大病久病,或产乳过众,数伤于血;或饮食劳倦伤脾,化源不足,均可致营血亏虚,冲任不充,血海不能按时满溢,遂致经水延后。正如《丹溪心法》云:"过期而来,乃是血虚。"

(3) 虚寒:素体阳虚,或久病伤阳,阳虚则内寒,脏腑失于温养,生血运血失职,冲任不足,血海不能按时满溢而月经后期。

(4) 实寒：经期产后，外感寒邪，或过食寒凉，寒凝血滞，经脉不通，冲任不畅，血海不能按时满溢而致经行后期。

(5) 气滞：素多抑郁，或忿怒过度，气机不畅，肝失条达，气郁血滞，冲任受阻，血海不能按时满溢，故月经后期而至。

2. 辨证施护

(1) 肾虚证

【护理评估】经期延后，量少，色淡暗，质清稀，腰酸腿软，头晕耳鸣，面色晦暗，带下清稀，舌质淡，苔薄白，脉沉细。

【护理措施】

① 治宜补肾养血调经。方用大补元煎。药用人参、山药、熟地、杜仲、当归、山茱萸、枸杞子、甘草。

② 中成药：左归丸，每次6g，每日2次，温水送服。六味地黄丸，蜜丸每次9g，每日2次，温水送服。

③ 针灸：关元、气海、血海、肾俞、子宫、足三里、三阴交，每次取3~4穴，补法加灸。

④ 饮食：重在平时调理。慎用辛燥、苦寒、破血之品，以免劫伤阴津，耗伤气血。节房事。

(2) 血虚证

【护理评估】经期延后，量少，色淡红，质清稀，小腹空痛，头晕眼花，心悸少寐，面色苍白或萎黄，舌质淡，苔薄白，脉细弱。

【护理措施】

① 方药：治宜补血益气调经。方用归脾汤加减。药用人参、黄芪、白术、当归、茯神、远志、酸枣仁、木香、龙眼肉、甘草。

② 中成药：人参归脾丸，蜜丸每次9g，每日2次，温水送服；八珍益母丸，蜜丸每次9g，每日2次，温水送服。当归丸或乌鸡白凤丸，蜜丸每次9g，每日2次，温水送服。

③ 针灸：中脘、关元、气海、血海、子宫、足三里、三阴交，每次取3~4穴，补法加灸。

④ 饮食：重在平时调理。黄芪30g，龙眼肉10g，粳米100g，煮粥，食服。

⑤ 护理：慎用辛燥、苦寒、破血之品，以免劫伤阴津，耗伤气血。节房事。

(3) 虚寒证

【护理评估】经期延后，经色淡红而量少，质清稀，小腹隐隐作痛，喜温喜按，腰酸无力，小便清长，大便溏薄，舌质淡，苔薄白，脉沉迟无力。

【护理措施】

① 治宜扶阳祛寒调经。方用温经汤（《金匮要略》）加减。药用当归、吴茱萸、桂枝、白芍、川芎、丹皮、法半夏、麦冬、人参、阿胶、生姜、甘草。

② 中成药：艾附暖宫丸，蜜丸每次9g，每日2次。温水送服。

③ 针刺：中脘、关元、气海、血海、肾俞、子宫、足三里、三阴交，每次取3~4穴，补法加灸，留针30分钟。

④ 饮食：重在平时调理。慎用辛燥、苦寒、破血之品，以免劫伤阴津，耗伤气血。宜少食多餐，忌油腻之品。当归30g，生姜15g，羊肉200g，前两味洗净，与羊肉共炖至肉烂熟，食肉饮汤。

⑤ 护理：a. 注意保暖。b. 观察月经周期、量、色、质及伴随症状。c. 适当进补血肉有情之品，但忌食肥甘厚味、辛辣刺激之物。

(4) 实寒证

【护理评估】经期延后,量少色黯有块,小腹冷痛拒按,得热痛减,形寒肢冷,面色青白,舌质淡黯苔白,脉沉紧。

【护理措施】

① 方药:治宜温经散寒调经。方用温经汤(《妇人大全良方》)加减。药用人参、当归、川芎、白芍、桂心、莪术、丹皮、牛膝、甘草。

② 针灸:关元、血海、子宫、足三里、三阴交、膈俞,每次取3~4穴,平补平泻,关元加灸。

③ 饮食:饮食宜选温经活血行滞之品。干姜30 g、大枣30 g(去核)、红糖30 g,先煎姜、枣,与红糖共服。

④ 护理:注意保暖,适寒温。忌食生冷、苦寒、酸涩之品。

(5) 气滞证

【护理评估】经期延后,经量正常或量少,色黯红有血块,少腹胀痛,或胀甚于痛,胸胁乳房胀痛,时欲太息,舌质正常或偏红,苔薄白或微黄,脉弦或弦数。

【护理措施】

① 方药:治宜理气行滞调经。方用乌药汤加减。药用乌药、香附、木香、当归、甘草。

② 中成药:逍遥丸,蜜丸每次9 g,每日2次。温水送服;加味逍遥丸,水丸每次6 g,每日2次。温水送服。香附丸,蜜丸每次9 g,每日2次。温水送服。

③ 针灸:太冲、期门、血海、子宫、三阴交,每次取3~4穴,用泻法,留针30分钟。

④ 饮食:益母草30 g、红花10 g、乌药10 g,水煎服;刘寄奴30 g、红花10 g、炒王不留15 g、益母草30 g,水煎服。

⑤ 护理:调情志,保持心情舒畅。饮食宜清淡,忌食辛辣、燥热之品。

3. 耳压法

取子宫、内分泌、卵巢、皮质下、肾、肝、脾等穴,每次选2~4穴,毫针刺用中等刺激。或用压丸、埋针法。

> **知识链接**
>
> 《金匮要略》温经汤与《妇人大全良方》温经汤的鉴别:
> 同:均有当归、川芎、白芍、丹皮、人参、甘草以温经养血,益气祛瘀。
> 异:《金匮要略》温经汤:吴茱萸、桂枝、法半夏、麦冬、阿胶、生姜,以温养冲任为主,主要用于冲任虚寒而有瘀滞的月经病。《妇人大全良方》温经汤:桂心、莪术、牛膝,以散寒祛瘀为主,主要用于冲任实寒而有瘀滞的月经病。

(三) 月经先后无定期

月经不按周期来潮,或提前或延后7日以上,并连续3个月经周期以上者,称为"月经先后无定期",又称"经水先后无定期""月经愆期"等。本病以月经周期紊乱,超过7天以上为特征,如仅提前或错后三五天不作病论;青春期初潮后一年内,或围绝经期绝经前出现行经先后不定现象,若无其他不适者,不作病论。本病可向崩漏或闭经转化,若伴有经量增多、经期延长,则可发展为崩漏,若伴有经量减少、经行延后,则可发展为闭经。现代医学中功能失调性子宫出血可参照本病辨证施护。

1. 病因病机　本病的主要发病机制是脏腑受损,气血失调,冲任功能紊乱,血海蓄溢失常。

(1) 肝郁:肝藏血,主疏泄,司血海。情志抑郁,或忿怒伤肝,可致肝气逆乱,疏泄失司,冲任失调,血海蓄溢失常。若疏泄太过则月经先期而至;疏泄不及则月经后期而来,遂成愆期。

(2) 肾虚:肾主封藏,为冲任之本,又主经血之施泄。青春期肾气未充,更年期肾气渐衰,或房劳多产,或大病久病,损伤肾气,藏泄失职,冲任失调,血海蓄溢失常,致经行先后无定期。

2. 辨证施护

(1) 肝郁证

【护理评估】经行或先或后,经量或多或少,色黯红或紫红,有血块,或经行不畅,胸胁、乳房、少腹胀痛,情志抑郁,时欲太息,苔薄白或薄黄,脉弦。

【护理措施】

① 方药:治宜疏肝理气调经。方用逍遥散加减。药用柴胡、白术、茯苓、当归、白芍、甘草、薄荷、煨姜。

② 中成药:加味逍遥丸,水丸每次6 g,每日2次。温水送服。

③ 针刺:关元、气海、三阴交、期门、肝俞、太冲,每次取3～4穴,用泻法,留针30分钟。

④ 饮食:饮食清淡、易消化,忌食油腻酸涩。益母草30 g、当归10 g、醋香附10 g、白芍10 g,水煎服,日1剂。

⑤ 护理:调情志,关心体贴患者,使其保持心情舒畅。

(2) 肾虚证

【护理评估】经行或先或后,量少,色淡黯质清稀,面色晦黯,头晕耳鸣,腰骶酸痛,或夜尿频数,大便不实,舌淡苔薄,脉沉弱。

① 方药:治宜补肾调经。方用固阴煎加减。药用菟丝子、熟地、山茱萸、人参、山药、五味子、远志、炙甘草。

② 中成药:乌鸡白凤丸,蜜丸每次9 g,每日2次,温水送服。经后服用,连服2周。

③ 针刺:以关元、气海、三阴交、肾俞、太溪,用补法,针刺加灸,留针30分钟。

④ 饮食:熟地30 g、山萸肉20 g、怀牛膝15 g,水煎服。

⑤ 护理:注意保暖,腰部局部按摩或热敷。节房事。

3. 耳压法

取子宫、内分泌、卵巢、皮质下、肾、肝、脾等穴,每次选2～4穴,毫针刺用中等刺激。或用压丸、埋针法。

> **知识链接**
>
> 中医认为月经的产生主要是"肾-天癸-冲任-胞宫"生殖轴的功能与调节的结果。脏腑、天癸、气血、冲任督带与胞宫,是月经产生机制的要素和生理基础。其中肾、天癸、冲任、胞宫是其中心环节,各环节之间互相联系,不可分割,主宰着月经的产生。胞宫受肾、天癸、气血、冲任督带的调节,主司胞宫的藏泻。血海满盈,满而自溢,血溢子宫,月经来潮。其中肾气盛在月经产生的机制中其主导和决定作用,天癸是促使月经来潮的重要物质。

(四)月经过多

月经周期正常,经量明显超过正常月经量者,称为月经过多,亦称"经水过多"或"月水过多"。

本病的特点是经量明显增多,在一定时间内能自然停止。一般认为正常月经量为50~100 ml,超过100 ml为月经过多。月经过多注意与崩漏相鉴别,如暴下如注,或下血日久不能自止,或伴有周期紊乱者,则已发展为"崩中"之证。

现代医学中排卵性功能失调性子宫出血、子宫肌瘤、子宫内膜异位症、盆腔炎、宫内节育器引起的月经过多可参照本病辨证施护。

1. **病因病机**　本病的主要发病机制为气虚冲任不固,血热迫血妄行,血瘀血不归经,使经血流溢失常而致月经过多。

(1) 气虚:体质素弱,或久病大病,或饮食劳倦,中气不足,统摄无权,冲任不固,以致月经量多。

(2) 血热:素体阳盛,或外感热邪,或过食辛燥,或肝郁化火,热扰冲任,迫血妄行,导致月经量多。

(3) 血瘀:素多抑郁,气郁而致血滞,或经期产后,余血未尽,感受外邪,或不禁房事,邪与血搏而血瘀,瘀血滞阻冲任,新血不得归经则妄行,导致经量增多。

2. **辨证施护**

(1) 气虚证

【护理评估】证候:月经量多,色淡红质清稀,面色㿠白,神疲体倦,气短懒言,小腹空坠,舌淡苔薄,脉细弱。

【护理措施】

① 方药:治宜补气摄血固冲。方用举元煎加减。药用人参、黄芪、白术、升麻、炙甘草。

② 中成药:人参归脾丸,蜜丸1次9g,每日2次,温水送服;补中益气丸,蜜丸1次9g,每日2次,温水送服。

③ 针灸:取穴隐白、中脘、关元、气海、足三里、三阴交、脾俞、血海。灸穴隐白、关元、气海、脾俞、足三里。每次取3~4穴,每日1次,每次留针30分钟。

④ 饮食:宜选温补而易消化的食品,忌食辛热香燥之品。人参、枸杞、大枣、粳米各10g,红糖适量,煮粥食服。黄芪12g、当归6g、仙鹤草10g、益母草10g,水煎服,每日

1剂。

⑤护理:经期止血为主以治标,防治血脱证,一旦发生立即报告并协助医生。经后固冲为主以治本,慎用温燥动血之品,以免耗伤气血。避免过度劳累,必要时卧床休息。中药汤剂宜温热服。

(2)血热证

【护理评估】经行量多,色深红或紫红,质黏稠有小血块,心烦口渴,溲黄便结,舌红苔黄,脉滑数。

【护理措施】

①方药:治宜经期止血为主以治标,经后固冲为主以治本。清热凉血,固冲止血。方用保阴煎加减。药用生地、熟地、黄芩、黄柏、白芍、山药、续断、甘草。

②中成药:功血宁胶囊:每日3次,每服1～2粒,口服。

③针刺:隐白、三阴交、气海、血海、太冲,每次取3～4穴,用泻法,不留针。

④饮食:侧柏叶20 g,椿皮30 g,水煎服,每日1剂。

⑤护理:慎用温燥动血之品,以免耗伤气血。

(3)血瘀证

【护理评估】经行量多,色紫暗有血块,小腹疼痛拒按,舌质紫黯有瘀点,脉沉涩。

【护理措施】

①方药:治宜活血化瘀止血。方用失笑散加味,药用五灵脂、蒲黄,可加乌贼骨、茜草、益母草。

②中成药:云南白药,每服0.25～0.5 g,每日3次,温水送服。

③针刺:隐白、三阴交、气海、血海、膈俞、太冲,每次取3～4穴,用泻法,不留针。

④饮食:慎用温燥动血之品,以免耗伤气血。多食高蛋白、高维生素及含铁量高的食物,如猪肝、鸡蛋、红枣等。

⑤护理:经期止血为主以治标,经后固冲为主以治本。出血较多者应卧床休息,取平卧位或仰卧位。禁止盆浴,禁止房事。

3. 耳压法

取子宫、内分泌、卵巢、内质下、肾、肝、脾等穴,每次选2～4穴,毫针刺用中等刺激。或用压丸、埋针法。

(五)月经过少

1. 概念 月经周期正常,经量明显减少,或行经期不足两天,甚或点滴即净者,称为"月经过少",亦称"经水涩少""经量过少"。

本病的特点是经量明显减少,一般认为月经量少于50 ml者为月经过少。月经过少常伴月经后期,并可发展为闭经。

现代医学中子宫发育不良、性腺功能低下、妇科炎症或人流术后宫腔粘连等引起的月经过少可参照本病辨证施护。

2. 病因病机 本病的发病机制有虚有实,虚者多由精亏血少,血海不盈;实者多因痰湿或瘀阻,冲任阻滞,血不畅行,而致经量过少。

(1)肾虚:禀赋素弱,肾气不足,或久病、多产、房劳伤肾,冲任劳损,精血不充,血海溢泻不足以致月经过少。

(2) 血虚：素体血虚，或大病久病伤血，营血亏虚；或饮食劳倦伤脾，生化之源不足，冲任空虚，血海溢泻不足以致经量过少。

(3) 血瘀：经期产后，寒客胞宫，血为寒凝；或情志失调，气郁血滞，血道瘀涩；冲任受阻，血行不畅，血海溢泻不足以致月经量少。

(4) 痰湿：素体肥胖，或脾虚不运，痰湿内生，痰阻胞脉，冲任不通，血行不畅，经血受阻而量少。

3. 辨证施护

(1) 肾虚证

【护理评估】经行量少，甚至点滴即净，色黯淡质清稀，腰酸腿软，足跟痛，头晕耳鸣，精神不振，或小腹冷，或夜尿多，舌淡，苔薄，脉沉弱。

【护理措施】

① 方药：治宜补肾益精，养血调经。方用归肾丸加减。药用熟地黄、山药、山茱萸、茯苓、杜仲、枸杞子、菟丝子、当归。

② 中成药：左归丸，蜜丸 1 次 9 g，每日 2 次，温水送服；右归丸，蜜丸 1 次 9 g，每日 2 次，温水送服。肾气丸，蜜丸 1 次 9 g，每日 2 次，温水送服。

③ 针刺：关元、三阴交、中极、血海、太溪。每次取 3～4 穴，用补法加灸，留针 30 分钟。

④ 饮食：枸杞子粥。枸杞子 15 g、粳米 100 g 加水适量，煮粥食服。鸡蛋 2 个，加水煮熟，鸡蛋去壳，加黑豆 60 g，粳米 100 g，煮粥食服。

⑤ 护理：慎用辛燥、攻破之品，通利不宜过量或久用，以免重伤气血，致经血难复。

(2) 血虚证

【护理评估】经行量少，甚至点滴即净，色淡质稀，伴头晕眼花，心悸怔忡，小腹空痛，面色萎黄，唇舌色淡，苔薄，脉细弱。

【护理措施】

① 方药：治宜养血益气调经。方用滋血汤加减。药用人参、黄芪、山药、茯苓、熟地、当归、川芎、白芍。

② 中成药：人参归脾丸，蜜丸 1 次 9 g，每日 2 次，温水送服；十全大补丸，蜜丸 1 次 9 g，每日 2 次，温水送服。

③ 针刺：关元、气海、三阴交、中极、血海、阴陵泉、脾俞、足三里。每次取 3～4 穴，用补法加灸，留针 30 分钟。

④ 饮食：黄芪 20 g、当归 10 g、陈皮 6 g、龙眼肉 20 g，粳米 100 g。前 3 味药水煎取汁，再加龙眼肉、粳米煮粥食服。当归 15 g、龙眼肉 10 g、大枣 5 枚，水煎取汁，加红糖少量服用。

⑤ 护理：慎用辛燥、攻破之品，不可过早通利，以免重伤气血，致经血难复。

(3) 血瘀证

【护理评估】经来量少，色紫暗有血块；小腹胀痛拒按，血块排出后胀痛减轻，舌紫暗，或有瘀斑、瘀点，脉沉涩。

【护理措施】

① 方药:治宜活血化瘀调经。方用桃红四物汤加减。药用桃仁、红花、生地、川芎、赤芍、当归。

② 中成药:大黄䗪虫丸,蜜丸1次6g,每日2次,温水送服。

③ 针刺:关元、中极、三阴交、血海、太冲,每次取3～4穴,平补平泻,留针15分钟。

④ 护理:调情志,减轻压力,解除心理负担,保持心情舒畅。适寒温,禁食生冷。

(4) 痰湿证

【护理评估】经量过少,色淡红,质黏腻如痰,形体肥胖,胸脘满闷,纳呆呕恶,白带量多,质黏腻,苔白腻,脉滑。

【护理措施】

① 方药:治宜化痰燥湿调经。方用苍附导痰丸加减。药用苍术、香附、陈皮、茯苓、半夏、南星、枳壳、生姜、甘草。

② 针刺:气海、关元、三阴交、血海、阴陵泉、脾俞、足三里。每次取3～4穴,用补法加灸,留针30分钟。

③ 饮食:禁食生冷油腻,饮食以清淡。茯苓20g,荷叶10g,陈皮6g,水煎代茶饮。薏苡仁30g,粳米100g煮粥,食服。

④ 护理:凡辛燥、攻破之品均宜慎用,通利不宜过量或久用,以免重伤气血,致经血难复。加强体育锻炼,如八段锦等。

4. 耳压法

取子宫、内分泌、卵巢、皮质下、肾、肝、脾等穴,每次选2～4穴,毫针刺用中等刺激。或用压丸、埋针法。

(六) 经期延长

1. 概念　月经周期正常,行经期超过7日以上,甚或淋漓不净达半月之久者,称为"经期延长",又称"月水不断"或"经事延长"。

现代医学中排卵性功能失调性子宫出血的黄体萎缩不全、盆腔炎、子宫内膜炎、子宫内节育器和输卵管结扎术后引起的经期延长等可参照本病辨证施护。

2. 病因病机　本病的主要发病机制是气虚冲任不固,虚热血海不宁,血瘀血不循经,使经血失于制约而致经期延长。

(1) 气虚:素体脾虚,或劳倦伤脾,中气不足,统摄无权,冲任不固,不能制约经血而致经期延长。如《妇人大全良方》曰:"妇人月水不断,淋漓腹痛,或因劳损气血而伤冲任。"

(2) 虚热:素体阴虚,或多产房劳,或久病伤阴,阴血亏耗,虚热内生,热扰冲任,血海不宁故致经期延长。如王孟英曰:"有因热而不循其常度者。"

(3) 血瘀:素体抑郁,或郁怒伤肝,气郁血滞;或经期产后,摄生不慎,邪与血搏,结而成瘀;瘀阻胞脉,经血妄行,以致经期延长。

3. 辨证施护

(1) 气虚证

【护理评估】行经时间延长,经量多色淡质稀,神疲体倦,气短懒言,面色㿠白,纳少便溏,淡苔薄白,脉缓弱。

【护理措施】

① 方药:治宜补气摄血调经。方用举元煎加减。药用人参、白术、黄芪、升麻、甘草。

② 中成药:归脾丸,蜜丸每次9 g,每日2次;补中益气丸,蜜丸每次9 g,每日2次。

③ 针灸:中脘、关元、气海、足三里、三阴交、子宫。每次取3～4穴,用补法加灸,留针30分钟。

④ 饮食:鸽蛋阿胶汤。鸽蛋5枚,阿胶30 g。先将阿胶放入碗中,加水适量,放在火上熔化,趁热入鸽蛋和匀即成。具有补中止血的功效。分次食服。

⑤ 护理:卧床休息,保持充足的睡眠,防止体力消耗过多;鼓励病人多食高蛋白、高维生素及含铁量高的食物,协助制定饮食计划或食谱;保持会阴清洁卫生。禁盆浴,禁房事。

(2) 虚热证

【护理评估】经行时间延长,量少质稠色鲜红,两颧潮红,手足心热,咽干口燥,舌红少苔,脉细数。

【护理措施】

① 方药:治宜养阴清热调经,方用两地汤加减。药用生地、玄参、麦冬、地骨皮、阿胶。

② 中成药:固经丸、二至丸。

③ 针灸:关元、子宫、三阴交、肾俞、太溪、血海。每次取3～4穴,用补法加灸,留针30分钟。

④ 饮食:熟地30 g,旱莲草15 g,水煎服,每日1剂。

⑤ 护理:注意休息,避免劳累;饮食避免辛辣、温燥以防耗血、动血。局部保持清洁。

(3) 血瘀证

【护理评估】经行时间延长,经量或多或少,色紫黯有块,小腹疼痛拒按,舌质紫黯或有瘀斑,脉弦涩。

【护理措施】

① 方药:治宜活血祛瘀止血。方用桃红四物汤合失笑散加减。药用桃仁、红花、生地、川芎、赤芍、当归、五灵脂、蒲黄。

② 中成药:云南白药,每服0.25～0.5 g,每日3次。

③ 针灸:关元、子宫、三阴交、中极、血海、膈俞、太冲、期门。每次取3～4穴,用补法加灸,留针30分钟。

④ 饮食:禁食辛辣、温燥之品。三七粉1.5 g,温水冲服,每日2次。

⑤ 护理:调情志,保持心情舒畅。适寒温,禁食生冷。

4. 耳压法

取子宫、内分泌、卵巢、皮质下、肾、肝、脾等穴,每次选2～4穴,毫针刺用中等刺激。或用压丸、埋针法。

(魏素华)

十、痛经

妇女正值经期或经行前后,出现周期性小腹疼痛或痛引腰骶,甚至剧痛晕厥者,称为痛经,亦称"经行腹痛"。痛经多发生在行前第一、二天或经前数日,也可发生于月经将净或干净后。疼痛程度有轻重程度不同。因生殖器官无器质性病变出现的痛经,称为原发性痛经,也称功能性痛经;因生殖器官的器质性病变引起的痛经,称为继发性痛经。原发性痛经以青少年多见,继发性痛经以育龄期女性常见。

（一）病因病机

痛经随月经周期而发,是与经期及经期前后特殊的生理状态有关。在经期及经期前后,冲任、胞宫气血较平时变化急骤,即冲任、胞宫气血由经前"满盈",经期"溢泻",经后相对"空虚"。这种特殊生理变化易受致病因素、体质因素的干扰,导致从热、胞宫气血运行不畅或失于濡养,不通则痛或不荣则痛。

1. 肝肾亏损型　先天不足或早婚多产、房劳过度,或疾病所伤,损及肝肾,精血不足,冲任亏虚;经后血泻,精血更虚,冲任、胞脉失养,不荣则痛,故而痛经。

2. 气血虚弱　素体脾胃虚弱,气血化生不足,或大病久病之后损伤气血,致行经时及经后血海愈虚,冲任、胞脉失养,不荣则痛,发生痛经。

3. 气滞血瘀　素多抑郁或恚怒伤肝,肝气郁滞,气机阻滞,气滞血亦滞,由滞而瘀,冲任气血瘀滞,经血运行不畅,经前或经期,气血下注冲任,胞脉气血更加壅滞,不通则痛。

4. 寒凝血瘀　经期、产后感受寒邪,或过食寒凉生冷,则寒客于冲任、胞宫,与血相搏,致冲任、胞宫气血凝滞不畅;经前或经期,气血下注冲任,胞脉气血更加壅滞,不通则痛。

5. 湿热壅滞　素体湿热内蕴,或经期、产后或妇科手术后,感受湿热之邪,湿热流注下焦,滞留于冲任、胞宫,湿热与血胶结成瘀,血行不畅,经行之际,气血下注冲任,胞脉气血更加壅滞,不通则痛。

（二）辨证施护

1. 肝肾亏损型

【护理评估】经后或经期小腹隐痛,喜按,月经量少色淡;舌淡苔薄,脉沉细。

【护理措施】

(1) 方药:治宜调补肝肾,养血止痛。方用调肝汤加减。药用当归、白芍、阿胶、山茱萸、山药、巴戟天、甘草。

(2) 针刺:命门、肾俞、关元、足三里、三阴交。针刺加灸。留针30分钟。

(3) 饮食:①菟丝子粥。菟丝子15 g水煎取汁,加入粳米煮熟加白糖食服。②鸡蛋2个,黑豆60 g,加水煮粥,鸡蛋煮熟去壳,再煮片刻兑入米酒120 g,汤蛋同食。

(4) 护理:①经期避免过度劳累和剧烈运动,禁房事。②消除紧张和恐惧心理,保持心情舒畅。

2. 气血虚弱型

【护理评估】经后或经期小腹空坠、绵绵作痛,喜温喜按,月经量少色淡质稀,舌淡,脉细弱。

【护理措施】

(1) 方药:治宜益气养血,调经止痛。方用圣愈汤加减。药用黄芪、党参、生地、熟地、当归、川芎。

(2) 中成药:乌鸡白凤丸,蜜丸一次9 g,一日2次,温水送服。

(3) 针刺：命门、中极、关元、地机、肾俞、肝俞、足三里。针刺用补法,命门、肾俞、关元加灸,留针 30 分钟。

(4) 饮食：①当归 15 g 水煎取汁,加入适量米酒、红糖小量分服,或韭菜 250 g 取汁兑入煮沸红糖水,痛经时服用每天 1 次。②确保营养摄入充足,可用山药、大枣、龙眼肉等,或非经期服用当归羊肉汤等食疗方法。

3. 气滞血瘀型

【护理评估】经前或经期小腹剧烈胀痛,或刺痛,拒按,经量少或行而不畅,色紫暗有块,或见腐肉片样物,块下痛减；舌紫暗,舌边尖有瘀点或瘀斑,脉沉涩或沉弦。

【护理措施】

(1) 方药：治宜行气活血,逐瘀止痛。方用膈下逐瘀汤加减。

(2) 中成药：①血府逐瘀胶囊,每日 3 次,每次 2 粒,温开水送服。②益母草颗粒,每日 2 次,每次 15 g,冲服。③田七痛经胶囊,每次 3～6 粒,每日 3 次口服。④痛经丸,6～9 g,每日 2 次,临经时服用。

(3) 针刺：①中极、地极、三阴交、合谷,用泻法,留针 30 分钟。②麝香痛经膏,穴位外贴,取穴：气海、子宫、三阴交或腹部痛点敷贴,每次选 1～2 穴,每穴一片,1～3 天更换。

(4) 饮食：桃仁、生地水煎取汁,加入粳米、红糖煮粥食服。

(5) 护理：①调节情志,减轻压力,解除心理负担,保持心情舒畅。②注意经期少进生冷、刺激饮食。③经期防止受寒,需注意保暖。

4. 寒凝血瘀型

【护理评估】经前或经期小腹冷痛拒按,甚则绞痛难忍,得热则舒,经血量少,色暗有块,或如黑豆汁；形寒肢冷,面色青白；舌暗苔白,脉沉紧。

【护理措施】

(1) 方药：治宜温经散寒,祛瘀止痛。方用少腹逐瘀汤加减。药用小茴香、干姜、延胡索、没药、当归、川芎、肉桂、赤芍、蒲黄、五灵脂。

(2) 针灸：关元、三阴交、合谷；灸关元、气海,留针 30 分钟。

(3) 饮食：①山楂 40 g,艾叶 10 g,红糖 100 g,前两味加水 500 ml,煮 15～20 分钟后加入红糖服用。②艾叶、生姜、红糖煎水代茶热饮,或饮热黄酒适量。③饮食宜温热,忌食生冷食物。

(4) 护理：①经期前避免寒凉,注意保暖,不可冒雨涉水或迎风贪凉而加重疼痛。②不可久居阴湿之地。③调节情志,保持心情愉快,避免精神刺激。

5. 湿热蕴结

【护理评估】经前或经期小腹灼痛拒按,或痛连腰骶,或平素小腹胀痛,经行疼痛加剧,月经量多色暗红,质稠有块；带下黄稠,量多臭秽,小便短赤；舌红苔黄腻,脉弦数或滑数。

【护理措施】

(1) 方药：治宜清热除湿,化瘀止痛。方用清热调血汤加减,药用丹皮、黄连、红花、桃仁、生地、当归、白芍、川芎、香附、延胡索、莪术。

(2) 针刺：针刺三阴交、行间、气海,用泻法。

(3) 饮食：①栀子仁粥。粳米 50 g 加水煮粥,将熟时加入栀子仁末 5 g 煮粥服用。②饮食清淡易消化,忌食温燥、辛辣刺激性食物。

(4)护理：①月经前期和经期应保持心情愉悦，避免吵架和精神刺激，消除紧张和恐惧心理。②注意经期少进生冷或刺激性饮食。

（三）耳压法

取内生殖器、内分泌、神门、交感、皮质下、肾、腰骶椎等穴，每次选2~4穴，毫针刺用中等刺激。亦可用压丸、埋针法。

> **知识链接**
>
> 子宫内膜异位症（EM）是指具有生长功能的子宫内膜组织（腺体和间质），出现在子宫腔黏膜以外部位。好发于育龄期女性（25~45岁），发病率为3%~10%。发病部位以卵巢、子宫直肠陷凹、盆腔腹膜、腹壁切口等部位多见。以继发性痛经进行性加重、性交痛、月经失调伴有不孕为主要临床表现。中医药治疗此病效果良好。

（魏素华）

十一、项痹（颈椎病）

颈椎病又称颈椎综合征，是颈椎骨关节炎、增生性颈椎炎、颈神经根综合征、颈椎间盘脱出症的总称，是一种以退行性病理改变为基础的疾患。主要由于颈椎长期劳损、骨质增生，或椎间盘脱出、韧带增厚，致使颈椎脊髓、神经根或椎动脉受压，出现一系列功能障碍的临床综合征。表现为颈椎间盘退变本身及其继发性的一系列病理改变，如椎关节失稳、松动，髓核突出或脱出，骨刺形成，韧带肥厚和继发的椎管狭窄等，刺激或压迫了邻近的神经根、脊髓、椎动脉及颈部交感神经等组织，并引起各种症状和体征的综合征。

（一）病因病机

本病属祖国医学"痹证"范畴。

颈椎位于头部、胸部与上肢之间，又是脊柱椎骨中体积最小，但灵活性最大、活动频率最高、负重较大的节段，由于承受各种负荷、劳损，甚至外伤，所以极易发生退变。大约30岁之后，颈椎间盘就开始逐渐退化，含水量减少，并伴随年龄增长而更为明显，且诱发或促使颈椎其他部位组织退变。生物力学角度来看，第5~6、第6~7颈椎受力最大，因此，颈椎病的发生部位在这些节段较为多见。

其主要病理改变是：早期为颈椎间盘变性，髓核的含水量减少和纤维环的纤维肿胀、变粗，继而发生玻璃样变性，甚至破裂。颈椎间盘变性后，耐压性能及耐牵拉性能减低。当受到头颅的重力和头胸间肌肉牵拉力的作用时，变性的椎间盘可以发生局限性或广泛性向四周隆突，使椎间盘间隙变窄、关节突重叠、错位，以及椎间孔的纵径变小。由于椎间盘的耐牵拉力变弱，当颈椎活动时，相邻椎骨之间的稳定性减小而出现椎骨间不稳，椎体间的活动度加大和使椎体轻度滑脱，继而出现后方小关节、钩椎关节和椎板的骨质增生、黄韧带和项韧带变性，软骨化和骨化等改变。

现代医学临床分为：颈型、神经根型、脊髓型、椎动脉型、交感神经型、其他型。

传统医学一般将该型病分型为：风寒湿阻、气滞血瘀、痰湿阻络、肝肾不足、气血亏虚五型。

（二）辨证施护

【护理评估】

1. 风寒湿阻型　颈、肩、上肢窜痛麻木，以痛为主，头有沉重感，颈部僵硬，活动不利，恶寒畏风，舌淡红，苔薄白，脉弦紧。

2. 气滞血瘀型　颈肩部、上肢刺痛，痛处固定，伴有肢体麻木，舌质暗，脉弦。

3. 痰湿阻络型　头晕目眩，头重如裹，四肢麻木不仁，纳呆，舌暗红，苔厚腻，脉弦滑。

4. 肝肾不足型　眩晕头痛，耳鸣耳聋，失眠多梦，肢体麻木，面红潮热，舌红少津，脉弦。

5. 气血亏虚型　头晕目眩，面色苍白，心悸气短，四肢麻木，倦怠乏力，舌淡苔少，脉细弱。

【护理措施】

1. 推拿治疗

（1）护理原则：缓解颈肌紧张状态，恢复颈椎动静力平衡。颈型以松解颈部肌群和调整颈椎小关节错缝为主；神经根型以神经根减压为主；脊髓型以脊髓减压为主；椎动脉型以解除椎动脉扭曲为主；交感神经型以解除交感神经刺激为主。

（2）部位及取穴：枕后部、颈项部、肩背部；风池、颈夹脊、天鼎、肩井、天宗、阿是穴。

（3）手法：一指禅推法、按法、拔伸法、推法、拿法、按揉法、拨法、扳法。

（4）操作

基本操作：用一指禅推法从风池沿颈项两侧推至颈肩交界处，往返10～20遍；用按揉法按揉两侧颈肩部，以椎旁及肩部的压痛点为重点，同时配合颈部的屈伸、旋转等被动运动，运动幅度由小逐渐加大，时间为5～8分钟；用拿法拿肩井，约1分钟；用指按法按天鼎、天宗及阿是穴，每穴约1分钟。

随症加减：

① 颈型颈椎病：有颈椎错缝者，可施颈椎旋转定位扳法整复。

② 神经根型颈椎病：以轻柔一指禅推法沿放射性神经痛路线循经操作3～5分钟，缓解疼痛；做颈椎掌托拔伸法或颈椎肘托拔伸法1～2分钟，再缓慢屈伸患者颈部5～10次。

③ 脊髓型颈椎病：常规操作中除去颈椎被动运动手法。按揉法在下肢前侧和后侧操作6～8分钟，以松解下肢肌张力。

④ 椎动脉型颈椎病：用拇指按揉法或一指禅推法在两颞部及前额部操作约2分钟，用力要轻柔。用扫散法操作1～2分钟。用五指拿法拿头部五经3～5分钟。

⑤ 交感神经型颈椎病：用轻巧的一指禅推法或拇指拨法在颈前气管两侧循序施治3～5分钟，以刺激其深部的椎前肌群，并配合轻巧的颈部后伸运动，使痉挛的椎前肌群放松。若患者以慢性头痛为主要症状，则配合按压百会、太阳、率谷等穴各1分钟，并以一指禅偏峰推法或点按法刺激两眼眶内缘1分钟。若患者以视力降低为主要表现，则需在拔伸颈椎时适当加大颈部前屈的角度，并以一指禅偏峰推法或点按法刺激两眼眶内缘及双侧风池1分钟。若患者以胸闷、心悸为主要临床特点，则以轻柔的一指禅推法或拇指

拨法沿前斜角肌、胸小肌推移到胸大肌及诸肋间隙 1 分钟;以掌擦法擦热左侧胸壁,配合点按内关、膻中等穴各 1 分钟。

2. 针灸治疗

治法:祛风散寒,活血化瘀,舒筋通络。以太阳经、少阳经、督脉局部腧穴为主。毫针刺用泻法或平补平泻,并加用灸法。

(1) 基本处方:颈椎夹脊穴、风池、天柱、大椎、肩中俞、肩外俞、肩井、曲池、合谷、外关、后溪。

(2) 随症加减:因途经颈项的经脉不但循行于项背、网络四肢,和脏腑也有密切的关系。故而颈椎病的症状不仅见于项背、四肢,也可内涉脏腑,出现脏腑功能失调的表现。

风寒湿者加风门、风府祛风散寒、除湿通络;气滞血瘀者加膈俞、条口活血化瘀、通络止痛;痰湿阻络者加丰隆、脾俞化痰祛湿、通络止痛;肝肾不足者加肝俞、肾俞、养老、太溪补益肝肾、养筋强骨;气血亏虚者加肝俞、脾俞、足三里补益气血、荣养经筋。

(3) 对症及其他选穴:根据压痛点所在取阿是穴、天宗,疏通经气,活络止痛;上肢及手指麻痛甚者加曲池、合谷,外关疏通经络、调理气血;头晕、头痛、目眩者加百会、风池、太阳祛风醒脑、明目止痛;恶心、呕吐加天突、内关调理胃肠。

3. 中药治疗

(1) 风寒湿阻型

护理原则:祛风除湿,温经通络。

方药:羌活胜湿汤加味。药用:羌独活、防风、川芎、蔓荆子、藁本、半夏、白术、天麻、泽泻、当归各 10 g,葛根 15 g,蜈蚣 2 条。

(2) 气滞血瘀型

护理原则:活血化瘀,舒筋通络。

方药:桃红四物汤加减。药用:桃仁 10 g,红花 10 g,当归尾 12 g,熟地黄 10 g,赤芍 12 g,川芎 10 g,葛根 10 g。

(3) 痰湿阻络型

护理原则:豁痰降浊,活血化瘀。

方药:泽泻汤加味。药用:泽泻 60 g,白术 30 g,清半夏 10 g,天麻 15 g,菊花 15 g,生姜 3 片。伴耳鸣者,加蝉蜕 15 g,石菖蒲 10 g。心悸重者加党参 12 g;胸闷气短者,加黄芪 15 g。

(4) 肝肾不足型

护理原则:益气壮肾,活血通络。

方药:化瘀通络丸。药用:当归、泽兰叶、苏木、赤芍、川芎各 10 g,桃仁、地龙、杜仲、狗脊各 15 g,黄芪 25 g,葛根 20 g。加减:上肢麻木、疼痛,舌质淡,脉涩者,赤芍改白芍,加桂枝、伸筋草各 10 g,蜈蚣 3 条;头晕、头痛、健忘者,家炒白术、泽泻各 10 g,明天麻 15 g。

(5) 气血亏虚型

护理原则:补气养血,活血通络。

方药:黄芪、党参、白术、当归、茯神、炒枣仁、木香、天麻、泽泻各 10 g,葛根 15 g,蜈蚣 2 条。

(三) 自我推拿保健

以食、中、无名指置于项部两侧肌肉处,先自上而下按揉3~5分钟,然后拨动两侧肌肉约5分钟;做颈项部各方向的自主活动,包括前屈、后伸、左右侧屈、左右旋转,每个方向20次,活动时速度宜慢,幅度由小逐渐加大;再按揉颈椎两侧肌肉5分钟;进行耸肩、缩肩、扩肩活动,两侧交替或同时进行20次。

(四) 耳压法

取颈、颈椎、枕、神门、皮质下、肾、肝等穴,每次2~3穴,毫针刺用中等刺激,持续行针时嘱患者徐徐活动颈部。或用压丸、埋针法。

(五) 调护

1. 注意局部保暖,防止受风着凉。
2. 避免颈部不正常体位,防止颈部肌肉的持续静力性收缩。
3. 睡眠时应避免高枕,一般枕头高度不超过10 cm。枕头宜选用保健枕或圆枕,垫与项部。
4. 对颈椎病带来的焦虑抑郁情绪及时进行心理疏导,鼓励患者保持积极乐观的态度面对疾病。
5. 保健操 见图5-2-1。

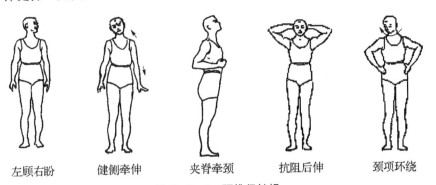

图5-2-1 颈椎保健操

> **知识链接**
>
> 推拿治疗颈椎病,可以缓解颈肌高张力状态,调整颈椎节段异常位移或成角,降低椎间盘内压力,增加静脉淋巴回流,促进软组织损伤性炎症的吸收,改善颈椎管内外的高应力状态和神经根张力,减少或消除神经、血管的机械性压迫和刺激,恢复颈椎动、静力平衡。推拿手法可分为松解手法和调整手法两大类,临床应注意两类手法的辨证使用,切忌盲目强调调整手法的功效,造成意外。本病易复发,可配合自我推拿保健和颈部的功能锻炼,减少复发率。推拿对颈型、神经根型颈椎病疗效明显。椎动脉型疗程一般较长。脊髓型颈椎病,临床治疗效果不佳且伴有进行性加重时,应考虑手术治疗。

(沈爱明)

十二、落枕

落枕又称"失枕",是指急性单纯性颈项强痛从而活动受限的一种病症,系颈部伤筋。轻者4～5日自愈,重者可延至数周不愈;如果频繁发作,常常是颈椎病的反映。西医学认为本病是由各种原因导致颈部肌肉(如胸锁乳突肌、斜方肌等)痉挛所致。

（一）病因病机

1. 姿势不良　如体虚过劳,睡眠枕头过高或过低,躺卧姿势不良等因素,使一侧胸锁乳突肌、斜方肌及肩胛提肌在较长时间内处于过多伸展状态,以致发生痉挛而致。

2. 外感风寒湿邪　睡眠时露肩当风,颈项部感受风寒湿邪,寒性收引,湿性重浊,气血运行不畅,经络痹阻而拘急疼痛。正如《巢氏病源·失枕候》记载:"头项有风在筋膜间,因卧而气血虚,值风发动,故失枕。"

3. 颈部扭挫伤　部分患者因颈部突然扭转或用肩扛、抬重物等,致使部分肌肉扭伤牵拉,发生痉挛或使颈椎小关节交锁嵌顿等而发生本病。

（二）辨证施护

1. 推拿治疗

(1) 护理原则:舒筋通络,解痉止痛。对疼痛较敏感者,可结合远端取穴通络止痛;肌肉痉挛严重者,以松解肌肉痉挛为主;伴有颈椎关节紊乱者,手法整复。

(2) 部位及取穴:颈项部、肩背部;风池、天柱、肩井、天宗、落枕。

(3) 手法:点法、按法、按揉法、拿法、扳法、拔伸法、拨法。

(4) 操作

① 用拇指点法或按法点按风池、天柱、肩井、天宗、落枕等穴,每穴约1分钟。

② 用滚法施术于患侧颈项及肩部,配合颈项屈伸和侧屈被动运动,约5分钟。

③ 用拨法拨痉挛的颈肩肌肉,约2分钟,以压痛点为重点。

④ 用鱼际或掌根按揉法按揉患侧颈项部,约2分钟。

⑤ 用拿法拿风池、颈项部及肩井,约2分钟。

⑥ 伴有棘突偏歪者可行颈椎旋转定位扳法或颈椎斜扳法整复。

⑦ 用擦法擦颈项及肩背部,以透热为度。

2. 针灸治疗

(1) 治法:舒筋通络,活血止痛。以局部阿是穴及手太阳、足少阳经穴为主。

(2) 主穴:外劳宫、阿是穴、肩井、后溪、悬钟。

(3) 配穴:风寒袭络者,加风池、合谷;气血瘀滞者,加内关及局部阿是穴;肩痛者,加肩髎、外关;背痛者,加天宗。

(4) 操作:毫针泻法。先刺远端穴落枕、后溪、悬钟,持续捻转,嘱患者慢慢活动颈项,一般疼痛可立即缓解。再针局部的腧穴,可加艾灸或点刺出血。

3. 拔罐法　在患侧项背部行闪罐法,应顺着肌肉走行进行拔罐。

4. 耳针法　选颈、颈椎、神门。毫针中等刺激,持续运针时嘱患者徐徐活动颈项部。

（三）自我推拿保健

用按揉法或拨法在颈项部及肩部治疗,约3分钟;用拿法拿肩部约3分钟;用指按法或压法按压风池、落枕、天柱等穴,各约1分钟;用掌擦法擦颈项部,以透热为度。

（四）调护

1. 急性疼痛时应选用颈围制动或卧床休息。
2. 早期可用冷敷减轻局部反应，后期局部可配合热敷以促进炎症消退。
3. 避免长时间单一姿势伏案工作。卧枕以舒适为宜，并保持良好睡姿。

（沈爱明）

十三、腰痛（腰椎间盘突出症）

腰椎间盘突出症是指腰椎间盘在退变基础上，纤维环破裂，髓核突出，压迫和刺激脊神经根或马尾神经引起的一系列症状的综合征，又称"腰椎间盘纤维环破裂症"，简称"腰突症"。是临床常见病和多发病，多见于青壮年，以 20～40 岁居多，男性多于女性。病变部位可见于腰椎各节段，多发于 L4～L5 及 L5～S1 椎间隙，腰痛和坐骨神经痛是其临床典型症状。腰椎间盘退变是发病的基本因素，外伤和劳损、受凉常为诱发因素。

腰椎间盘突出可分为：①腰椎间盘膨出：即纤维环没有完全破裂，髓核从破损处凸出压迫神经根；②腰椎间盘突出：纤维环破裂，髓核从破裂处挤出，压迫神经根；③腰椎间盘脱出：纤维环破裂，髓核从破裂处挤出后，突破后纵韧带，游离到椎管，压迫神经根脊髓。

（一）病因病机

本病属祖国医学"腰痛""腰腿痛"范畴，临床辨证主要分为：肝肾亏损、感受外邪、慢性劳损、跌扑闪挫、先天畸形。

腰椎间盘突出症诱发因素可以有：

（1）突然的负重或闪腰是形成纤维环破裂的主要原因；

（2）腰部外伤使已退变的髓核突出；

（3）姿势不当诱发髓核突出；

（4）腹压增高时也可发生髓核突出；

（5）受寒与受湿寒冷或潮湿。

（二）辨证施护

1. 推拿治疗

(1) 护理原则：舒筋通络止痛，整复腰椎关节错缝，缓解神经根受压。

(2) 部位及取穴：腰背部、下肢部；肾俞、大肠俞、承扶、殷门、委中、承山、昆仑。

(3) 手法：按揉法、压法、按法、拨法、牵抖法、腰部斜扳法、滚迭法。

(4) 操作

① 用滚法施于腰部和患侧下肢部 3～5 分钟。

② 用掌根按揉法自上而下按揉腰部两侧骶棘肌至骶部 2～3 分钟。继而从骶部按揉至臀股沟，然后沿坐骨神经走行顺序按揉至足跟，反复操作 3～5 分钟。

③ 用双手拇指和中指端按压患者腰三角处约 1 分钟，力量由轻而重，再由重而轻。然后用两拇指叠指按压法按压承扶、殷门、委中、承山、昆仑等穴位，每穴约半分钟。

④ 用两拇指叠指拨法拨腰部两侧骶棘肌，左右各 3～5 遍。

⑤ 用拇指按揉腰部两侧骶棘肌，自上而下到腰骶部为止，反复操作 3～5 遍。

⑥ 牵抖腰椎：即患者取俯卧位，以双手攀扣住床头上沿。术者以两手握住患者双足踝部，拉直患者躯干向下牵引。待患者腰部放松后，术者横摇摆动两踝部，引两膝左右旋转，待患者周身肌肉松弛后，握紧足踝突然抖动 2～3 次。抖颤时要使躯干呈波浪式活动，不可用力过猛，以免发生意外。

⑦ 用腰椎斜扳法斜扳腰椎，左右同法。

⑧ 用滚迭法松动腰椎：即患者取仰卧位，屈髋屈膝。术者两手用力按压患者双膝，使双髋膝关节强度屈曲接近腹壁后，被动环转腰部，顺时针逆时针各操作 3～5 次，使腰部在床面滚动；然后把持住双膝，使髋膝关节极度屈曲 2～3 次。

⑨ 用牵抖法牵抖下肢：即患者取仰卧位，屈髋屈膝，两手紧握两侧床沿。术者两手用力按压患者双膝，使双髋膝关节极度屈曲接近腹壁后，术者以双手各握其两踝关节上部，由上而下用力拉牵 2～3 次。可单肢分别进行操作，亦可双下肢同时进行。

⑩ 用拍法拍击患者双下肢约 1 分钟。

2. 针灸治疗

(1) 毫针疗法：取穴为大肠俞、阿是穴、委中、阳陵泉、关元俞。臀部疼痛者加环跳，大腿后侧疼痛者加殷门，大腿外侧疼痛者加风市，小腿疼痛者加承山。手法均用泻法，大肠俞、关元俞直刺 1.5 寸，使针感向下肢传导；阿是穴、委中、阳陵泉直刺 1.0～1.5 寸，可配合三棱针委中放血。

(2) 耳穴疗法：取穴为腰骶椎、臀、坐骨神经、神门。毫针刺入后用强刺激，留针 10～20 分钟，也可用耳穴压丸法。

(3) 穴位注射疗法：取局部压痛点，用 10% 葡萄糖 10～20 ml 加维生素 B_1 100 mg，在压痛点按一针多向透刺法，分别向几个方向注入药液。每 3～4 天治疗 1 次，10 次为 1 疗程。

(4) 艾灸疗法：取穴为肾俞、环跳、阳陵泉，用艾条温和灸 10～20 分钟，或用温针灸。每日 1 次，10 次为 1 疗程。

3. 拔罐　部位取：腰背部、下肢部；穴位取：肾俞、大肠俞、承扶、殷门、委中等。

(三) 自我保健

用掌揉法按揉腰部两侧肌肉 5～10 分钟。然后进行腰背肌功能锻炼。背伸锻炼：患者俯卧，双下肢伸直，两手贴在身体两旁，两腿不动，抬头时上身躯体向后背伸，每日 3 组，每组做 20～30 次。经过一段时间的锻炼，适应后，改为抬头后伸及双下肢直腿后伸，同时进行腰部尽量背伸，每日 5～10 组，每组 30～60 次。以锻炼腰背部肌肉力量，对腰痛后遗症的防治起着重要作用，最好在发病早期就开始锻炼。

拱桥(五点支撑)：患者取卧位，以双手叉腰作支撑点，两腿半屈膝成 90°，脚掌放在床上，以头后部及双肘支持上半身，双脚支持下半身，成半拱桥形，当挺起躯干架桥时，膝部稍向两旁分开，速度由慢而快，每日 3～5 组，每组 10～20 次。等到适应后，每日 10～20 组，每组 30～50 次。以锻炼腰、背、腹部肌肉力量，以解除劳损，达到治疗损伤所致的腰背痛。

(四) 调护

1. 推拿结束后，令患者卧床休息 15 分钟左右。

2. 腰椎间盘突出症患者宜采用半抬高上身的卧位或屈髋屈膝侧卧位卧硬床休息。绝对卧床休息时间以1周左右为宜。

3. 可佩戴腰围制动。症状和体征明显好转后，积极进行功能锻炼。

4. 注意腰部保暖，防止受风着凉。

> **知识链接**
>
> 推拿治疗是腰椎间盘突出症非手术疗法的主要治疗手段。相关研究表明，手法可增加局部组织痛阈，改善腰肌高张力状态，改善局部血液和淋巴循环，促进炎症介质的分解、转换和排泄；降低椎间盘内压力，增加椎间盘外压力，改变突出物与受压神经根的相对空间位置，缓解突出物对神经根或脊髓的机械性压迫，改善神经根受压状态，恢复脊柱动、静力平衡。推拿操作应注意软组织推拿手法和脊柱推拿手法的有机结合，忌用粗暴的脊柱整复手法，中央型腰椎间盘突出症慎用脊柱整复手法。本病容易反复，纠正不良姿势和配合有效的运动疗法是防止复发的有效措施。

(沈爱明)

十四、腰痛(急性腰扭伤)

因劳动或运动时，腰部肌肉、筋膜和韧带承受超负荷活动引起不同程度的纤维断裂，导致一系列临床症状，称为急性腰扭伤。

本病多见于青壮年的体力劳动者、运动员或偶尔参加体力劳动的人，常因动作不协调而罹患。本病以男性为多见。

（一）病因病机

患者多有抬重物、弯腰、转身、失足、滑跌等扭伤史，损伤后一般都立刻感到腰骶部剧烈疼痛，甚至不能活动，但有的人当时疼痛不重，仍可继续工作，次日早晨往往因组织水肿、疼痛重而不能起床或活动。每遇腰部活动、咳嗽、打喷嚏、大喘气，甚至笑，都可使疼痛加重。身体往往有一个特定的固定姿势，活动及翻身困难，为了减少疼痛，患者常用一手或两手撑住腰部以保护，行走时步履缓慢，迈步小，落脚平稳，表情痛苦。

1. 腰扭伤　腰扭伤多因行走滑倒、跳跃、闪扭身躯、跑步而引起，多为肌肉韧带遭受牵掣所致，故损伤较轻。

2. 腰挫裂伤　腰挫裂伤是较为严重的损伤，如高攀、提拉、扛抬重物的过程中，用力过猛或姿势不正，配合不正当造成腰部的肌肉筋膜、韧带、椎间小关节与关节囊的损伤和撕裂。

（二）辨证施护

1. 推拿治疗

（1）护理原则：舒筋通络，解痉止痛。对疼痛较敏感者，可结合远端取穴通络止痛；肌肉痉挛严重者，以松解肌肉痉挛为主；伴有颈椎关节紊乱者，手法整复。

(2) 部位及取穴：颈项部、肩背部；风池、天柱、肩井、天宗、落枕。

(3) 手法：点法、按法、按揉法、拿法、扳法、拔伸法、拨法。

(4) 操作：手法治疗运动训练中急性腰扭伤是以强刺激按摩为主，辅以刺激经络。因腰痛与督脉和足太阳膀胱经有关，而督脉和足太阳膀胱经均行于背部。推拿疗法能调整机体阴阳平衡，疏通经络，调和气血，活血散瘀，解除痉挛，消肿镇痛，理筋正骨，达利关节，分离粘连，促进血液循环和新陈代谢，有利于伤病组织的修复，使机体尽快恢复正常的解剖结构和生理功能。

① 揉法：术者以右手掌根紧贴在腰部压痛处做旋转按摩，由轻渐重，使力量达深部软组织约5分钟。

② 点按：在按摩的基础上，术者用拇指指腹按压腰部痛点，由轻渐重，使力量直达深部组织，按压时需有间歇性放松，使局部恢复血循环，以免加重损伤，即所谓的"压痛点强刺激法"。

③ 提拿腰部诸肌：用双手拇指和其余四指腹对合用力，提拿方向与肌腹垂直。从腰1起至腰骶部臀大肌，由上而下、先轻后重、先健侧后患侧地进行。重点要放在腰椎棘突两侧骶棘肌和压痛最明显处。反复提拿约3分钟。

④ 推揉舒筋法：以掌根或小鱼际肌着力，在腰部病变部位作半环揉压。从上至下，先健侧后患侧，边揉边移动，使腰部皮肤感到微热为宜（约2分钟）。然后术者立于病员右侧，以右手掌根部和小鱼际肌处紧贴病员腰部皮肤，掌根用力，沿脊柱作鱼摆尾式推揉，由下而上，先健侧后患侧，重点放在患侧。反复推揉8～12次。

⑤ 斜扳腰法：患者侧卧，两手交叉于胸前，上侧肢体伸直，下侧肢体髋、膝屈曲，术者站于病员背后，一手握住病员手腕部，另一手拇、食两指紧紧抓住病员裤腰带，用掌根和小鱼际肌紧紧按住病员臀部，双手配合先轻轻晃动几下，使病员有思想准备，然后一手用力将患者肩部向后固定，另一手将臀部推向前方，此时可听到发自腰部的"咯嗒"响声，这是手法成功的重要标志。

⑥ 震抖：患者原体位不变，双手抓握床头，全身肌肉放松。术者站于患者足后，双手握住患者双踝，用力牵拉震抖，将患者身体抖起呈波浪形，连续做3～5次。

经过以上手法治疗有效后，患者腰部肌肉痉挛即可缓解，疼痛症状减轻。患者可站起做轻微的腰部活动。如患者疼痛症状仍十分明显，可根据情况重复以上治疗手法。患者康复后一定要加强腰部的柔韧性以及腰腹肌力量的练习，以免腰扭伤的复发。

2. 针灸治疗

(1) 治法：舒筋通络，活血止痛。以局部阿是穴及手太阳、足少阳经穴为主。

(2) 主穴：水沟、后溪、腰痛穴。

(3) 配穴：委中、命门、阳关、大肠俞、合谷。

腰痛穴位置：手背，指总伸肌腱两侧，腕背横纹下1寸处，一手两穴。

(4) 操作：一般仅取主穴，效果不理想时加配穴，均按损伤部位选穴。腰脊正中损伤：水沟，直刺1～2分，反复捻转，持续2分钟；或水沟旁开1 cm处，左手拇、食指将患者上唇捏住，右手以2寸毫针，从左侧进针，对侧出针，来回拉动强刺激5～10秒。在上述针刺同时，医者站于患者身后，紧扶患者腰腹交界处（章门、京门穴附近），帮助其活动腰部20次，如前俯后仰，左右旋转等。腰软组织损伤（面积较小者）：后溪，取对侧或痛侧，往合谷方向进针,亦可由合谷透至后溪,深刺 1~1.5 寸,大幅度捻转提插,强刺激 2 分钟;或睛明,取痛侧,针入 0.5~1.0 寸(宜缓慢进针,防止损及血管),得气后轻轻捻转,不可提插捣针。同时,亦如上法活动其腰部。腰软组织损伤(面积较大,痛引胁肋者):腰痛穴,取对侧,两针均向掌心斜刺,深 0.8~1.0 寸,得气后,大幅度捻转提插,强刺激 2 分钟,并按上法活动其腰部。上述均留针 15 分钟,运针 1~2 次。

如尚有余痛或疼痛减轻不明显,深刺大肠俞,激发针感向下肢放射。委中刺血,命门、阳关及腰部压痛最明显处,针后加拔罐。

3. 拔罐法

(1) 主穴:阿是穴。

(2) 配穴:委中、养老。

4. 针罐法 患者取坐位或俯卧位,在阿是穴直刺进针,得气后,再在其四周进针数枚,待得气后,将针缓缓拔出,仅留中心一针,采用架火法(即在针尾置一蘸有 95% 乙醇的棉团点燃),或用真空拔罐器抽气吸拔。留罐 15~20 分钟。每日一次,4 次为一疗程。

5. 刺络拔罐法 医者首先在压痛最明显之阿是穴,用手掌按压推揉片刻,使周围之络脉怒张。消毒后,用三棱针快速点刺 3~5 下,使之出血 2~5 ml,即以投火法将罐具吸附其上,留罐 10~15 分钟,直至局部出现红晕。起罐后以药艾条施温和灸 5~7 分钟。隔日一次,不计疗程。

配穴每次取 1 穴,养老穴提插捻转强刺激不留针;委中穴以三棱针点刺出血 6~8 滴。一般须配合拔罐法。

6. 耳针法

(1) 主穴:腰痛点、阿是穴。

(2) 配穴:腰骶椎、神门、肾、交感、内分泌。

腰痛点位置:在对耳轮上脚与对耳轮下脚起始部的突起下方处。

阿是穴位置:对耳轮正中压痛点。

(3) 操作:主穴取 1 穴以 0.5~1 寸 28 号毫针进针后迅速捻转,患部有酸胀、烧灼感时活动腰部,10~30 分钟后起针。余穴用王不留行籽敷贴,嘱患者每日按压 3~4 次,每次每穴按压 5~6 下,隔日换药 1 次。

7. 艾灸

(1) 主穴:阿是穴。

(2) 操作:以拇指腹按压阿是穴,由轻渐重,患部有酸胀得气感后持续 1~2 分钟,并缓慢放松,反复 5~7 次后施以插法,亦由轻到重,得气后持续 0.5~1 分钟并缓慢放松,配合指揉法。然后施隔姜灸 4~6 壮,灸毕于局部回旋揉动片刻。每日 1~2 次。

(三) 自我推拿保健

1. 预备式 坐在独凳上,双目平视前方后微微闭合,双脚平放在地板上与肩同宽或比肩略宽,呼吸调匀,全身放松。

2. 搓擦腰骶部 双手掌分别放在腰部两侧,适当用力从腰部往骶部做搓擦动作 30~50 次,以腰部有微热感为佳。

3. 拳揉腰骶两侧 双手握拳,将拳头的掌指关节分别放在腰椎两侧,适当用力从腰部往骶部揉按30~50次。

4. 按摩腰部两侧 双手叉腰,将拇指分别放在腰椎两侧,其余四指附着于腰部外侧,然后适当用力从腰部向腹部横行按摩30~50次。

5. 拳拍腰骶部 双手握拳,用拳头拍击腰骶部两侧30~50次。

6. 摩脐四周 将一手的掌心放在肚脐上两寸处,另一手掌面重叠在掌背上,然后适当用力沿脐四周做环形按摩30~50圈。

7. 揉掐腿肚 将左(右)脚放在右(左)大腿上,双手拇指放在腿肚,其余四指附着于对侧,并从上至下揉掐腿肚30~50遍,双腿交替进行。

8. 对按昆仑、太溪穴 同上一坐姿,用左(右)手的拇指指尖放在右(左)脚内踝关节后侧的凹陷处,中指指尖放于外踝关节后侧凹陷处,然后拇、中指作用力对合动作,对按30~50次,双脚交替进行。

9. 搓擦足心 同上一坐姿,用左(右)手的掌心放在右(左)脚的足心,做前后搓擦动作30~50次,双脚交替进行,以足心发热为佳。

以上9式,坚持早晚各做1次,可以起到补益肝肾、疏利筋骨、通络止痛的作用,并能增强机体免疫功能,对慢性腰肌劳损有良好的防治效果。

(四)调护

1. 急性疼痛时应选用腰围制动或卧床休息。
2. 早期可用冷敷减轻局部反应,后期局部可配合热敷以促进炎症消退。

(沈爱明)

十五、中风

中风,中医病名,有外风和内风之分,外风因感受外邪(风邪)所致,在《伤寒论》名曰中风(亦称桂枝汤证);内风属内伤病证,又称类中风、脑卒中、卒中、风痱。现代一般称中风,多指内伤的类中风,多因气血逆乱、脑脉痹阻或血溢于脑所致。本病以突然昏仆、半身不遂、肢体麻木、舌謇不语、口舌歪斜,偏身麻木等为主要表现的脑神疾病,并具有起病急、变化快,如风邪善行数变之特点的疾病。

(一)中经络

【护理评估】患者素有头晕头痛,耳鸣耳聋,睡眠差,腰膝酸软,突然发生口眼歪斜,言语不清楚,半身不遂,舌红舌苔黄腻,脉弦细数。

【护理原则】滋阴潜阳,息风通络。

【护理措施】

(1) 生活护理:居室内空气流通清新,患者保持大便通畅,咳嗽时可以保持半卧位,防止并发症。

(2) 饮食护理:饮食宜清淡容易消化,多食水果蔬菜。可以常食用萝卜、芹菜、黄瓜、绿豆、梨等食物,忌食辛辣,厚味。

(3) 情志护理:应让患者保持心情舒畅,避免恐惧、急躁、忧虑等不良情绪。

(4) 用药护理:选用天麻钩藤饮。

(二)中脏腑

1. 闭证

【护理评估】突然晕倒,不省人事,半身不遂,牙关紧闭,双手紧握,大小便闭,肢体强痉。兼有烦躁不宁,舌苔黄腻,脉弦滑而数为阳闭;兼有静卧不烦,面白唇暗,四肢不温,痰多,舌苔厚腻,脉沉滑缓为阴闭。

【护理措施】

(1) 生活护理:居室安静,空气清新,空气流通。阳闭患者室内的温度不能太高;应密切观察病人情况。

(2) 用药护理:选用至宝丹或苏和香丸。不能口服的用鼻饲。

(3) 针灸方法:选用十二井穴点刺放血。

2. 脱证

【护理评估】突然昏仆,不省人事,面色苍白,目合口开,手撒汗冷,汗出身冷,二便失禁,肢体瘫软,舌萎,脉微欲绝。

【护理原则】回阳救逆,益气固脱。

【护理措施】

(1) 生活护理:居室安静,空气清新,空气流通。应密切观察病人情况。

(2) 用药护理:选用生脉饮注射液。

(3) 针灸方法:艾灸神阙、关元、气海、百会等穴。

(三)后遗症

【护理评估】患者半身不遂、肢体无力、或肢体麻木,口眼歪斜,少气懒言,面色无华,舌淡紫或有瘀斑,苔薄白,脉细涩无力。

【护理原则】益气活血,通经活络。

【护理措施】

(1) 生活护理:居室要安静,空气清新,温度合适,长期卧床的患者要防止压疮,保持床铺整洁,定期为患者擦浴更衣。

(2) 饮食护理:饮食宜以清淡、易消化、富营养为佳。

(3) 情志护理:保持患者乐观平稳的精神状态,配合各种治疗,避免情绪波动。

(4) 用药护理:选用补阳还五汤。

(5) 针灸方法:半身不遂的患者,上肢选用 曲池、合谷、手三里、劳宫;下肢选用环跳、足三里、阳陵泉、昆仑、内庭、太冲。用补法。

(6) 耳压法。

(陈世龙)

【课后练习】

一、单项选择题

1. 疾病在一日内会呈现"旦慧、昼安、夕加、夜甚"的规律,护理中首先要注意 ( )
   A. 夜间防寒　　　　　　　　B. 夜间防暑
   C. 夜间病情变化观察　　　　D. 睡前活动锻炼
   E. 白天病情观察

2. 根据病室环境安排的要求,需要光线较暗的病人是 ( )
   A. 风寒证的病人　　　　　　B. 急性热性的病人
   C. 长期卧床的病人　　　　　　D. 阳虚证的病人
   E. 气虚证的病人

3. 根据病室环境安排的要求,需要光线较亮的病人是 ( )
   A. 长期卧床的病人　　　　　　B. 急性热性的病人
   C. 肝阳亢进的病人　　　　　　D. 痉证病人
   E. 风热证的病人

4. 在生活护理中对于病室环境管理的要求,以下不正确的是 ( )
   A. 春防凉　　B. 夏防暑　　C. 秋防燥　　D. 冬防寒　　E. 春防风

5. 春季养生应重在 ( )
   A. 养阴　　B. 养阳　　C. 养血　　D. 阴阳并养　　E. 养气

6. 根据气候护理,夏季起居应 ( )
   A. 早卧早起　　　　　　　　　B. 早卧晚起
   C. 晚卧早起　　　　　　　　　D. 晚卧晚起
   E. 增加睡眠时间

7. 下列不属于风寒感冒与风热感冒区别依据的是 ( )
   A. 恶寒发热的孰轻孰重　　　　B. 口渴与不渴
   C. 头身是否疼痛　　　　　　　D. 脉象数与不数
   E. 痰白稀与黄稠

8. 恶寒重,发热轻,无汗,头痛,口不渴,鼻塞,流清涕,咳嗽,痰清稀,证属 ( )
   A. 风寒感冒　　B. 风热感冒　　C. 风燥感冒　　D. 暑湿感冒　　E. 气虚感冒

9. 治疗风寒咳嗽的主方是 ( )
   A. 桑菊饮　　B. 桑杏汤　　C. 二陈汤　　D. 三拗汤合止嗽散　　E. 沙参麦冬汤

10. 下列哪脏为产生痰湿的根源 ( )
    A. 肾　　B. 肝　　C. 脾　　D. 肺　　E. 心

11. 干咳少痰,口鼻咽干燥,无汗,口渴,兼见发热恶寒,证属 ( )
    A. 风寒咳嗽　　B. 阴虚咳嗽　　C. 风燥咳嗽　　D. 风热咳嗽　　E. 痰热咳嗽

12. 喘证发生的"夙根"是 ( )
    A. 饮食不当　　B. 情志失调　　C. 劳累过度　　D. 宿痰伏肺　　E. 感受外邪

13. 治疗虚喘重在何脏 ( )
    A. 心肺　　B. 脾肺　　C. 肺肾　　D. 肝肾　　E. 心脾

14. 风寒闭肺喘证的首选方是 ( )
    A. 射干麻黄汤　　B. 麻黄汤　　C. 麻杏石甘汤　　D. 小青龙汤　　E. 大青龙汤

15. 不寐之病位在 ( )
    A. 肝　　B. 脾　　C. 肾　　D. 心　　E. 肺

16. 不寐的主要病机与何脏腑阴阳失调密切相关 ( )
    A. 心脾肝肾　　B. 心脾肝脾肾胃　　C. 心胆肝脾肾　　D. 心肺脾肾　　E. 心脾肾

17. 不寐的病理变化总属 ( )
    A. 阳盛阴衰,阴阳失交
    C. 肝郁化火,风阳内扰
    B. 胃气不和,心神被扰
    D. 阴血不足,心神失养
    E. 体质虚弱,心虚胆怯

18. 下列哪项不属于月经病的临床表现 ( )
    A. 月经3个月来潮一次而机体无其他不适

220

B. 月经周期正常,经量明显增多

C. 经期少于 2 天或超过 8 天,连续出现两个周期以上

D. 月经周期提前 10 天,连续出现两个周期以上

E. 月经不按周期来潮,或提前或延后 7 日以上,并连续 3 个月经周期以上

19. 下列哪种情况属于月经先期 ( )
   A. 周期提前 3 天　　　　　　　　B. 偶尔一次月经提前 7 天
   C. 周期提前 4 天　　　　　　　　D. 周期提前 10 天,并连续 2 个周期以上
   E. 经期少于 2 天

20. 虚热型月经过多,代表方剂 ( )
   A. 两地汤　　B. 归脾汤　　C. 保阴煎　　D. 举元煎　　E. 失笑散

21. 月经先后无定期的发病机制是 ( )
   A. 气血亏虚　　　　　　　　　　B. 邪气阻滞
   C. 血海不盈　　　　　　　　　　D. 气血失调,冲任功能紊乱,血海蓄溢失常
   E. 血不归经

22. 血热型月经过多的治疗和调护,错误的是 ( )
   A. 经期止血为主以治标　　　　　B. 经后固冲为主以治本
   C. 治标可用针刺方法　　　　　　D. 饮食调理无禁忌
   E. 慎用温燥动血之品

23. 月经后期中实寒证的调护,错误的是 ( )
   A. 饮食宜选温经活血行滞之品　　B. 行气活血化瘀
   C. 治宜温经散寒调经　　　　　　D. 适寒温、忌生冷、苦寒、酸涩之品
   E. 注意保暖

24. 不属于气滞血瘀型痛经的是 ( )
   A. 经前或经期小腹胀痛拒按　　　B. 胸胁、乳房胀痛
   C. 经后小腹疼痛,喜按　　　　　D. 经色紫暗有块,块下痛减
   E. 经量少或行而不畅

25. 气血亏虚型痛经发作的特点是 ( )
   A. 经前或经期小腹胀痛拒按　　　B. 经期或经后小腹空坠,绵绵作痛,喜按
   C. 经血淡暗,有血块　　　　　　D. 经色淡,有血块块下痛减
   E. 小腹灼痛拒按

26. 肝肾亏损型痛经的调护错误的是 ( )
   A. 经前行针刺以治标　　　　　　B. 经期或经后可用调肝汤治疗
   C. 平时可用食疗调理　　　　　　D. 经期避免过度劳累和剧烈运动,禁房事
   E. 消除紧张和恐惧心理,保持心情舒畅

27. 中风之中经络与中脏腑的区别在于 ( )
   A. 有无神志不清　　　　　　　　B. 有无后遗症
   C. 外风与内风　　　　　　　　　D. 挟痰与挟瘀
   E. 邪浅与邪深

28. 以下哪一项不属于中风的主证 ( )
   A. 猝然昏仆,不省人事　　　　　B. 口眼㖞斜
   C. 语言不利　　　　　　　　　　D. 半身不遂
   E. 醒后如常人

29. 下列除哪项外,均为中风闭证的主证之一 ( )
   A. 目合　　B. 口噤不开　　C. 两手握固　　D. 大小便闭　　E. 肢体强痉

30. 中风病之阳闭,应具备闭证的主要症状,其兼症除( )以外均是
   A. 颜面潮红   B. 呼吸气粗   C. 口臭身热   D. 躁动不安   E. 痰涎壅盛
31. 中风脱证的临床表现除( )外均是
   A. 突然昏仆,不省人事   B. 目合口开,手撒肢冷
   C. 汗多不止,二便自遗   D. 肢体强痉
   E. 舌痿,脉微欲绝
32. 中风病之中经络的护理原则是 ( )
   A. 滋阴潜阳,息风通络   B. 育阴潜阳,镇肝熄风
   C. 辛凉开窍,清肝熄风   D. 辛温开窍,豁痰熄风
   E. 益气回阳,扶正固脱
33. 中风属阳闭者,治法除辛凉开窍外,宜并用下列哪一项护理原则 ( )
   A. 镇肝熄风   B. 清肝熄风   C. 豁痰熄风   D. 通络熄风   E. 以上都不是
34. 阴闭可用何法治疗 ( )
   A. 益气回阳,扶正固脱   B. 辛温开窍,豁痰熄风
   C. 祛风通络,养血和营   D. 育阴潜阳,镇肝熄风
   E. 辛凉开窍,清肝熄风
35. 某翁年过七旬,素体丰盛,眩晕常作,近日眩晕加重,头胀痛,烦躁,神志清楚,面色潮红,手足有轻微震颤,舌红少苔,脉眩。首当考虑 ( )
   A. 风中经络   B. 肝阳头痛   C. 中风阳闭   D. 中风先兆   E. 颤证
36. 赵某,男,75岁,突然昏仆,不省人事,目合口开,鼻鼾息微,手撒肢冷,汗多不止,二便自遗,肢体软瘫,舌痿,脉微欲绝。其护理应是 ( )
   A. 辛温开窍,豁痰熄风   B. 平肝潜阳,化痰开窍
   C. 祛风通络,养血和营   D. 益气回阳,救阴固脱
   E. 辛凉开窍,熄风平肝
37. 王某某,男,平素头晕头痛,今晨突然昏仆,不省人事,牙关紧闭,口噤不开,两手握固,大小便闭,肢体强痉。刻下面赤身热,气粗口臭,躁扰不宁,苔黄腻,脉弦滑而数。应采用的护理原则是 ( )
   A. 祛风除痰,宣窍通络   B. 平肝潜阳,化痰开窍
   C. 豁痰熄风,辛温开窍   D. 清肝熄风,辛凉开窍
   E. 滋阴潜阳,息风通络
38. 何某,女,62岁,突然昏仆,不省人事,牙关紧闭,口噤不开,两手握固,面白唇暗,四肢不温,苔白腻,脉沉滑缓。应用的护理原则 ( )
   A. 益气回阳,救阴固脱   B. 清肝息风,辛凉开窍
   C. 滋阴潜阳,息风通络   D. 平肝潜阳,息风通络
   E. 豁痰熄风,辛温开窍

二、名词解释

1. 治未病
2. 辨证施护
3. 同病异护
4. 感冒
5. 咳嗽
6. 喘证
7. 不寐
8. 胃痛
9. 食滞胃脘

10. 肝气犯胃
11. 呕吐
12. 胃阴不足
13. 肝气犯胃
14. 泄泻
15. 湿热泄泻
16. 痹证
17. 着痹
18. 月经先后无定期
19. 经期延长
20. 月经后期
21. 痛经
22. 中风
23. 中经络
24. 中脏腑

三、填空题

1. 五禽戏是模仿虎、_____、_____、_____、鸟的姿态进行锻炼。
2. 反护法的内容有：_____、_____、_____、_____。
3. 三因制宜护理原则的内容包括_____、_____、_____。
4. 感冒的治疗原则是_____。
5. 感冒病位主要在_____。
6. 古代认为咳为_____，嗽为_____。
7. 风热咳嗽方用_____。
8. 喘证基本病因是_____，痰热遏肺方选_____。
9. 不寐的基本病机主要是_____。
10. 不寐的辨证过程中重点在于辨_____和_____。
11. 胃痛是以上腹部近_____经常性发生疼痛为主要临床表现的一种疾病，常伴有_____、_____、脘闷、大便不调等症状。
12. 胃痛的临床辨证分型有_____、_____、_____、_____、_____。
13. 呕吐是由于_____、_____所致的以饮食、痰涎等胃内之物从_____，_____为临床特征的一种病症。
14. 呕吐的临床辨证分型有_____、_____、_____、_____、_____、_____、_____。
15. 大便稀薄而势缓者为_____，大便清稀如水而直下者为_____，临床上统称泄泻。西医学中的_____、_____、_____、_____等，可参照本病辨证施护。
16. 藿香正气水常用于_____泄泻，保和丸用于_____泄泻。
17. 痹证是由于感受_____、_____、_____、_____之邪，经络痹阻，气血运行不畅，导致以关节、筋骨、肌肉发生_____、_____、_____、_____和屈伸不利为主要临床表现。
18. 防风汤常用于_____痹证，薏苡仁粥常用于_____痹证。
19. 月经先期伴月经量多，进一步发展可发展为_____。
20. 若月经后期若不及时治疗，进一步发展，可发展为_____。
21. 月经过多的经期的护理原则是_____，重在_____。
22. 经期延长的发病机制主要是_____、_____。

23. 月经过少的调护原则应重视月经周期哪一阶段的治疗和调护_____。
24. 痛经的调护原则应遵循_____、_____的原则，痛经发作时护理应以_____为主。
25. 气滞血瘀型痛经治宜_____、_____，方药用_____加减。
26. 中风主要分为_____和_____两个证型。
27. 中脏腑主要分为_____和_____两个证型。

四、简答题

1. 简述三因制宜的护理原则。
2. 简述饮食调护的基本原则。
3. 试述暑湿感冒的主证、治法及方药。
4. 试述咳嗽与感冒的鉴别。
5. 试述肺气虚喘证的主证、治法及方药。
6. 试述不寐的临床表现。
7. 瘀血停滞型胃痛的临床表现包括哪些？
8. 简述寒邪客胃与脾胃虚寒的调护措施。
9. 脾胃虚弱型呕吐的调护措施有哪几种？
10. 痰饮内停的临床表现包括哪些？
11. 泄泻的临床分型有哪几种？
12. 简述脾胃虚弱泄泻的调护措施。
13. 痹证的临床分型有哪几种？
14. 简述行痹型痹证的临床表现。
15. 说出热痹型痹证的调护措施。
16. 简述月经过少调护的基本原则。
17. 寒凝血瘀型痛经调护的基本原则。
18. 简述中经络的主要中医护理要点。
19. 简述闭证和脱证的辨证要点。

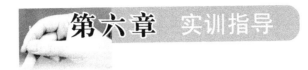

第六章 实训指导

实训项目一 常用腧穴定位

【实训目的】
1. 掌握腧穴常用的定位方法,能运用定位方法进行腧穴定位。
2. 掌握常用穴位的定位,并能正确取穴。
3. 熟悉常用穴位的主治、操作方法及注意事项。

【实训内容】
按顺序点画并描述出列缺、合谷、曲池、肩髃、迎香、天枢、足三里、丰隆、三阴交、血海、神门、后溪、天宗、听宫、肺俞、肾俞、委中、至阴、太溪、内关、外关、肩井、风池、环跳、太冲、大椎、百会、水沟、关元、中脘等 30 个穴位的位置。

【实训准备】
经络腧穴挂图、针灸模型、课件、点穴笔、乙醇棉球、治疗床等。

【实训方法与步骤】
1. 教师运用课件讲解,并在学生身上进行点穴操作演示。
2. 学生在针灸模型上找穴位。
3. 学生分组,2 人一小组,相互在身上点画穴位。
4. 操作者准备　着装整洁,修剪指甲,洗手。
5. 操作步骤
(1) 教师演示。
(2) 在教师的指导下,学生点画穴位:
① 学生在针灸模型上找穴位。
② 一学生当模特,另一学生模拟医生,进行点画穴位。当模拟医生根据穴位的位置,进行点画穴位练习。点画穴位完成后,两人再交换角色。
(3) 实训后整理物品。
(4) 做好实训记录,分析实训结果。

【实训要求】
1. 能熟练运用腧穴定位方法进行常用腧穴的定位,在腧穴定位过程中需注意腧穴定位所需要的体位。
2. 能熟练描述腧穴的定位和说出主治。

【实训任务】

1. 通过同学间相互点画穴位,完成实训报告(可参照以下表格格式完成)。

序号	腧穴名称	定位描述	准确定位时间(单位:秒)	所属经脉

2. 简述常用腧穴的操作方法。
3. 通过实训能掌握腧穴的定位和腧穴定位方法,熟悉腧穴的主治和操作。

(张训浩)

实训项目二 诊 法

【实训目的】

1. 培养综合运用四诊(望、闻、问、切)收集临床资料的能力。
2. 熟悉正常人四诊的特征和病理状态下的临床表现。
3. 学会运用中医思维方式分析、解决临床问题的能力。

【实训内容】

1. 望诊 望全身情况和局部情况等。
2. 闻诊 通过听声音和嗅气味,采集与疾病相关的临床资料。
3. 问诊 问一般情况,包括主诉、现病史、个人生活史、既往史和家族史等。
4. 切诊 包括按诊和切脉。

【实训准备】

诊疗桌、治疗床、脉枕、舌诊模型、舌诊彩色挂图、指甲剪等。

【实训方法与步骤】

1. 同学分组,2人一小组。
2. 操作者准备 着装整洁,修剪指甲,洗手。
3. 操作步骤 在教师的指导下,一人模拟病人,另一人模拟医生,进行四诊模拟过程。当模拟医生确认完成后,两人再交换角色。

(1) 根据四诊的不同诊法要求,帮助患者选取合适的站位、坐位或卧位,保持平稳而持久的姿势,进行2人一组的诊法练习。

① 望诊:望全身情况(包括神、色、形、态等);望局部情况(包括皮肤、毛发、头颅、五官、躯干、四肢、分泌物、排泄物等);望舌(包括舌质、形态、舌苔等)。

② 闻诊:通过听声音和嗅气味采集与疾病相关的临床资料。

③ 问诊:问一般情况,包括主诉、现病史、个人生活史、既往史和家族史。

④切诊:包括按诊和切脉。按诊:按肌肤、胸腹、手足;切诊,掌握正常切脉方法、位置,寸关尺定位,轻、中、重三种指力的取法,识别常脉和病脉,以及病脉与主病的关系。

(2) 熟悉妇、儿诊法的特殊性,如问经、带情况和小儿情况。

(3) 实训后的整理工作。

(4) 做好实训记录,分析实训结果。

【实训要求】

1. 望诊时,注意利用自然光线,避免灯光的干扰;望舌时,注意区别染苔。

2. 问诊要全面、细致,翔实记录。

3. 脉诊的部位是寸口取法,诊脉时要仔细体会寸、关、尺不同部位和轻、中、重三种不同指力的体验。

4. 注重体验平脉的脉象规律,熟悉浮、沉、迟、数、虚、实六种常见病脉异常脉象的感觉。

【实训任务】

1. 通过望、闻、问、切的模拟练习,收集四诊资料,完成实训报告(可参照以下病案格式完成)。

2. 简述舌诊中舌色的变化与所主病证、苔色变化与所主病证、苔质厚薄与所主病证。

3. 简述脉诊中切脉的定位和三种不同指力的取法。

【参考病案】

王××,男,7岁,学生。近3天来有发热、乏力,不愿进食。近日班里有患腮腺炎的同学。试根据四诊内容,收集与疾病相关的临床资料。

问诊:主诉发热3天,今天晨起一侧耳垂下肿大,以耳垂为中心边缘不清,局部红、肿、热。

现病史:3天前开始发热,微恶风寒、鼻塞、流涕、轻咳,不思饮食、乏力,照常上学,睡眠良好,今晨起床后感到更加疲倦、头痛、肌肉酸痛,小便黄赤,大便干结。一侧腮腺先肿,4天后对侧腮腺也出现肿大,并且以耳垂为中心,向前、后、下扩大,边缘不清,触之有弹性感,有疼痛及触痛,表面皮肤不红,有热感,张口、咀嚼尤其是吃酸性食物时疼痛加重。测体温38.5 ℃。

既往史:健康。

个人史:足月顺产,为第一胎,生长发育正常。

家族史:父母健康。

望诊:精神尚可,面色微红,形体健壮,两侧腮腺漫肿,以耳垂为中心,边缘不清,张口时疼痛,唇红而干,舌红、苔黄。

闻诊:呼吸顺畅,轻微咳嗽,语音清晰,口及鼻涕无特殊臭气。

切诊:肿大的腮腺触之有弹性感,有触痛,局部皮肤有热感,无汗,脉浮数有力。

(曹艳杰)

实训项目三　辨　　证

【实训目的】
1. 培养运用八纲辨证来为患者辨证的基本能力,以达到辨证施护的目的。
2. 熟悉八纲辨证的辨证要点。
3. 学会运用八纲辨证解决临床问题的能力。

【实训内容】
八纲辨证。

【实训准备】
诊疗桌、治疗床、脉枕、舌诊模型、指甲剪等。

【实训方法与步骤】
1. 同学分组,2人一小组,模拟辨证,相互练习。
2. 操作者准备　着装整洁,修剪指甲,洗手。
3. 操作步骤　在教师的指导下,一人模拟病人,另一人模拟医生,进行辨证模拟过程。当模拟医生确认辨证完成后,两人再交换角色。

(1) 根据辨证的不同要求,帮助受试者选取合适的坐位或卧位,保持平稳而持久的姿势,进行2人一组的诊法练习。八纲辨证内容包括寒、热、虚、实、阴、阳、表、里。
(2) 实训后的整理工作。
(3) 做好实训记录,分析实训结果。

【实训要求】
1. 辨证要全面,要分别辨出表证或里证、寒证或热证、虚证或实证、阴证或阳证等。
2. 注意分析,翔实记录。

【实训任务】
1. 完成实训报告(可参照以下病案格式完成)。
2. 简述八纲辨证中寒证、热证的鉴别要点。

【参考病案】
患者王××,男,36岁,教师,×年×月×日初诊。发热1天。微恶寒,头痛,咽喉红肿疼痛,喷嚏,鼻塞流黄涕,苔薄黄,脉浮数。

证候分析:发热恶寒(或恶风),舌苔薄,脉浮为表证辨证要点。风、寒、暑、湿、燥、火等外邪侵袭体表,人体卫气抗邪,卫气被遏,温煦功能减弱则恶寒或恶风;卫气抗邪,邪正相争则发热。肺主皮毛,鼻为肺之窍,邪气从皮毛、口鼻而入肺,肺气失宣,故鼻塞、流涕、咳嗽。喷嚏、咽喉痒痛诸症常并见。邪气郁滞经络,则气血流行不畅,致头身疼痛。邪气在表,未伤及里,故舌苔薄。正气奋起抗邪,脉气鼓动于外,故脉浮,故为表证。津液被阳热煎熬,则痰、涕等黄稠,苔黄,故为热证;实证指邪气过盛,或体内病理产物蓄积,所形成的各种临床证候的概括,实证以邪气盛、停积为主,但正气尚未虚衰,此患者为年轻教师,又未见气血阴阳的虚损,所以为实证;阳证是表证、热证、实证的归纳。

综上所述,此患者为表证、热证、实证、阳证。

(王福波)

实训项目四　中药识别

【实训目的】

1. 熟悉常见中药的性味与功效。
2. 培养学生自学能力、分析问题解决问题的能力。
3. 学会运用中医辨证施护的思维分析能力。

【实训内容】

1. 熟悉常见中药的性味与功效。
2. 通过辨证分析，针对简单病证，能够选取合适的中药。

【实训准备】

1. 预备好实训所需的中药　桂枝、荆芥、防风、生姜、杏仁、甘草、金银花、连翘、薄荷、牛蒡子、桔梗等。
2. 将实训所需的中药分别装入透明容器中，每味中药的容器上贴上标签，标签上注明中药的名称、性味、功效。

【实训方法与步骤】

1. 同学分组，4 人一小组。
2. 同学着装整洁、洗手。
3. 以小组为单位，观察、认识每味中药，并熟悉其性味和功效。
4. 对病案进行辨证，并制定治法，为患者选取合适的中药。
5. 整理物品，物归原处。
6. 做好实训记录。

【实训要求】

1. 注意各味中药性味、功效之间的异同，进行区别比较。
2. 对病案先讨论证型、治法，然后再分别为其选择合适的中药。
3. 中药识别好后，请正确装入相应的容器中。

【实训任务】

1. 记录实训中每味中药的名称、性味、功效。
2. 分别为病案中的两名患者选择合适的中药，并简述理由。

【参考病案】

病案一：李××，男，23 岁，学生。因昨夜受凉后出现恶寒重、发热轻，无汗，头痛，肢节酸痛，鼻塞声重，时流清涕，咽痒，咳嗽，痰吐稀薄色白，舌苔薄白而润，脉浮紧。

病案二：陈××，男，48 岁，工人。发热，体温 39 ℃，微恶风，汗出不多，头痛，面红，咳嗽，痰黏色黄，咽痛，鼻塞，流黄浊涕，口干欲饮，舌苔薄黄，舌边尖红，脉浮数。

（吴　卓）

实训项目五 中药的煎煮方法

【实训目的】

通过中药的煎煮实践,熟知中药煎煮的操作流程和方法,学会在煎药时处理特殊药物,为开展中医护理工作奠定基础。

【实训内容】

中药汤剂的煎煮。

【实训室准备】

1. 准备实训用砂锅、煤气炉、量杯等实训器材。
2. 预备好实训所需的中药和水,如熟地 12 g、白芍 10 g、当归 12 g、川芎 10 g。

【实训方法与步骤】

1. 将药材放入砂锅内,第一煎加水淹过药物 2~3 cm,水宜一次性加足,浸泡 30 分钟,如种子、果实为主的中药可浸泡 1 小时。
2. 将砂锅置于煤气炉上,武火煎至沸腾。
3. 煤气炉调至小火,使药液保持微沸状态,煎煮 30 分钟。
4. 滤出药液,为第一煎。
5. 第二煎再加水淹过药物 1~2 cm,先武火煎至沸腾,后文火煎煮 20 分钟,滤出药液,与第一煎合并即成。

【实训提示】

1. 避免使用铁器等容器作为煎煮器材,以免金属元素与药材发生理化作用。
2. 煎煮汤剂时,要及时观察药液,以免药液溢出或药材煎煳。

【实训思考】

1. 处方中如果有石膏 30 g,应如何处理?
2. 处方中如果有车前子 12 g,应如何处理?
3. 处方中如果有砂仁 6 g,应如何处理?
4. 处方中如果有龟板胶 15 g,应如何处理?
5. 处方中如果有人参 10 g,应如何处理?

【实训要求】

1. 学会在煎煮中药流程中,掌握火候和时间。
2. 学会读方,正确执行药方中对煎煮中药的要求。

【实训报告】

1. 请写出煎煮汤药的步骤、火候,并分别写出第一、二煎中药煎煮的时间,记录药量变化。
2. 列出中药煎煮流程及注意事项。
3. 根据本次煎药实践,写出实训收获和体会。

(胡大胜)

实训项目六 毫针刺法

【实训目的】
1. 知道针刺疗法的操作流程、适应证、禁忌证。
2. 通过人体练习,初步掌握针刺的基本要领、注意事项。
3. 学会运用针刺疗法对临床常见适应证进行操作。

【实训内容】
针刺疗法操作。

【评估】
1. 核对患者,自我介绍,解释操作目的,与患者沟通时语言要适当。
2. 患者年龄、体质、病情、精神状态,当前主要症状,发病部位及相关因素,心理状况及配合程度。
3. 局部皮肤情况,有无出血倾向。

【实训准备】
1. 护士　仪表端庄,衣帽整洁,戴好口罩,洗手。
2. 用物　治疗盘、消毒液、棉签、无菌毫针盒(内备各种毫针)、干棉球、纱布、镊子及清洁弯盘、必要时备屏风。
3. 环境　整洁安静,光线明亮,调节适宜的温度,关闭门窗,防止对流风,必要时屏风遮挡。

【实训方法与步骤】
1. 备齐用物,再次核对,解释操作的方法,请患者配合。
2. 取适当体位,协助患者松开衣着,暴露针刺部位,注意保暖,必要时用屏风遮挡。
3. 定位　拇指循经按压腧穴,询问患者感觉,以确定穴位。
4. 消毒　局部皮肤消毒,术者消毒手指。
5. 进针　选用型号适当的毫针,检查针柄、针体是否有质量问题。根据部位选择正确的进针方法。
6. 行针　运用提插或捻转等手法使用者产生酸、麻、重、胀感并向远端扩散,即为"得气",并根据病情运用补泻手法,达最佳针感后留针10～20分钟。
7. 观察　有无晕针、弯针、折针以及有无血肿、气胸等,并给予及时处理。
8. 起针　先用左手拇、食指夹持消毒干棉球按住针孔周围皮肤,右手轻微捻针,缓缓退至皮下,再迅速拔出,切不可强行拔出,否则会造成出血或痛感。出针后要核对腧穴和针数,以防遗漏。
9. 协助患者穿着衣裤,安置舒适体位,整理床单元。
10. 终末处理。
11. 洗手记录。

【评价】
1. 患者和家属理解针刺的目的,并主动配合。
2. 患者体位舒适,注意保暖。

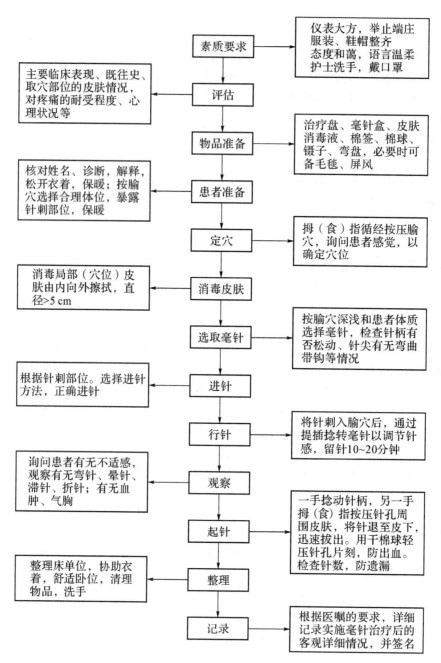

毫针法操作流程图

3. 取穴准确度及操作熟练程度,进针后患者有"得气"的感觉,达到预期的效果。

【护理及注意事项】

1. 遵医嘱执行,仅在四肢部针刺。
2. 认真评估,操作前做好充分的准备,针刺前要及时向患者做好解释工作,说明针刺过程的感受和注意要点,以消除其紧张恐惧情绪,同时取得患者的配合。
3. 选择质量好的针具,有硬弯、锈蚀、带钩等不符合要求的针具,应剔除不用。
4. 根据病情协助患者取合适体位,既使患者感觉舒适,又便于操作。应注意防寒保暖,必要时用屏风遮挡。
5. 严格执行操作规程,做到取穴准确,正确运用进针方法,掌握好进针角度和深度,勿将针身全部刺入,应留针 1/4,以防折针。年老体弱的患者,手法宜轻。
6. 针刺操作过程中应密切观察患者的反应,随时询问患者的感觉,若患者出现晕针等反应时,应立即停止针刺,并通知医生行紧急处理。
7. 起针后要核对针刺腧穴机针数,以免针遗留在患者身上。
8. 使用过的针具应消毒后再进行检查和修理,再次消毒灭菌后备用。

(张 伟)

实训项目七 推拿疗法

【实训目的】

1. 知道推拿疗法的操作流程、适应证、禁忌证。
2. 通过人体练习,初步掌握推拿的基本动作要领、注意事项。
3. 学会运用推拿疗法对临床常见病进行操作。

【实训内容】

1. 摆动类手法 滚法、揉法、搓法。
2. 摩擦类手法 推法、摩法。
3. 提拿类手法 拿法、捏法。
4. 按压类手法 按法、掐法。
5. 关节运动类手法 抖法、摇法。

【实训准备】

沙袋、按摩床、按摩巾、按摩介质、屏风等。

【实训方法与步骤】

1. 同学分组,2 人一小组,沙袋训练熟练后相互作推拿手法练习。
2. 操作步骤 在教师的指导下,2 人一小组,一人模拟患者,另一人实施治疗操作,推拿治疗结束后,两人再交换角色。

(1) 护理评估,做好解释,嘱受试者做好准备。

(2) 协助患者松开衣物,为患者选取合适体位,使患者保持平稳而持久的姿势,暴露推拿部位,注意保暖。

(3) 核定准确的推拿手法,依次练习各类推拿手法。注意手法操作的动作要领。在人体操作时注意操作时压力、频率、摆动幅度均匀,动作灵活,操作的顺序、时间符合要求。

(4) 随时询问病人对手法治疗的反应,及时调整或停止操作。

(5) 整理床铺,协助患者整理衣物,用具消毒,清洗物品,物归原处,洗手。

(6) 评估选穴及手法与症状是否对应,取穴是否准确,体位是否合理,病人的满意度及预期目标达成度等。

(7) 记录。

【实训要求】

1. 素质要求　仪表端正,衣帽整洁,修剪指甲,洗手。

2. 练习时,操作者要注意坐姿、站姿及手法的基本技术要求,仔细体会各类不同手法的感觉。

3. 根据推拿所选部位灵活运用相应的推拿方法。

【实训任务】

1. 通过头面部按摩流程模拟练习,对推拿治疗各类手法进行操作,完成实训报告(可参照面部按摩流程完成)。

2. 简述临床常用手法的动作要领和注意事项。

【参考流程】

头面部按摩流程套路:

1. 开天门,抹双柳,分推前额。双手拇指指腹由印堂穴开始,经前额分别向两侧分抹至太阳穴,力量不宜过重,反复施术 5～10 次,并顺势在太阳穴按揉数次。

2. 推摩眼眶。双手拇指按两眼目内眦处睛明穴,然后再以两拇指指腹面自睛明穴起,由内向外,由下至上轻摩眼眶 3～5 圈,多指按摩眼眶。

3. 推摩鼻翼至颧髎。以两手拇指指腹点按迎香穴 30 秒,然后自鼻翼、迎香,经巨髎穴推至颧髎穴,反复 3～5 次。

4. 推抹水沟至地仓。双手拇指指腹自水沟穴推抹至地仓穴,反复 3～5 次。

5. 轻摩下颌至颊车。双手多指指腹轻摩下颌至颊车,反复 3～5 次。

6. 轻揉颊车至太阳。双手食、中、无名三指并拢,以中指指腹为主,自颊车穴轻揉至太阳穴,反复 3～5 次。

7. 按揉五经,点揉印堂至百会。一手拇指指腹自印堂穴起,点揉至百会穴,反复 3～5 次。其中可重点点揉印堂、神庭、百会穴各 30 秒。双手拇指可交替进行。

8. 点揉攒竹至百会。双手拇指指腹自攒竹穴起点揉至百会穴,反复 3～5 次。其中可重点点揉攒竹、百会各 30 秒。

9. 梳理头皮。双手十指略分开,自然屈曲,以指尖或指腹梳理头部,双手交替搓动,如洗头状。反复操作数次,时间为 2～3 分钟。

10. 勾压风池、风府穴。双手中指指端勾压风池穴(双穴),单手中指指端勾压风府穴各 1～2 分钟,压后缓揉数下,反复操作 2～3 遍。

11. 轻揉耳郭。两手拇指与食指指腹揉捏两侧耳郭 1～2 分钟,并向下方牵拉耳垂 3～5 次。

12. 推桥弓。手掌大鱼际或食、中指延胸锁乳突肌自上而下做推法,各 10 次。

(张　伟)

实训项目八　艾灸、火罐、刮痧、电针疗法

【实训目的】

1. 体会艾灸、火罐、刮痧、电针疗法的治疗效应。
2. 能独立根据医嘱严格按照操作规程进行艾灸、火罐、刮痧、电针疗法护理。
3. 熟悉艾灸、火罐、刮痧、电针疗法的用具，掌握艾灸、火罐、刮痧、电针疗法的操作方法。

【实训内容】

1. 准备操作工具。
2. 根据操作规程进行艾灸、火罐、刮痧、电针疗法操作练习。

【实训准备】

诊疗桌、治疗床、治疗盘、艾条、火柴、凡士林、棉签、治疗碗、剪刀、生姜、大蒜、盐、毫针、火罐、镊子、刮痧板、刮痧油、电针仪。

【实训方法与步骤】

1. 同学分组，2人一小组，模拟四诊相互练习。
2. 操作者准备　着装整洁，修剪指甲，洗手。
3. 操作步骤

（1）艾灸

教师示范操作

① 制作艾炷：把适量的艾绒放在平板上，用拇、食、中三指一边捏一边旋转，把艾绒捏成大小不同的圆锥形艾炷。要求：艾炷要紧实而不松散，大艾炷如蚕豆大，中艾炷如黄豆大，小艾炷如麦粒大。

② 非化脓灸：先将施灸处涂以少量凡士林，安放小艾炷点燃后，不等艾火烧到皮肤，当患者感到灼烫时即用镊子将艾炷夹去。如此连续灸3~7壮，以局部皮肤出现轻度红晕为度。

③ 隔姜灸：将新鲜生姜切成0.3~0.5 cm厚的薄片，中间以针穿刺数孔，上置艾炷，放在穴位上施灸，当病人感到灼痛时，可将姜片稍许上提，使之离开皮肤片刻，旋即放下再行灸治，如此反复进行，直到局部皮肤潮红为止。

④ 悬灸

温和灸：点燃艾条的一端，对准施灸部位，距皮肤2~3 cm左右进行熏灸，使患者局部有温热和舒适感，一般每穴灸3~5分钟，至皮肤出现红晕为度。

雀啄灸：将艾条燃着的一端在施灸部位上做一上一下的连续移动，像鸟啄食一样施灸，称雀啄灸。

回旋灸：在施灸部位将艾条均匀地向左右方向移动或反复旋转施灸。

⑤ 温针灸：在针刺得气后，将针留在适当的深度，在针柄上穿置一段1.5 cm左右的艾条，或在针尾搓捏少许艾绒点燃施灸，并在施灸的下方垫一硬纸片，直待燃尽，除去灰烬，再将针取出。

⑥其他灸法:教师亦可根据情况示范操作其他灸法。

⑦实训后的整理工作。

⑧做好实训记录,分析实训结果。

学生分组练习

每个学生做符合要求的大、中、小艾炷各5个,自身或相互之间进行非化脓灸、隔姜灸、温和灸、雀啄灸和回旋灸、温针灸的操作,注意体会灸感并观察穴位皮肤的变化。教师巡视辅导。

(2)拔火罐操作

①闪火法:用镊子夹95%的乙醇棉球或用长纸条点燃后,在罐内中段绕1～2圈或稍做短暂停留后再抽出,迅速将火罐扣在应拔部位上。

②投火法:用纸条点燃后,投入罐内,不等纸条烧完,即迅速将罐扣在应拔的部位上。若用95%的乙醇棉球点燃投入,要侧面横拔。

③贴棉法:将一大小适宜的95%乙醇棉片贴在罐内壁中段,用火柴点着,扣于施术部位上。此法须防乙醇过多、滴下烫伤皮肤。

④架火法:取一不易燃烧及传热的块状物,其直径要小于罐口,上置小块95%乙醇棉球,放在应拔部位上,点燃后将火罐扣上。

起罐时,一般先用右手夹住火罐,左手拇指或食指从罐口旁边按压一下,使气体进入罐内,即可将罐取下。

拔罐的应用:

①闪罐:罐子吸附后,立即起下,再拔再起,如此反复多次,直至皮肤潮红为度。

②走罐:选用口径较大的玻璃罐,先在罐口涂一些凡士林、液体石蜡等润滑剂,将罐拔在腰背上后,用手握住罐底,稍倾斜,即后半边着力,前半边略提起,慢慢向前推动,这样在皮肤表面上下或左右来回推拉,反复移动数次,直至皮肤潮红为止。

③针罐:针刺得气后留针,再以针刺处为中心,拔上火罐,务须使针尾处于罐子的中央,留罐10分钟左右。

④刺血拔罐:先用三棱针或皮肤针按病变部位的大小和出血要求,刺络出血后,再拔以火罐,起罐后要擦净血迹。

学生分组练习

学生根据操作要求在自身或相互之间进行以上各种拔罐练习,并注意观察拔罐部位皮肤的变化。教师巡视辅导。

(3)电针

教师示范操作

选同侧上肢两穴,针刺得气后,将输出电位器调至"0"位,将电针机输出的两个电极导线分别接在两根毫针的针柄上,然后打开电源开关,选好波型,慢慢调高至所需的电流量,使之出现酸胀热或刺麻等感觉以及局部肌肉作节律性收缩。通电时间一般5～20分钟,如在通电过程中感觉减低,可适当加大输出电流量,或暂时断电1～2分钟后再行通电。治疗结束时,先将输出电位器退回"0"位,再关闭电源,取下导线,最后按一般起针方法将针取出。

学生分组练习

学生根据操作要求在自身或相互之间进行以上各种电针练习。教师巡视辅导。

（4）刮痧

① 摆好体位，一般刮背时取俯卧位或伏坐位，刮胸腹部时取仰卧位，暴露需刮部位。

② 用铜钱或瓷匙蘸取润滑油，在背部沿脊柱两侧先自上而下各刮20～30次，至皮肤出现红紫斑纹，再自大杼穴开始由里向外刮15次左右，依次从肺俞、心俞、膈俞、肝俞、脾俞穴沿肋间隙由里向外各刮15次左右，使脊椎两侧各出现6～8条弧形斑纹。上腹部可从中脘、梁门穴进行上下刮动。颈部前后均可自上而下刮，肘窝、腘窝处亦可行刮痧治疗。

③ 刮痧毕，为病人擦干汗液或更换汗湿衣裤，盖被卧床休息。

学生分组练习

学生根据操作要求在自身或相互之间进行以上各种刮痧练习，并注意观察刮痧部位皮肤的变化。教师巡视辅导。

【实训要求】

1. 实训时要听从教师的安排。
2. 实训时要按照操作流程准确操作。
3. 操作过程中要注意安全。
4. 做好保温工作。

【实训任务】

1. 做好艾灸的操作，包括直接灸、间接灸。
2. 刮痧的操作。
3. 电针的操作。
4. 拔罐的操作，包括闪罐、走罐、针罐、刺血拔罐。

(陈世龙)

实训项目九 耳压疗法

【实训目的】

1. 熟悉耳压疗法的操作流程、适应证和禁忌证。
2. 熟练掌握耳压疗法的操作要领和注意事项。
3. 学会运用耳压疗法处理临床常见适应证。

【实训内容】

耳穴埋豆操作。

【实训准备】

1. 操作者：仪表端庄，衣帽整洁，戴口罩，洗手。
2. 物品：探针，探头端圆钝，直径约 1.5～2 mm；王不留行籽、胶布、镊子、碘附或 75% 酒精、棉签、治疗盘、记录本，必要时备耳穴模型。
3. 环境：整洁安静，光线明亮，温度适宜。

【实训方法与步骤】

1. 核对患者，自我介绍，解释操作目的和方法，请患者配合取舒适坐位或卧位。
2. 耳穴探查

(1) 确定探查区域：耳穴探查的区域包括与疾病相关的耳穴区及望诊观察到的阳性反应区，即自然光线下，有变形、变色、丘疹、脱屑、结节、充血、凹陷、水泡等阳性反应的耳穴。

(2) 探查方法：采用压痛法，在上述耳穴探查的区域用探针以轻、慢而均匀的压力寻找压痛敏感点，嘱患者感到受压处明显疼痛时及时告知，或根据患者皱眉等反应做出判断，这些压痛敏感点就是准确的耳穴刺激点。

3. 在所选耳穴部位进行擦拭消毒，将王不留行籽黏附在 0.6 cm×0.6 cm 大小的胶布中央，左手固定耳郭，右手用镊子夹住将其贴敷于耳穴上，并给予适当按压，使耳郭有发热、胀痛感。双侧耳穴轮流使用，1～3 日更换一次。

4. 刺激方法

(1) 弱刺激法：垂直按压 3 秒，停 3 秒，以感到穴位酸、胀、轻微刺痛为度，每次每穴按压 2 分钟左右，每天 3～5 次。适用于儿童、孕妇、年老体弱及耳穴敏感者。

(2) 强刺激法：每穴垂直按压 1 分钟左右，每穴重复操作 2～3 遍，每天 3～5 次。适用于实证、年轻力壮者、急性疼痛性疾病。

5. 向患者交代耳穴刺激方法及注意事项，协助整理衣物。
6. 整理物品，洗手，记录。

【护理及注意事项】

1. 操作前后严格消毒，防止感染。
2. 耳穴局部有湿疹、溃疡、冻疮时，该耳穴禁用。
3. 贴压耳穴期间应注意防水，以免脱落。夏天易出汗，贴压时间不宜过长，以防胶布潮湿或皮肤感染。
4. 根据疾病及患者体质选择刺激方法及强度，有习惯性流产史的孕妇禁用强刺激。

(王巧珍)

实训项目十 常见病中医护理

一、感冒

【实训目的】

1. 掌握感冒的治疗及调护。
2. 能根据感冒的辨证制订不同证型的治疗和调护措施。
3. 熟悉感冒的概念和病因病机。

【实训内容】

1. 感冒各证型的治疗。
2. 感冒的调护。

【实训准备】

1. 感冒病案 5～10 个。
2. 根据病案的内容,准备操作中所需物品。

【实训方法与步骤】

1. 教师通过 PPT,提供给学生病案。
2. 教师先进行演示。
3. 学生分组对病案进行讨论,制订治疗和调护措施。
4. 每组学生汇报本组讨论的结果,全体学生对每组学生汇报的情况进行讨论、评价。
5. 教师对每组制订的措施进行点评。

【实训要求】

能熟练地运用课堂所授理论知识,对感冒制订有效的治疗和调护措施。

【实训任务】

1. 根据所学感冒的理论知识,完成感冒病案的分析辨证,并制订出有效的治疗和调护措施。
2. 完成实训报告(可参照以下格式完成)。

张某,女,28 岁,工人。初诊:昨天因受凉,今晨出现头痛,微恶寒,鼻塞,流浊涕,咽痛、发热。体温 38.2 ℃,脉搏 92 次/分,呼吸 21 次/分,血压 118/73 mmHg,神清,精神差,面红,咽部充血,双侧扁桃体Ⅰ度肿大,双肺呼吸音稍粗,心率 92 次/分,律齐,无杂音。舌红,苔薄黄,脉浮数。血常规:白细胞计数 11.6×10^9/L;胸片示:双肺纹理增粗。

(1) 入院诊断

中医诊断:

病名诊断:

辨证:

辨病辨证依据:

西医诊断:

病名诊断:

诊断依据：
（2）治疗：
（3）调护：

（张训浩）

二、颈椎病的治疗

【实训目的】
通过实际操作熟练掌握颈椎病患者的功能障碍特点、传统康复的治疗方法。

【实训内容】
1. 颈椎病变中药治疗的药方。
2. 颈椎病变的针灸、推拿治疗。

【实训准备】
治疗床、治疗巾、红外线治疗仪、各种针灸器具、消毒器具等。

【实训方法与步骤】
1. 学生分组对提供的颈椎病病例进行分析讨论。讨论内容：疾病类型、功能障碍特点、治疗方法、推拿手法、针刺方法。
2. 针对具体疾病类型制定传统康复治疗计划与方案。
3. 学生每 2 人或 4 人一组，进行角色扮演，1 人扮演患者，1 人扮演医生，练习颈椎病的传统康复治疗的方法。
4. 等所有操作完成后，两人再交换角色。
5. 做好实训记录。

【实训要求】
1. 男女分开，分组推拿或点穴，保护隐私。
2. 暴露身体某一部位时，避免受凉。
3. 在推拿和针刺操作中注意安全，掌握推拿或针刺手法的用力技巧。
4. 受试者一定要选取合适的体位。
5. 注意与病人的沟通，以取得患者的配合。

【实训任务】
1. 能够通过辨证，说出中药治疗的处方及药材。
2. 完成颈椎病变的常用推拿操作。
3. 完成实验报告
要求：①实训目的与要求；②实训所需仪器设备；③实训步骤和内容；④注意事项；⑤实训体会。

（沈爱明）

附录一　入院护理评估单

×××医院入院护理评估单

科别_____床号_____住院号_____姓名_____性别_____年龄_____籍贯_____
职业_____文化_____婚否_____联系电话_____
入院方式:步行、搀扶、轮椅、平车
入院时间_____年__月__日__时　　　记录时间_____年__月__日____时
诊断:中医_____　　　西医_____
管床医生_____
过敏史:(食物、药物)　无　有_____
家族史:无　有_____
吸烟史:无　有_____支/日_____年
饮酒史:无　有_____ml/日_____年
检查:体温_____℃　脉搏____次/分　呼吸____次/分　血压____mmHg
末梢血糖____mmol/L

1. 望诊
形体:正常　肥胖　消瘦　其他_____
情绪:开朗　焦虑　易怒　恐惧　悲观　其他_____
舌苔:薄白　薄黄　黄苔　白苔　腻腐　白腻　黄腻　黑苔　花剥少苔　其他_____
舌质:淡红　淡白　红绛　青紫　舌尖红　齿痕　裂纹　胖大　瘦小　其他_____
望神:有神　倦怠　萎靡　烦躁　恍惚　谵妄　嗜睡　昏睡　昏迷　其他_____
面色:如常　红润　两颧潮红　白　苍白　萎黄　晦暗　青紫　无光泽　其他_____
形态:正常　步履蹒跚　半身不遂　蜷卧　不得平卧　其他_____
皮肤:色泽:正常　㿠白　红斑　发绀　潮红　干燥　甲错　其他_____
　　　完整性:完整　丘疹　出血点　破溃　痛疖　水肿　其他_____

2. 闻诊
声音:正常　音哑　失音　谵语　呃逆　呻吟　语音低微　喘息气粗　咳声无力或重浊
气味:无　有(臭　腥臭　其他_____)

3. 问诊
睡眠:正常　夜难入寐　夜梦纷纭　易醒　早醒　其他_____辅助用药_____
饮食:正常　纳呆　饥不欲食　食后作胀　多食善饥　厌油腻　其他_____
小便:正常　清长　短赤　浑浊　尿血　淋漓不尽　尿失禁　尿管　其他_____
大便:正常　溏薄　秘结　柏油便　便血　完谷不化　大便失禁　造口　其他_____
汗:正常　无汗　有汗　自汗　盗汗　大汗　其他_____
感知:疼痛　无疼痛　瘙痒　麻木　部位:____　性质:____　发作时间:_____
听力:正常　下降　耳聋(右　　左)
视力:正常　下降　失明(右　　左)

4. 切诊
脉象:正常　浮　沉　迟　数　弦　滑　涩　洪　细　结代　其他_____
脘腹:正常　胀满　痛而喜按　痛而拒按　其他_____

安全评估

存在的不安全因素：压疮　跌倒　坠床　其他＿＿＿＿＿＿＿＿＿＿＿＿＿＿＿＿

家庭关系：和睦　　紧张

生活自理能力：可自理　　　需要协助　　　不能自理

经济情况：好　　　　一般　　　拮据

住院费用：医保　　　农保　　　自费

对疾病知识的认知：了解　　　不了解

专科评估：（根据各专科特点，自定评估内容）

辨证施护

证属：＿＿＿＿＿＿＿

入院主要护理诊断及（护理问题）：＿＿＿＿＿＿＿＿＿＿＿＿＿＿＿＿＿＿＿

责任护士＿＿＿＿＿＿＿　护士长＿＿＿＿＿＿＿

附录二 中医护理评估单(含辨证施护、出院评价、指导)

×××医院中医护理评估单

一、一般资料

姓名_____ 性别_____ 年龄____ 床号_____ 住院号_____ 家庭住址_____
职业_____ 文化程度_____ 婚否_____ 联系人及联系电话_____
入院方式:□步行 □扶持 □轮椅 □平车
入院时间_____年_月_日_____时 记录时间_____年_月_日_____时
诊断:中医_____ 西医_____

二、健康评估

过敏史:□无 □有_____ 家族史:□无 □有_____
吸烟史:□无 □有_____支/日_____年 饮酒史:□无 □有_____ml/日_____年
生命体征:体温____℃ 脉搏____次/分 呼吸____次/分 血压_____mmHg 末梢血糖____mmol/L

1. 望诊

形体:□正常 □肥胖 □消瘦 □其他_____
情绪:□开朗 □焦虑 □易怒 □恐惧 □悲伤 □其他_____
舌苔:□薄白 □薄黄 □黄苔 □白苔 □腻腐 □白腻 □黄腻 □黑苔 □花剥苔 □其他____

舌质:□淡红 □淡白 □红绛 □青紫 □舌尖红 □齿痕 □裂纹 □胖大 □瘦小 □其他____

望神:□有神 □倦怠 □萎靡 □烦躁 □恍惚 □谵妄 □嗜睡 □昏睡 □昏迷 □其他____

面色:□如常 □红润 □两颧潮红 □白 □苍白 □萎黄 □晦暗 □青紫 □无光泽 □其他____

形态:□正常 □步履蹒跚 □半身不遂 □蜷卧 □不得平卧 □其他_____
皮肤:色泽:□正常 □㿠白 □红斑 □发绀 □潮红 □干燥 □甲错 □其他_____
    完整性:□完整 □丘疹 □出血点 □破溃 痛疖 □水肿 □其他_____

2. 闻诊

声音:□正常 □音哑 □失音 □谵语 □呃逆 □呻吟 □语音低微 □喘息气粗 □咳声无力
或重浊
气味:□无 □有:□臭 □腥臭 □烂苹果味 □其他_____

3. 问诊

睡眠:□正常 □夜难入寐 □夜梦纷纭 □易醒 □早醒 □其他_____ □辅助用药_____
饮食:□正常 □多食善饥 □纳呆 □饥不欲食 □食后作胀 □厌油腻 □其他_____
小便:□正常 □清长 □短赤 □浑浊 □尿血 □淋漓不尽 □尿失禁 □导尿管 □其他____
大便:□正常 □溏薄 □秘结 □柏油便 □便血 □完谷不化 □大便失禁 □造口 □其他____

汗:□正常 □无汗 □有汗 □自汗 □盗汗 □大汗 □其他_____
感知:□疼痛 □无疼痛 □瘙痒 □麻木 部位:_____ 性质:_____ 发作时间____

听力：□正常　□下降　□耳聋(□右　□左)　　视力：□正常　□下降　□失明(□右　□左)

4. 切诊

脉象：□正常　□浮　□沉　□迟　□数　□弦　□滑　□涩　□洪　□细　□结代　□其他_____
脘腹：□正常　□胀满　□痛而喜按　□痛而拒按　□其他_____

三、安全评估

存在的不安全因素：□压疮　□跌倒　□坠床　□其他_____
家庭关系：□和睦　□紧张　　生活自理能力：□可自理　□部分自理　□不能自理
经济情况：□好　□一般　□拮据　　住院费用：□医保　□农合　□城镇医保　□自费
　　　　　□其他_____
对疾病知识的认知：□了解　□不了解

四、辨证施护

证属：_____
情志调护：□谈心　□释疑　□开导　□解释　□移情　□鼓励　□暗示
饮食调护：□糖尿病饮食　□普食　□软食　□半流质　□流质　□禁食　□低盐　□低脂　□低蛋白　□少量多餐　□忌辛辣　□忌生冷　□忌油腻　□忌海腥发物　□忌烟酒　□忌硬固　□其他_____
生活起居：□卧床休息　□适当运动(□慢跑　□游泳　□散步　□打太极　□打羽毛球　□其他_____)　□防寒　□防暑　□其他_____
服药调护：□温服　□凉服　□饭前服　□饭后服　□睡前服　□其他_____
病情观察：_____
预防并发症：_____
_____
_____

　　　　　　　评估护士_____　负责护士_____　护士长_____

五、出院评价

住院天数_____天　出院日期_____　□病危_____天　□病重_____天　□一级护理_____天　□二级护理_____天　□三级护理_____天
疾病疗效转归：□治愈　□好转　□未愈　□其他
出院方式：□步行　□扶持　□轮椅　□平车
护理并发症：□无　□有

六、出院指导

生活起居：□安心养病　□卧床休息　□劳逸结合　□户外活动、锻炼　□其他_____
情志调护：□忌惊恐　□忌忧虑　□忌急躁　□勿悲伤　□其他_____
饮食调护：宜□清淡　□素食　□粗纤维　□低盐　□低脂　□滋补　□温热　□凉　□少量多餐　□其他_____
　　　　　忌□糖　□辛辣　□生冷　□硬固　□海腥发物　□肥甘　□烟酒　□其他_____
出院带药：□无　□有：□中药　□西药
用药指导(剂量、时间、用法、注意事项)：□了解　□基本了解　□不了解　□其他_____
复诊时间：_____

　　　　　　　评估护士_____　负责护士_____　护士长_____

附录三　项痹病(颈椎病)中医护理效果评价表

×××医院项痹病(颈椎病)中医护理效果评价表

医院：　　　　　　患者姓名：　　　　性别：　　年龄：
ID：　　文化程度：　　　　入院日期：
证候诊断：风寒痹阻证□　血瘀气滞证□　痰湿阻络证□　肝肾不足证□　气血亏虚证□　其他：

一、护理效果评价

主要症状	主要辨证施护方法	中医护理技术	护理效果
颈肩疼痛□	疼痛评分：___分 1. 体位□ 2. 按疼痛规律施护□ 3. 牵引□____次数/天 4. 其他护理措施：	1. 中药熏蒸□　应用次数：___次,应用时间：___天 2. 中药塌渍□　应用次数：___次,应用时间：___天 3. 中药离子导入□　应用次数：___次,应用时间：___天 4. 其他：_____　应用次数：___次,应用时间：___天 (请注明,下同)	好　□　较好□ 一般□　差　□
眩晕□	1. 体位□ 2. 防跌倒□ 3. 佩戴颈托□ 4. 其他护理措施：	1. 耳穴贴压□　应用次数：___次,应用时间：___天 2. 中药离子导入□　应用次数：___次,应用时间：___天 3. 其他：_____　应用次数：___次,应用时间：___天	好　□　较好□ 一般□　差　□
肢体麻木□	1. 牵引□_____次数/天 2. 叩击、按摩□ 3. 其他护理措施：	1. 中药熏蒸□　应用次数：___次,应用时间：___天 2. 其他：_____　应用次数：___次,应用时间：___天	好　□　较好□ 一般□　差　□
颈肩及上肢活动受限□	1. 体位□ 2. 活动□ 3. 生活起居□ 4. 其他护理措施：	1. 中药熏蒸□　应用次数：___次,应用时间：___天 2. 中药离子导入□　应用次数：___次,应用时间：___天 3. 其他：_____　应用次数：___次,应用时间：___天	好　□　较好□ 一般□　差　□
不寐□	1. 体位□ 2. 放松疗法□ 3. 牵引□ 4. 环境□ 5. 其他护理措施：	1. 耳穴贴压□　应用次数：___次,应用时间：___天 2. 开天门□　应用次数：___次,应用时间：___天 3. 其他：_____　应用次数：___次,应用时间：___天	好　□　较好□ 一般□　差　□
其他：□(请注明)	1. 2. 3.		好　□　较好□ 一般□　差　□

评价项目		患者对护理的依从性			患者对护理的满意度		
		依从	部分依从	不依从	满意	一般	不满意
中医护理技术	中药熏蒸						
	中药塌渍						
	艾灸						
	中药离子导入						
	耳穴贴压(耳穴埋豆)						
健康指导		/	/	/			
签名		责任护士签名:			上级护士或护士长签名:		

二、护理依从性及满意度评价

三、对本病中医护理方案的评价:实用性强□　　实用性较强□　　实用性一般□　　不实用□

改进意见:

四、评价人(责任护士)姓名_____ 技术职称_____
护士长签字:_____

附录四 《中医护理学》课程框架及学时分配表(36学时)

《中医护理学》课程框架及学时分配表(36学时)

内　容	学时 理论	学时 实践	学时 合计
第一章　中医护理基础理论	11	1	12
第一节　绪论	1		1
第二节　阴阳学说	3		3
第三节　五行学说			
第四节　藏象学说	2		2
第五节　气血津液学说	3	1	4
第六节　经络腧穴			
第七节　病因病机	2		2
第二章　中医护理评估技术基础	3	1	4
第一节　诊法	3	1	4
第二节　辨证			
第三章　中药方剂基础	3	1	4
第一节　中药基础知识	3	1	4
第二节　方剂学基础知识			
第三节　中药煎煮方法			
第四节　中药内服法的护理			
第四章　中医护理常用方法	4	6	10
第一节　毫针刺法	1	1	2
第二节　推拿疗法	0.5	2.5	3
第三节　艾灸疗法	1	1	2
第四节　火罐疗法			
第五节　刮痧疗法			
第六节　耳压疗法	1	1	2
第七节　电针			
第八节　中药外治法	0.5	0.5	1
第九节　饮食护理法			
第十节　心理护理法			
第五章　常见病的中医护理	4	2	6
第一节　中医护理原则	1		1
第二节　常见病中医护理举例	3	2	5
合计			36

主要参考文献

[1] 潘年松. 祖国医学[M]. 北京:人民卫生出版社,2010.
[2] 陈建章,顾红卫. 中医护理学[M]. 北京:人民卫生出版社,2010.
[3] 周少林. 中医护理学[M]. 南京:江苏科学技术出版社,2008.
[4] 曹洪欣. 中医基础理论[M]. 北京:中国中医药出版社,2004.
[5] 沈雪勇. 经络腧穴学[M]. 北京:中国中医药出版社,2008.
[6] 俞大方. 推拿学[M]. 上海:上海科学技术出版社,1985.
[7] 陆寿康. 刺法灸法学[M]. 北京:中国中医药出版社,2003.
[8] 王之虹. 推拿手法学[M]. 北京:人民卫生出版社,2001.
[9] 马烈光. 中医养生学[M]. 北京:中国中医药出版社,2012.
[10] 石学敏. 针灸学[M]. 北京:中国中医药出版社,2007.
[11] 刘占文. 中医养生学[M]. 北京:中国中医药出版社,2012.
[12] 刘宝林. 针灸治疗[M]. 北京:人民卫生出版社,2010.
[13] 王道全. 小儿推拿图解[M]. 济南:山东科学技术出版社,1998.
[14] 孙国杰. 针灸学[M]. 上海:上海科学技术出版社,2005.
[15] 孙秋华. 中医护理学[M]. 北京:中国中医药出版社,2007.
[16] 聂莉. 中医护理[M]. 南昌:江西科学技术出版社,2010.
[17] 印会河. 中医基础理论[M]. 上海:上海科学技术出版社,1984.
[18] 孙广仁. 中医基础理论[M]. 北京:中国中医药出版社,2007.
[19] 邓中甲. 方剂学[M]. 北京:中国中医药出版社,2003.
[20] 李铁男. 中药方剂学[M]. 北京:人民卫生出版社,2010.
[21] 孙广仁. 中国古代哲学与祖国医学[M]. 北京:人民卫生出版社,2009.
[22] 邓铁涛. 中医诊断学[M]. 上海:上海科学技术出版社,2006.
[23] 耿杰. 中医护理学[M]. 北京:人民军医出版社,2012.
[24] 王永炎. 中医内科学[M]. 上海:上海科学技术出版社,1997.
[25] 朱广旗. 针灸治疗学[M]. 北京:中国中医药出版社,2006.
[26] 袁宜勤. 经络腧穴学[M]. 北京:中国中医药出版社,2006.
[27] 孙国杰. 针灸学[M]. 上海:上海科学技术出版社,1997.
[28] 印会河. 中医基础理论[M]. 上海:上海科学技术出版社,1984.
[29] 孙广仁. 中医基础[M]. 北京:中国中医药出版社,2002.
[30] 贾春华. 中医护理学[M]. 北京:人民卫生出版社,2000.
[31] 申惠鹏. 中医护理学[M]. 北京:高等教育出版社,2005.
[32] 耿杰. 中医护理学[M]. 北京:人民军医出版社,2012.
[33] 雷载权. 中药学[M]. 上海:上海科学技术出版社,2002.
[34] 魏睦新,杜立阳. 中医护理学[M]. 南京:东南大学出版社,2013.
[35] 孙秋华,孟繁洁. 中医护理学[M]. 北京:人民卫生出版社,2013.

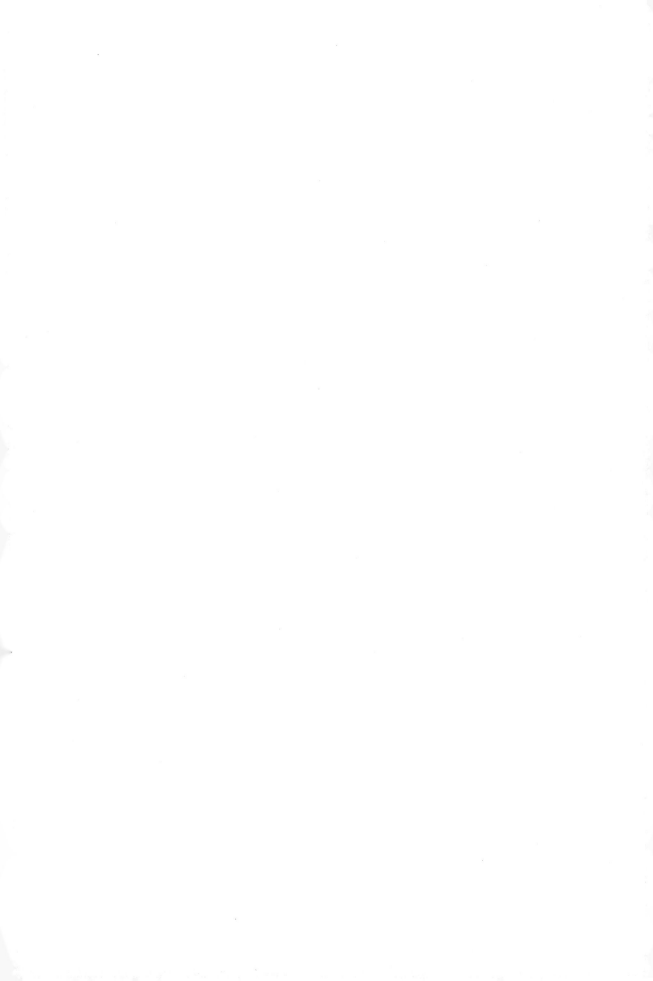